PHYSIOLOGIE ET HYGIÈNE

DES

HOMMES LIVRÉS AUX TRAVAUX DE L'ESPRIT

OUVRAGES DE RÉVEILLÉ-PARISE

CHEZ LES MÊMES LIBRAIRES

Guide pratique des goutteux et des rhumatisants. Édition entièrement refondue et mise au niveau des découvertes et des méthodes nouvelles concernant la nature et le traitement de ces deux affections par le Dr E. CARRIÈRE. Paris 1878, 1 vol. in-18 de 306 pages. 3 fr. 50

Etudes de l'homme dans l'état de santé et dans l'état de maladie 2e édition, 1845. 2 vol. in-8°. 5 fr. »

Traité de la vieillesse, hygiénique, médicale et philosophique, ou recherches sur l'état physiologique, les facultés morales, les maladies de l'âge avancé, et sur les moyens les plus sûrs, les mieux expérimentés de soutenir et de prolonger l'activité vitale à cette époque de l'existence. Paris, 1853, in-8° 7 fr. »

Lettres de Gui Patin. Nouvelle édition augmentée de lettres inédites, précédée d'une notice biographique, accompagnée de remarques scientifiques, historiques, philosophiques et littéraires par RÉVEILLÉ-PARISE. Paris, 1846, 3 vol. in-8 avec le portrait et le fac-simile de Guy Patin. 12 fr. »

TRAVAUX DE M. ED. CARRIÈRE

Le climat d'Italie et des stations du Midi de l'Europe, sous le rapport hygiénique et médical. 2e édition augmentée, 1876, in-8°, 640 pages. 9 fr. »
Ouvrage couronné par l'Institut de France.

Du traitement rationnel de la congestion et de l'apoplexie par les alcalins, et en particulier par le bicarbonate de soude, 1854, in-8°.

Les Hivers de Venise (*Union médicale*, 1858. t. X).

Recherches expérimentales sur l'atmosphère maritime (*Union médicale*. 1858, t. XII).

Les cures de petit-lait et de raisins en Allemagne et en Suisse dans le traitement des maladies chroniques et en particulier dans les névroses, les troubles fonctionnels des organes digestifs, les pléthores etc., 1860, in-8°. VIII-260 pages. 4 fr. 50

De l'intermittence dans la grippe et du traitement rationnel de cette affection épidémique (*Union médicale*, nouvelle série. 1866 (XXI).

Fondements et organisation de la climatologie médicale 1869. in-8° 2 fr. 50

Le climat de Pau sur le rapport hygiénique et médical. 1870, in-18. 2 fr. »

PARIS. — IMPRIMERIE ÉMILE MARTINET, RUE MIGNON, 2.

PHYSIOLOGIE ET HYGIÈNE

DES HOMMES

LIVRÉS AUX TRAVAUX DE L'ESPRIT

OU

RECHERCHES

SUR LE PHYSIQUE ET LE MORAL, LES HABITUDES, LES MALADIES ET LE RÉGIME DES GENS DE LETTRES, ARTISTES, SAVANTS, HOMMES D'ÉTAT, JURISCONSULTES, ADMINISTRATEURS, etc.

PAR

J. H. RÉVEILLÉ-PARISE

MEMBRE DE L'ACADÉMIE DE MÉDECINE

ÉDITION ENTIÈREMENT REFONDUE

ET MISE AU COURANT DES PROGRÈS DE LA SCIENCE

PAR

Le docteur ED. CARRIÈRE

Lauréat de l'Institut (Académie des sciences)

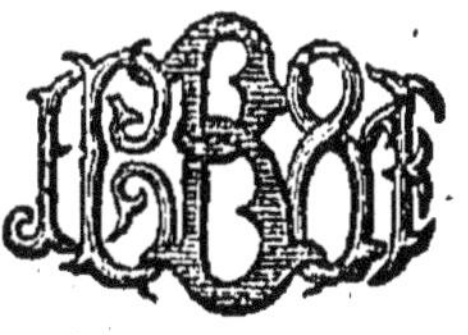

PARIS

LIBRAIRIE J.-B. BAILLIÈRE ET FILS

Rue Hautefeuille, 19, près du boulevard Saint-Germain

1881

AVANT-PROPOS

Le Dr J. H. Reveillé-Parise, dans sa longue et laborieuse carrière, avait pris plaisir à recueillir nombre de faits curieux ou intéressants dans le but d'écrire un traité d'hygiène des homme livrés aux travaux de l'esprit, livre qui manquait et pouvait rendre de grands services.

Ce livre, écrit autant pour les gens du monde que pour les médecins, se distingue par un style clair et d'une lucidité remarquable, mais en même temps brillant, énergique, chaleureux, presque toujours coloré par de vives images.

Il contient des remarques profondes et variées, des analyses finement suivies, des détails étudiés avec soin sur les mœurs, le physique et le moral, le caractère, les habitudes, le régime des maladies des gens de lettres, artistes, savants, hommes d'État, jurisconsultes, administrateurs, sur tous ces êtres privilégiés, qui ont la charge d'instruire, de guider et de gouverner les masses. Ces intelligences d'élite, qui se partagent le vaste domaine des lettres, des sciences et des arts, et qui offrent dans leur organisation des traits particuliers, des caractères tranchés qui les distinguent des autres hommes et qui expliquent jusqu'à un certain point à l'observateur attentif leur nature exceptionnelle, réclamaient en effet un guide sûr pour leur santé, exposée à de rudes épreuves par la nature même de leurs travaux. L'auteur avait coordonné les nombreux documents qu'il avait minutieusement recueillis dans une œuvre dont le succès est attesté par quatre éditions qui se sont succédé rapidement, et par la haute approbation de l'Académie des Sciences, qui a couronné ce travail d'un prix Montyon.

Les médecins y trouveront des règles d'hygiène sages et utiles qui leur seront d'un puissant secours dans l'art si difficile de guérir ou au moins de soulager les maladies nerveuses.

Les hommes du monde, les artistes, les littérateurs, les administrateurs, etc., y trouveront de leur côté de sages préceptes qui les aideront à conserver leur santé, le premier de tous les biens, qui seul peut leur donner le temps et la force nécessaire pour accomplir les grands travaux qui doivent immortaliser leurs noms.

Le Dr Reveillé-Parise a laissé la réputation d'un médecin aimable, d'un penseur distingué et d'un aimable écrivain.

Le Dr Édouard Carrière, qui a bien voulu revoir cette nouvelle édition, et refondre en bien des points l'œuvre primitive, continue les mêmes traditions de savoir sérieux, de pureté et d'élégance de style, et d'érudition de bon aloi : sa collaboration ne peut que maintenir le succès du livre, et lui mériter un bon accueil auprès des délicats et des curieux.

Paris, 30 septembre 1880.

PHYSIOLOGIE ET HYGIÈNE

DES

HOMMES LIVRÉS AUX TRAVAUX DE L'ESPRIT

PREMIÈRE PARTIE

PHYSIOLOGIE

OU LES PHÉNOMÈNES DE LA VIE A L'ÉTAT DE SANTÉ

CHAPITRE PREMIER

LA VIE ET SES PRINCIPALES MANIFESTATIONS

La difficulté de définir la vie; — Les deux doctrines; — Évidence de la doctrine spiritualiste; — La doctrine spiritualiste et l'art de guérir.

Difficulté de définir la vie. — On a essayé plusieurs définitions de la vie, mais aucune n'a réussi à se faire admettre sans provoquer de sérieuses oppositions, car aucune n'a réussi à satisfaire pleinement l'esprit. Les définitions insuffisantes sont habituellement remplacées par de longues descriptions, mais quelque minutieuses qu'elles soient, ces descriptions ne font connaître que les phénomènes qui sont à la portée de notre observation. Le reste, qui est l'essentiel, demeure dans l'ombre. Il faut donc s'en tenir aux phénomènes, heureux si nous voyons, si nous apercevons quelque rayon de lumière échappé de l'enveloppe jusqu'à présent impénétrable qui cache à la vue humaine le secret de la vie. Que représente le corps humain vivant et animé? un mécanisme très compliqué, qui commence, dure quelques instants, périt et passe; une agglomération d'organes jouissant de leur vie propre, et néanmoins parties d'un même tout, fins et moyens les uns des autres, liés par une solidarité d'actions convergentes vers un but qui est l'entretien de la vie; des appareils de fonctions diverses pour la nutrition, pour nos rapports extérieurs de la reproduction de l'espèce; puis un fluide contenant tous les éléments organiques, vrai fleuve de vie qui se distribue équitablement à chaque organe; une suite de destructions et de restaurations, d'éliminations et d'assimilations perpétuelles, d'actions et de réactions, d'impulsions, de sympathies, tous phénomènes soumis à une direction suprême pour arriver par un vaste ensemble d'harmonies organiques, à cette unité, à ce *moi*, qui peut s'interroger et se reconnaître dans le mystère de cette merveilleuse création. La vie n'en est pas mieux définie dans cette énumération qui vient d'en indiquer les principaux phénomènes, elle a néanmoins l'évidence d'un fait, que nous sentons, que nous jugeons, dont nous calculons les forces et dont nous constatons les effets, mais la cause est soustraite à notre intelligence. Rien de plus clair, si on ne demande pas ce que c'est, mais rien de plus obscur si on veut tenter d'en donner l'explication.

Les deux doctrines. — Les résultats que les savants ont obtenus, correspondent à deux doctrines antagonistes qui se partagent le monde. Ces doctrines ou ces croyances, sont le spiritualisme et le matérialisme.

La première de ces deux croyances enseigne qu'il y a dans le corps humain, à l'état vivant, une puissance, une activité d'une nature supérieure d'où dépend la vie et dont les destinées survivent à la dissolution et à la transformation chimique des organes, tandis que la seconde considère l'homme comme un assemblage de ressorts mis en mouvement par eux-mêmes, dont chacun remplit fatalement sa tâche et qui se désorganisent finalement, quand dans cet ordre survient une cause de dissolution, contre laquelle rien ne prévaut. Le spiritualisme ouvre un large horizon devant l'homme; il est le fondement de la morale qui garde la conscience individuelle, et protège les sociétés; il marque en même temps les destinées qui ne sont pas renfermées dans les limites étroites d'une courte existence, mais qui survivent à la dissociation des éléments de notre corps. Le matérialisme n'admet d'autres destinées pour l'homme que celles qui se mesurent sur la durée de la vie. La loi morale est pour lui celle des appétits; car les satisfaire dans leurs exigences et même dans leur liberté sans entraves, voilà sur quel fondement il fait reposer le bonheur de l'homme et le gouvernement des États. Quelle est l'intelligence droite qui hésiterait à fixer son choix sur le premier des termes de cette alternative.

Évidence de la doctrine spiritualiste. — Les preuves de l'existence de l'âme ne manquent pas; elles n'ont jamais fait défaut à celui qui les cherche. Le cerveau et la tête conservent les mêmes dimensions depuis l'apparition du premier homme sur la terre quoiqu'en aient dit des contradicteurs, aveugles ou passionnés. Que de choses ce cerveau a contenues depuis! que d'idées fécondes y sont nées! que de merveilles en sont sorties! Si ces divers effets avaient tenu seulement à l'organe, de nombreux changements s'y seraient produits depuis le commencement des temps, changements de forme et de volume que nous ne concevons pas et dont il serait difficile de se faire une idée; mais il n'en est rien. Pour l'explication de tels phénomènes, il faut de nécessité admettre une force séparée qui agit sur le cerveau comme sur un instrument disposé pour la servir, en toutes ses déterminations comme en toutes ses conceptions. Le rôle de l'âme en cela est celui du souffle du musicien dans le morceau de bois, muet par lui-même, et dont l'artiste tire, à sa volonté, des sons et des mélodies. Des preuves plus détaillées, plus complètes, des preuves savantes ne sont pas plus concluantes que cette preuve vulgaire, acceptée par les meilleurs esprits et à laquelle ne saurait résister tout homme réfléchi qui se serait abandonné au courant de l'opinion contraire.

La doctrine spiritualiste et l'art de guérir. — Les déterminations de la volonté et les phénomènes si complexes de l'ordre intellectuel sont sous l'empire de cette puissance mystérieuse qui a été nommée l'âme. Mais l'âme fait-elle tout dans l'organisme ? s'abaisse-t-elle aux fonctions inférieures comme elle s'élève aux fonctions supérieures? régit-elle les actes indépendants de la volonté de l'homme, qui échappent à son commandement et qui résultent d'une prévoyante ordonnance? une école renommée pour ses goûts philosophiques, s'est prononcée pour la négative. Il y avait suivant elle à admettre dans le gouvernement des corps, une activité vitale, commune à tous les représentants du règne animal y compris l'homme, une force particulière spéciale, par laquelle, les organes vivent dans la plénitude de leurs fonctions, et lorsqu'ils s'en écartent y sont ramenés par un effort de cette activité vitale, ou par les moyens artificiels qui peuvent y suppléer. C'est sur l'existence de cette force conservatrice et réparatrice qu'est fondée la thérapeutique, cette science des agents qui forment le groupe des moyens dont dispose le médecin dans le traitement des maladies. Or, ce n'est pas à ce principe supérieur qui gouverne l'homme, que s'adresse la thérapeutique, elle s'adresse à cette force à cette activité vitale qui gouverne les organes et qui entretient la vie dans l'ensemble comme dans chaque point du corps et maintient de plus la durée des conditions indispensables au jeu libre et régulier des fonctions. Que se passe-t-il, en effet, dans les maladies lorsque le médecin armé de ses remèdes s'efforce à rétablir dans un corps, l'équilibre qu'il a perdu? il modère ou affaiblit l'activité vitale sur un point, il la provoque et l'excite sur un autre, il opère enfin de manière à ramener une égale répartition de cette force dans l'organisme ce qui conduit à rétabir dans les fonctions, l'harmonie qui avait été troublée.

Mais l'activité vitale, l'activité par laquelle l'homme fonctionne, activité de développement, de conservation et de résistance aux causes désorganisatrices qui surviennent en toute occasion, cette activité ne se manifeste pas de la même manière dans chaque organe ou dans chaque système d'organes. Chacun a sa tâche, son mode de sentir et de s'exprimer dans le concert dont il tient une partie. C'est la parfaite image de la variété la plus riche, dans l'unité la plus complète. Ces considérations seront développées dans la suite de ce travail, car elles nous serviront dans leur détail comme dans leur ensemble à gagner le but que nous nous proposons.

Les hommes qui se livrent aux travaux de l'esprit, ne s'intéresseront pas peu, nous l'espérons, aux développements qu'exige la tâche que nous nous sommes donnée. Tel est notre sentiment et il ne pouvait en être différemment. On ne se livre pas aux travaux de l'esprit comme à tout autre travail qui demande une moindre dépense d'intelligence, c'est-à-dire à tout travail qui tient plus de la main que de l'exercice actif du cerveau ; on ne se livre pas à ces travaux de qualité supérieure, sans porter son esprit au dedans, sans réfléchir aux pertes qu'ils coûtent, à la réparation que ces pertes exigent, et au moyen d'entretenir leur durée en veillant à ce mouvement de production dont peut sortir tant de dommages. Ce sont les curiosités légitimes et indispensables que nous avons cherché à satisfaire. Les hommes qui ont l'habitude de vivre dans le travail de la pensée, classe qui n'est pas peu nombreuse et qui tend à grandir tous les jours, y trouveront leur profit.

CHAPITRE II

LES DEUX MODES DE L'ACTIVITÉ VITALE

La sensibilité ; — La contractilité ; — L'homme à forte carrure ; *le vir quadratus ;* — Les tempéraments ; — Le système nerveux.

La sensibilité. — Les deux modes principaux de l'activité vitale sont la *sensibilité* et la *contractilité.*

Le premier est sous la dépendance du système nerveux qui en est le producteur et le distributeur dans toute l'économie. Il n'y a pas de point dans l'organisme qui ne soit sensible ou qui ne se montre tel, sous l'influence d'un excitant qui lui soit approprié. Un filet nerveux sensibilisateur est toujours présent quelque petit qu'il soit, ou quelque petite que soit la place où s'exerce sa fonction. Par ses centres comme l'axe cérébro-spinal, et les cerveaux secondaires représentés par les ganglions, d'une part, et de l'autre par leurs prolongements, qui pénètrent dans toutes les parties vivantes de l'organisme, l'homme est enveloppé de sensibilité. La liaison intime qui réunit en un seul tout toutes les parties du système nerveux, la multiplicité des points de concentration, la sûreté, la rapidité des communications, la variété, l'importance des effets donnent à cet appareil une telle prépondérance dans l'économie qu'il est véritablement selon la parole de Hunter l'animal agissant, l'homme lui-même, dans l'ensemble comme dans la riche variété de ses modes d'action. De nos jours, on a comparé le réseau à mailles étroitement serrées des communications nerveuses, à un immense réseau télégraphique qui ne laisse pas plus de lacune dans les impressions qu'il reçoit que dans les ordres qu'il transmet. Rien de mieux que cette comparaison. Toutefois, elle amène cette réflexion : l'appareil nerveux est parfait dans son ensemble, comme dans ses détails, tandis que le télégraphique porte le sceau de l'imperfection comme toutes les choses de provenance humaine.

La contractilité. — Le second mode, avons-nous dit, par lequel se manifeste l'activité vitale, c'est *la contractilité.* Chaque tissu vivant est doué de cette qualité contractile avec une intensité plus ou moins grande suivant l'espèce du tissu. Ainsi portez un point d'excitation sur un de ces tissus organiques, il s'observe tout aussitôt qu'il n'y est pas insensible. Ce phénomène se traduira par un mouvement de resserrement, une contraction qui peut être considérée comme un effort de défense, de répulsion contre toute excitation extérieure. Dans la série animale, depuis l'être le plus élémentaire jusqu'à l'homme, cela se remarque, bien que la sensibilité n'y soit ni représentée ni distribuée de la même manière. Cela se remarque surtout dans les êtres supérieurs, autant dans l'état de santé que dans celui de maladie. Le mot de sensibilité s'est trouvé sous notre plume, parce que les deux modes de l'activité vitale ne se rencontrent pas l'un sans l'autre et que la fonction du second ne s'explique que par l'intervention du premier. La sensibilité sert en effet de commencement à tous les phénomènes vitaux; c'est le point de départ nécessaire.

L'homme à forte carrure; le vir quadratus. — Il faut que la sensibilité s'exerce pour que la contractilité se produise. Cependant la contractilité qui appartient surtout à la fibre musculaire, semble former une qualité séparée indépendante de toute autre, dans les manifestations de quelque intensité. Ainsi sous l'action d'un excitant et même sous le seul effort de la volonté, les muscles des membres se contractent de manière à former saillie sous les téguments qui les recouvrent et à produire une augmentation de température en même temps qu'un dégagement de fluide électrique. A ne considérer que la force avec laquelle s'opère cette contraction, elle peut se mesurer au moyen du dynamomètre qui marque tous les degrés de son intensité. Cette force de contraction est l'apanage des hommes musculeux, doués d'une circulation active, d'une large respiration, du *vir quadratus*, de l'homme à carrure qui doit au développement de la musculature, ce type moins commun aujourd'hui qu'autrefois, que représentent quelques images de l'Hercule mythologique dues au ciseau des artistes de l'antiquité.

Les tempéraments. — Les hommes constitués de cette façon ont ce qu'on nomme depuis les temps les plus anciens, le tempérament sanguin. Qu'entend-on par le nom du tempérament! c'est ce que nous avons à dire. Quand un système d'organes prédomine dans l'économie les autres systèmes, de manière à présenter une activité tellement supérieure qu'elle abaisse notablement celle des autres, il imprime à l'organisme, un caractère en rapport avec cette prédominance. De là le tempérament nerveux, sanguin, bilieux, lymphatique, etc.. Pour prendre le tempérament sanguin, en exemple, celui-ci se dénonce autant par la puissance de la musculature que par la coloration du teint déterminée par l'abondance du sang et l'activité de la circulation. Les tempéraments à quelque nom qu'ils appartiennent ne sont pas toujours nettement tranchés. Ils se présentent, en général, à l'état de mélange, d'empiètement de l'un dans l'autre, d'où provient cette riche variété de types qui composent la famille humaine. C'est aux anciens que remonte la classification des tempéraments, pour laquelle, une part revenait à l'observation, l'autre était prise dans l'hypothèse. Ils avaient admis un type idéal qui réunissait les qualités principales des divers tempéraments et en excluait les influences vicieuses. Il était désigné sous le nom de *temperamentum temperatum*, tempérament tempéré. Certes, si on avait pu en trouver un exemplaire réel, on aurait acquis à la science, un beau fait d'observation. Mais un tel type n'est jamais descendu des régions de l'idéal. Néanmoins les tempéraments se combinent en diverses proportions, comme chacun sait, de manière à produire des individualités, sinon des types plus ou moins remarquables. Ainsi le tempérament nerveux peut se combiner heureusement avec le tempérament sanguin, de façon à montrer qu'un grand développement de force physique peut s'allier avec la grandeur intellectuelle, avantages qui s'excluent plus souvent qu'ils ne réussissent à prospérer dans leur union.

Platon était renommé pour la vigueur de sa constitution; il se distinguait par les épaules carrées, c'était le *vir quadratus* en même temps que l'esprit supérieur qui a rempli le monde de son nom.

Léonard de Vinci qui n'était pas seulement un peintre de premier ordre, mais une vaste intelligence, se faisait remarquer par une grande force corporelle.

Buffon, le maréchal de Saxe, Gluck, Mirabeau et nombre de modernes que l'on pourrait joindre à cette liste se sont rapprochés plus ou moins des types que nous venons de signaler. C'est une belle chose assurément que cette union des forces sensitives et des forces motrices. D'un côté, la vie nerveuse dans son développement, dans sa richesse, et même dans son exubérance, de l'autre une vigueur qui sert à tous les actes de la vie, mais dont le plus important est le maintien de la santé, si exposée à des troubles par l'exercice trop actif de l'activité nerveuse.

Le système nerveux. — Le système nerveux par les différentes parties qui le composent, les unes ramassées sur elles-mêmes comme les centres formés par le cerveau, la moelle épinière et les ganglions, les autres se distribuant par des cordons qui s'amincissent jusqu'à se perdre et se confondre dans la trame des organes, le système nerveux occupe anatomiquement une place très étendue dans l'organisation. Naturellement il n'en occupe pas une moins grande par sa fonction. Il préside aux grands actes de la vie par les impressions qu'il porte au cerveau et par les déterminations qui en sont la suite. C'est lui qui fonctionne dans tous les actes par lesquels se manifestent la sensibilité et l'intelligence. Il est l'instrument nécessaire de tout travail d'esprit, instrument qui n'est pas tout, comme le soutiennent les matérialistes, puisqu'il lui faut de plus cette activité qui lui dicte en quelque sorte le langage qu'il doit tenir afin que l'organe remplisse la fonction pour laquelle il a été façonné.

Lorsque par nature ou autrement, rien ne contrebalance, ou tout au moins ne modère l'excitabilité du système nerveux dans la prépondérance qu'il a acquise sur les autres influences de la vie organique, le tempérament qui résulte de cette rupture d'équilibre est le tempérament nerveux. Dans cette sorte de tempérament tout fait de sensibilité, le plaisir est ressenti dans une gamme aussi étendue que la douleur. Pour les hommes qui le possèdent, il y aurait autant à s'en plaindre qu'à s'en louer. Néanmoins, si les uns se plaignent d'un tempérament aussi riche d'émotions, car par l'excessive sensibilité dont il est doté, il ouvre un large champ à la douleur et prive l'existence de cet état paisible qui semble le meilleur des biens, d'autres et c'est le plus grand nombre, n'ont des yeux que pour le beau côté de la médaille. La vivacité des jouissances fait chez ces hommes-là oublier la douleur à tel point qu'elle ne laisse qu'une impression passagère. Le tempérament nerveux est celui des hommes passionnés. Comme la culture active de l'intelligence est une passion qui transporte, qui excite à un haut degré ceux qui en sont possédés, il s'ensuit que ce tempérament est dans la généralité des cas celui des hommes livrés aux travaux de l'esprit.

CHAPITRE III

LE TEMPÉRAMENT NERVEUX DES HOMMES LIVRÉS AUX TRAVAUX DE L'ESPRIT

Sentir et agir; — Le tempérament nerveux; ses qualités et ses inconvénients; — Le tempérament nerveux acquis; — Influence des événements sociaux sur le développement du tempérament nerveux.

Sentir et agir. — L'homme se manifeste par deux états qui représentent en eux les phénomènes les plus essentiels de la vie. Ils représentent les phénomènes de la vie en action. Ils consistent dans la sensibilité et dans le mouvement. Sentir et agir sont en effet tout l'homme. Mais cette double activité ne se distingue pas toujours par cette concordance, cet équilibre qui fait la part à chacune d'elles, la part qu'elle doit avoir dans le concert harmonieux de la vie. Nous avons parlé précédemment du tempérament tempéré, comme le nommaient les anciens physiologistes pour désigner un tempérament dont les éléments étaient représentés dans une exacte proportion, autant que cet idéal pouvait être atteint. Nous avons dit qu'un pareil type était du domaine de l'imagination, car la réalité n'en avait jamais offert d'exemple. Mais si cette fusion imaginaire ne se produit pas, il se produit de tempérament à tempérament, des mélanges qui donnent d'heureux résultats, et dont les éléments proviennent toujours des mêmes sources, les forces sensitives et les forces motrices. C'est par ces mélanges, ces pénétrations mutuelles que s'opère cette étonnante variété de la nature humaine qui fixe sur chaque individu une marque visible de personnalité. Cette marque ne porte pas seulement sur les manifestations extérieures, mais sur l'état moral et sur le tempérament. Chez la femme, l'heureuse alliance qui se révèle en elle de la sensibilité et du lymphatisme ne donne pas seulement l'esprit, mais imprime aux formes du corps la grâce et la beauté. La nature a composé les divers tempéraments, comme le peintre compose sa palette. Il la charge des couleurs primitives et il y puise pour tirer de ce fonds commun d'habiles mélanges qui se complétant sur sa toile réalisent les compositions riches et variées de son pinceau.

Le tempérament nerveux ; ses qualités et ses inconvénients. — Le tempérament nerveux greffé sur le tempérament sanguin se rencontre quelquefois en des types remarquables ; il se présente en général sous des formes et avec des expressions très dissemblables. Suivant que le premier se développe et prend de la prépondérrnce, le tempérament auquel il est associé décheoit de son rang, en perdant de sa part d'activité. Celui-ci perd ce que celui-là gagne. Cet amoindrissement est l'origine, le point de départ de modifications qui composent la physionomie du tempérament. Physiologiquement, le changement consiste dans une diminution de la contractilité. Cette diminution peut même être portée si loin, que cette fonction paraît comme éteinte. Tel est le tempérament nerveux dans ses rapports avec le seul tempérament qui ait le pouvoir de soutenir son excès d'action. Le sang est le modérateur des nerfs, il leur fait un tempérament de résistance qui leur permet de suffire à la dépense que leur impose une activité qui se refuse à la modération. Mais en tout état de cause, il y a des limites qui ne se franchissent pas, même dans les meilleures conditions de la santé, sans qu'il en résulte quelque désordre, sans que le corps s'en ressente en quelques points. Les hommes livrés aux travaux de l'esprit qui ne savent pas toujours se modérer, sous l'influence de la passion qui les aiguillonne, portent tôt ou tard la peine de leur intempérance. Pour peu qu'ils y regardent, ils reconnaissent qu'ils ont surmené leur intelligence et que, victimes d'eux-mêmes, ils recueillent ce qu'ils ont semé.

Tant que le tempérament nerveux n'a pas pris un développement hors de mesure, qu'il n'a pas franchi les bornes d'une raisonnable modération, il reste exempt de trouble, il est même fécond en jouissances qui ne restent pas moins ce qu'elles sont, bien qu'il s'y mêle des déceptions et des douleurs. L'expression mobile du visage, la vivacité du regard sont un indice du tempérament nerveux, la susceptibilité vive aux impressions physiques ou morales en forme le principal caractère : cette susceptibilité a pour effet de remplacer rapidement une impression par une autre et d'effacer même la première, de façon à n'en pas laisser de trace. C'est ainsi qu'une impression douloureuse est aussitôt abolie par celle qui la suit. Un autre privilége de cette nature sensible, c'est de doubler les forces sous l'influence d'une impression qui provoque leur énergie. On a dit que chez les individus de tempérament nerveux, doués d'une bonne tête et d'un bon cœur, une émotion suscitée par une impression vive pouvait enfanter d'admirables actes. C'est vrai, mais il y a mieux que cela, le bon cœur et la bonne tête ne sont pas absolument indispensables, tant l'impression reçue a la puissance d'opérer les transformations du mode de sensibilité comme du caractère. Il n'en est pas moins évident que les qualités mentionnées sont le support naturel du phénomène. Cette soudaineté qui peut déterminer des actes si puissants ne se manifeste pas sans produire un retentissement dans l'organisme. Une forte impression a du retentissement dans la région du cœur, dans le creux de l'estomac, dans l'intestin, dans l'appareil biliaire. Bien des hommes ont été frappés de jaunisse à la suite d'une impression même modérée; il y en a d'autres qui éprouvent de tels effets sur l'appareil digestif qu'ils sont pris subitement de diarrhée.

Un grand roi qui était en même temps un héroïque soldat, Henri IV éprouvait un effet semblable au début d'une action; une fois l'action engagée, le dérangement disparaissait. Le système nerveux tout entier exprime sous différentes formes le contrecoup de l'impression produite sur un organisme doué par le tempérament d'une vive susceptibilité, il participe à ce retentissement que subit l'économie par des effets pathologiques très variés dont il sera question ultérieurement.

Les hommes livrés aux travaux de l'esprit ne gardent pas plus la mesure dans leur activité laborieuse, qu'ils ne restent dans la mesure de leur tempérament. Leur coutume n'est pas la modération ; la règle dans le travail de la pensée, ils la bravent sans souci de l'avenir, comme si leur organisme était doué d'une force de résistance inaltérable. En effet pour beaucoup, les jours ne suffisent pas, il faut que la nuit leur prête ses silences. Cependant le repos est indispensable à la réparation des pertes subies pendant le jour. Sans lui, sans cette intermittence bienfaisante dont est partagée notre vie, qui interdit l'impression de toute cause d'agitation et plonge l'homme dans le sommeil pour l'isoler davantage de tout ce qui l'environne, sans le respect de cette fonction, le fatal aboutissant consiste dans des troubles sans fin qui sont suivis de désordres plus graves.

Ces effets résultent, pour l'ordinaire, d'une aggravation de tempérament. Ceci réclame une explication. Certainement, le tempérament nerveux ne peut pas être considéré, dans sa nature la plus simple comme un tempérament pathologique. Tel qu'il est dans son activité normale, surtout quand il a pour soutien ce tempérament sanguin qui est l'élément essentiellement modérateur de ce mélange, il fonctionne dans l'ordre et dans la force, c'est-à-dire dans la pleine santé. Mais si la sensibilité est provoquée sans cesse, sans obtenir le temps de repos nécessaire à une réparation qui lui est indispensable, le tempérament nerveux se transforme en un tempérament de surexcitation toujours en éveil, qui se manifeste par la souffrance et par le caractère, jusque dans les actes les plus simples de la vie. Le tempérament nerveux s'est aggravé, il a pris un développement qui a changé sa physionomie et qui l'a fait entrer dans une nouvelle phase, laquelle constitue en quelque sorte un tempérament nouveau.

Le tempérament nerveux acquis. — Ainsi le tempérament nerveux peut se faire, peut s'acquérir, n'importe les âges, quand par l'excitation plus ou moins directe de la sensibilité, un état d'impressionnabilité, de surexcitation, s'établit ou s'aggrave, aux dépens de l'activité normale des différents organes de l'économie. Les exemples sont tellement nombreux qu'on n'a qu'à vouloir pour en trouver un qui corresponde de tout point à la thèse. L'un de nous a eu sous les yeux l'exemple d'un tempérament nerveux acquis sur une femme qui avait atteint un âge qui touchait à la vieillesse. Elle était, dans son premier état, légèrement lymphatique, et ne manifestait pas dans les occasions l'impressionnabilité que met en lumière le tempérament nerveux. Sa sensibilité avait toujours été modérée, le caractère était ferme et se conservait toujours dans une égalité que rien ne paraissait devoir troubler, mais il arriva que cette force dut céder. Cette dame fut atteinte par un grand malheur, un malheur irréparable. Son tempérament changea dès ce moment avec une rapidité surprenante, il devint à tel point impressionnable, excitable, qu'elle avait besoin des soins et des ménagements les plus assidus. Les viscères étaient surtout le siège de cette impressionnabilité poussée à un point extrême. Son estomac refusait ce qu'elle avait aimé le plus et qui ne lui avait jamais fait aucun mal. Elle avait la passion du café : toutes les fois qu'elle y cédait, cette liqueur prise en très faible solution et à petite dose, lui suscitait des tremblements qu'on avait beaucoup de peine à calmer et qui finalement l'obligèrent à renoncer à son usage; d'autres effets se joignaient à celui-là et exprimaient l'ensemble des signes qui caractérisent le tempérament nerveux porté à un degré élevé. Ce tempérament s'était formé, on peut le dire, en un clin d'œil et de tout point. Une catastrophe, hors de proportion avec l'état des forces, avait été la seule origine, la cause absolue de la crise à la suite de laquelle le tempérament nerveux s'était établi.

Influence des événements sociaux sur le développement du tempérament nerveux. — De telles transformations ne s'opèrent pas seulement sur des individus, sur les hommes qui épuisent leur vigueur dans le travail intellectuel, qui, voués à la science ou aux lettres, passent leur vie à s'efforcer d'atteindre cet idéal du savoir humain qu'ils ne parviennent jamais à conquérir ; elles s'opèrent sur des populations entières. Il y a un fait qu'il serait difficile de ne pas admettre, tant il frappe tous les yeux, le tempérament des Français a changé, et le tempérament des Français qui habitent les grandes villes et en première ligne une ville comme Paris.

Depuis que la politique a pris possession des esprits et que les *préoccupations et les agitations* qu'elle entraîne, ont pénétré jusqu'aux couches les plus profondes, les plus ténébreuses de la population, il s'est produit le fait que nous signalions tout à l'heure. La Presse a surtout servi à le développer, par la publication quotidienne de cette masse de journaux ou d'écrits auxquels peuvent atteindre les bourses les plus mal pourvues et dont la lecture fait l'aliment journalier de la foule des consommateurs. Ce ne sont pas les hommes seulement qui se livrent à ce genre d'occupation qui pour eux est un plaisir et que quelques-uns se plaisent à élever à la hauteur d'un devoir. Les femmes ne sont pas moins avides de ces lectures, surtout lorsque la saveur de la critique politique est relevée par le haut goût du roman. L'effet qui en résulte, c'est l'entretien d'une sorte d'état fébrile qui rend l'organisme prêt à s'émouvoir aux moindres causes et développe ainsi ce tempérament d'excitabilité qui prépare à toutes les agitations de la place publique. Quant à la femme, elle se montre sous un jour qui met en vive lumière cette impressionnabilité que ses habitudes ne font qu'accroître et aggraver. Elle parle plus qu'elle n'a jamais parlé. Dans la plus grande partie de la population parisienne, celle qui est représentée par la moyenne et la basse bourgeoisie, la loquacité infatigable, s'exerçant sur tout et à propos de tout, devient vertigineuse pour les auditeurs condamnés à la subir. C'est un jet continu que l'expiration pulmonaire fait jaillir en bruits sonores et que rien ne peut arrêter. Si ce travers de provenance pathologique prend une plus grande extension, on peut prédire qu'on finira par ne plus s'entendre. Certainement un tel flux de paroles avec les intonations et les gestes qui l'accompagnent, donne une expression très marquée du tempérament nerveux, et du tempérament nerveux déjà parvenu à un grand développement. Beaucoup de femmes y sont disposées par nature et il faut peu de chose pour qu'elles arrivent à ce point là. Mais combien d'autres d'une organisation plus tempérée, d'une impressionnabilité soumise et bien gouvernée, ont contracté progressivement et en quelque sorte insensiblement, ce fruit pathologique du milieu dans lequel la vie se passe et surtout l'effet bien certain de l'état social que nous traversons! Combien présentent l'exemple d'un tempérament nerveux très accusé, très aggravé par l'acquisition des principaux traits qui le composent, et en particulier sous le rapport moral, par cette manifestation singulière propre aux temps d'orage politique où nous vivons : la surabondance et la volubilité de la parole!

CHAPITRE IV

LE TEMPÉRAMENT NERVEUX EXCESSIF

Le tempérament nerveux excessif et son expression pathologique; — *Mens sana in corpore sano*; — Blaise Pascal; — Conséquence à tirer de l'exemple donné par la vie de Pascal.

Le tempérament nerveux excessif et son expression pathologique. — Ce qui fait l'objet de ce chapitre s'attaque au cœur même de la question de ce tempérament de susceptibilité nerveuse qui s'observe chez ceux qui dépensent fréquemment et hors de mesure, le trésor de sensibilité dont ils ont été dotés et dont la répartition doit raisonnablement se faire dans l'économie tout entière, au lieu de s'abandonner au seul service de l'instrument intellectuel. Ces tempéraments nerveux excessifs, soit par nature, ce qui est rare, soit à la suite d'un exercice immodéré, sont des tempéraments pathologiques au premier chef. Ils constituent une maladie qui a ses crises et prépare tout au moins, une vieillesse prématurée.

Les tempéraments nerveux excessifs sont précisément ceux que présentent les hommes les plus puissants par l'activité cérébrale qui les possède et les agite. C'est à cet excès de sensibilité, à cette surexcitation presque permanente qui les distingue que se rattachent comme un effet à sa cause, les phénomènes intellectuels qui forment le caractère de ces hautes personnalités. Cette dépendance n'est pas douteuse, tous les observateurs sont en complet accord là-dessus. Un auteur très autorisé de vieille date, a écrit ce qui suit (1). « Je dois dire un mot du changement que l'état des nerfs peut produire sur les facultés, il consiste en ce que les facultés et surtout la mémoire paraissent réellement augmentées, au point que le malade se trouve avoir des connaissances qu'on ne pouvait pas même lui soupçonner... J'ai vu moi-même en 1766, ajoute le même auteur, une fille du peuple du bon sens le plus commun, âgée de vingt-quatre ans, sujette à de fréquentes et fortes convulsions qui s'accompagnaient d'effets bien différents. Quelquefois ces convulsions la laissaient dans une léthargie complète, pendant trois ou quatre jours; d'autres fois, il lui restait après l'accès une force

(1) Tissot, *Traité des nerfs et de leurs maladies*.

d'imagination et de mémoire et une volubilité de langue étonnantes; elle émettait dans ses discours, une multitude d'idées fortes et d'images frappantes; elle récitait un grand nombre de morceaux de poésie ou de vers français qu'elle n'avait jamais appris. Au bout de quelques jours elle retombait dans son état naturel qui était d'être très bornée et peu instruite. » Puisque un état pathologique caractérisé détermine de tels effets, comment l'état physiologique qui s'en rapproche, n'en présenterait-il pas de semblables ou tout au moins d'analogues?

Mens sana in corpore sano. — Le tempérament nerveux excessif, celui qui se fait remarquer le plus fréquemment chez les grandes intelligences porte leur marque au moral comme au physique. Au moral, il revêt un cachet particulier qui se creuse d'autant plus profondément, que le travail de l'esprit a plus longtemps et plus passionnément agi. Au physique l'organisation ne résiste pas à la dépense que fait seul le système nerveux, au détriment des autres systèmes et de la conservation de l'équilibre. C'est ainsi qu'une série d'indispositions, de troubles plus ou moins profonds, de maladies de la plupart des principaux organes, s'enchaîne et se développe pour aboutir finalement à l'organe qui a le plus dépensé et le plus perdu par l'excès de la dépense.

La maxime *mens sana in corpore sano* présente moins l'expression d'un fait acquis qu'il ne renferme un conseil à mettre en pratique. Elle signifie, selon nous, que le but qu'on doit se proposer pour le maintien de la santé consiste à obtenir le plus près possible, l'équilibre des forces, de telle façon que l'une ne l'emporte pas tellement sur l'autre que cet équilibre qui constitue la santé soit complètement rompu, ou tout au moins profondément altéré. Le *mens* est la force souveraine, le *corpus* est l'ensemble de toutes les forces organiques. Qu'elles s'excluent mutuellement, cela ne peut se dire, mais que l'une, la première, l'emporte tellement sur l'autre, que celle-ci ne dispose que d'une force insuffisante pour la satisfaction des besoins auxquels elle doit suffire, cela s'observe fréquemment, surtout sur les tempéraments qui usent largement des facultés qui les distinguent. Si cette prépondérance absolue au profit du système nerveux est mitigée par la pénétration, si nous pouvons ainsi nous exprimer, du tempérament sanguin, il en surgira un mélange qui donnera lieu à la production de personnalités qui se placeront au-dessus du niveau commun et dont on n'aura pas peu à attendre. Ces personnalités ne traduiront pas seulement la santé du corps ou du moins une santé suffisante, elles exprimeront aussi que chez elles l'intelligence ne manque pas d'activité. A ce titre l'antique phrase *mens sana in corpore sano* deviendra vraie et « à ces conditions, écrit le docteur Moreau (de Tours) (1) l'homme pourra être doué

(1) Moreau de Tours, *De la psychologie morbide*, p. 468.

d'un sens droit, d'un jugement plus ou moins sûr, d'une certaine imagination; ses passions seront modérées; toujours maître de lui-même, il pratiquera mieux que personne la doctrine de l'intérêt bien entendu. Ce ne sera jamais un grand criminel, mais il ne sera jamais non plus un grand homme de bien. » Nous nous refusons à croire que cette sorte d'équilibre ne produise que la médiocrité en toutes choses. Le *substratum* sur lequel s'établit et se développe l'ensemble des forces intellectuelles, ne peut être à notre sentiment, une base altérée. Qu'une suractivité nerveuse engendre quelquefois des phénomènes intellectuels inattendus, l'observation le montre, mais ces effets pathologiques n'ont pas de durée, ils passent en un instant.

Blaise Pascal. — Nous pouvons montrer par un exemple éclatant, le double aspect que présente l'homme surexcité outre mesure, par un travail excessif, de telle sorte qu'il n'existe que par la vie du cerveau et que la vie des autres organes est traitée comme un accessoire sans importance ou pour mieux dire comme un obstacle à l'existence qu'on s'est donnée.

Cet homme, dès l'âge de 12 ans avait jeté les bases des mathématiques, à 16 il avait fait le plus savant traité de coniques qu'on eut vu depuis l'antiquité. Après avoir ajouté à ces premiers succès dans la même voie, il démontre à l'âge de 23 ans, les phénomènes de la pesanteur de l'air et met fin aux grandes erreurs de l'ancienne physique; mais à cet âge où les autres hommes commencent à peine à se faire, après avoir parcouru le cercle des connaissances humaines, il tourna ses pensées du côté de la religion. Depuis ce moment jusqu'à sa mort, arrivée dans la 39e année de son âge, toujours infirme et souffrant, il fixa la langue que parlèrent les grands génies du XVIIe siècle, donna le modèle de la plus parfaite plaisanterie, comme du raisonnement le plus fort; dans les courts intervalles de ses maux, résolut les plus hardis problèmes de la géométrie et jeta sur le papier des pensées qui semblent émanées d'une perfection incomparable tant elles portent peu de traces de la faillibilité humaine. Voilà Pascal, la puissance de son incomparable génie. Telle est la merveilleuse empreinte d'un des côtés de la médaille qui représente cette courte existence si richement remplie, en voici le triste revers. Cet homme se hâte, dès l'enfance, d'altérer sa constitution par des études opiniâtres, disproportionnées avec les délicatesses de l'âge. Persuadé que le corps doit être soumis à servir, il le traite sans ménagement, comme un esclave sur lequel l'âme a le droit de vie et de mort. Il paya cette erreur de sa santé, ne mesura bientôt plus ses années que par ses maux et même ses journées par ses souffrances. Se rejetant alors dans le sein de la religion, s'abîmant dans les pensées qu'elle lui fournissait, méditant sans relâche sur la mort et l'éternité, rêvant l'infini, se jugeant captif dans la vie, il éleva son âme à une telle hauteur, qu'elle ne voyait plus ou voyait avec dédain son enveloppe mortelle se décomposer, la maladie étant d'ailleurs, considérée par lui comme l'état naturel du chrétien. Obligé par ses amis de s'occuper un peu de sa santé et de faire quelque chose pour la rendre plus supportable, il ne trouva pas de calme, dans les nouvelles impressions qu'il en éprouva. Son esprit resta en proie aux conceptions chimériques d'une imagination de moins en moins gouvernée. Il associa aux pensées toujours présentes de son rare génie, les bizarreries d'un délire mélancolique dominé lui-même par une idée fixe qui n'était pas l'aiguillon le moins aigu de ses douleurs. C'est alors qu'épuisé, exténué, réduit dans son corps à l'expression la plus pitoyable, Blaise Pascal succomba après une agonie qui n'avait pas duré moins de trois années (1).

Conséquences à tirer de l'exemple donné par la vie de Pascal. — L'histoire de Pascal se lie à une conception sur laquelle il importe d'arrêter un moment le lecteur. L'homme, en tant que chair, ne serait rien ou peu de chose, ce qui le fait homme, homme véritable dans l'étendue du mot, c'est la puissance morale. Il s'ensuit, qu'il ne faut pas permettre à la chair

(1) Voyez Lélut, *L'amulette de Pascal, pour servir à l'histoire des hallucinations.* Paris, 1846.

d'élever la voix, ce qui est au contraire l'apanage exclusif de la puissance qui règne et gouverne en maîtresse absolue. C'était la croyance de Pascal, de telle façon qu'il ne vivait que par cette puissance morale dont l'activité infatigable ne lui laissait pas de repos et ne prenait nul souci de ce corps qu'il considérait comme un embarras, comme une charge dont il attendait la délivrance. C'est une conception fausse. Le corps n'est pas une prison pour l'âme. C'est un logement, un logement nécessaire, un logement composé d'organes qui servent aux manifestations de cette âme, et sans lesquels celle-ci ne pourrait accomplir les actes qui marquent sa destinée. En d'autres termes l'âme a été créée pour le corps et le corps a été fait pour l'âme. De là la conséquence qu'il ne faut pas abaisser le corps, au point de lui refuser tout droit; qu'il soit un serviteur, nous le voulons bien, mais qu'il soit traité sur la mesure de son utilité et de ses services, *Guenille* si l'on veut, mais *guenille* qui doit être chère aux êtres humains dont le destin est d'en être revêtu. Il importe de ne pas porter l'activité sur un seul organe pour ne pas compromettre le salut de tous, l'équilibre dans le corps tout entier est la règle de la santé tout autant que le règne de la justice. Si Pascal s'était inspiré dans sa conduite de cette vérité au point de changer radicalement les habitudes de sa vie, il aurait franchi assurément son âge, ajouté à ses jours une longue durée; car il ne serait pas tombé dans ce désordre d'esprit et de santé dont il a donné au monde l'affligeant spectacle.

Il peut se tirer de l'exemple de Pascal et de tant d'autres faits analogues dont le détail nous conduirait trop loin, la matière des manifestations par lesquelles se marque l'état de la sensibilité dans le tempérament nerveux porté jusqu'à la maladie.

Plus le système nerveux est excité, plus il recherche l'excitation et plus il devient facilement excitable. L'abus engendre l'abus. A la période avancée, le système nerveux est comparable à une corde métallique fortement tendue que le plus faible mouvement met en vibration. C'est la harpe éolienne rendant des sons au plus léger souffle de l'air. Cette condition de susceptibilité nerveuse presque toujours en jeu, imprime au caractère un cachet qui tend à se marquer plus profondément chaque jour. Les hommes qui le portent sont difficilement sociables; ils ont toujours à se plaindre de ce qui les entoure; ainsi que le sybarite que blessait le pli d'une feuille de rose, ils se révoltent en face de la contradiction la plus sagement mesurée. Avec un tel travers de caractère, les choses perdent leurs véritables proportions, tout est peine, rien n'est plaisir. L'événement le plus simple devient un malheur irréparable, dont la préoccupation engendre excitation sur excitation et ne laisse pas un instant de repos. Les blessures d'amour-propre sont les plus saignantes et les plus réfractaires à la guérison, il n'y a pas de baume pour le panser, si ce n'est un éloge sans précédent et issu d'une bouche qui dispense la gloire ou un triomphe qui impose silence à toute critique et à toute rivalité. Chateaubriand tombait dans les tristesses et la mauvaise humeur, lorsque dans le cercle qui l'entourait, l'attention se portait sur un autre que lui. Cet homme de génie qui avait été bercé par tant de succès devenait intraitable, en ces moments-là. Quand ce travers se développe, il fait perdre toute sociabilité. On éloigne de soi tout le monde, parce qu'on se croit entouré d'envieux et d'ennemis. La solitude où on se renferme ne donne pas la paix. Poursuivie toujours par la même chimère, la victime de ce douloureux travers traînant une existence qui se partage entre l'excitation et la prostration, finit par s'épuiser à la tâche et clôt son drame pathologique par une catastrophe prévue : ces effets qui se sont observés principalement sur les hommes qui vivent par les idées et se livrent avec une passion non interrompue, aux travaux de la pensée, se fait remarquer aussi sur ceux qui regardent leur sensibilité, comme un trésor qui se renouvelle sans cesse, malgré la prodigue dépense à laquelle il est soumis.

Larochefoucault a dit avec raison que ce n'était pas assez d'avoir de grandes qualités, qu'il fallait en avoir l'économie. Cette réflexion ne fait que prêter son appui à ce que nous avons déjà exposé, en complétant la pensée qu'elle exprime par les préceptes donnés par la médecine, et dont une longue expérience a confirmé la vérité. Il faut économiser l'activité du cerveau, mais cette obligation est liée à un moyen dont la mise en œuvre est indispensable pour atteindre un utile résultat, il est nécessaire de veiller sur les autres organes pour qu'aucun obstacle ne les prive de la part d'activité à laquelle ils ont droit. Il importe, de ne pas perdre de vue, que l'équilibre est le but qui doit être visé pour atteindre cette normalité si difficile à obtenir; elle est non moins difficile à fixer cette normalité une fois qu'on l'a obtenue chez les hommes qui surmènent l'activité nerveuse, qui s'épuisent, en somme, dans les efforts continués sans relâche, du travail intellectuel.

L'enchaînement des désordres résultant de la passion des travaux de l'esprit, s'étend depuis les troubles passagers des diverses fonctions, jusqu'aux états les plus graves dont les principaux sont ceux qui se produisent sur le système nerveux et sur le cerveau. Ce n'est pas ici le lieu d'en occuper le lecteur, il y aura place plus loin, pour en traiter, avec quelque développement et surtout pour montrer aux hommes trop emportés par le travail intellectuel et trop négligents de l'équilibre à maintenir dans les forces de l'économie, quand il convient de s'arrêter pour ne pas devenir les victimes de désordres irrémédiables.

DEUXIÈME PARTIE

PATHOLOGIE

OU LES PHÉNOMÈNES DE LA VIE PENDANT L'ÉTAT DE MALADIE

CHAPITRE PREMIER

LES CAUSES

Le défaut d'équilibre dans l'innervation; — La vie sédentaire; — Le travail dans une atmosphère viciée; — Les veilles prolongées; — Un mauvais régime de vie; — La solitude.

Le défaut d'équilibre dans l'innervation. — Les principes exposés dans les chapitres précédents feront aisément pressentir l'origine des affections pathologiques si fréquentes chez les hommes qui exercent outre mesure les forces de l'esprit. L'imminence morbide s'explique ici naturellement. Comme tout se lie dans l'économie, la santé, la maladie et la mort, sont trois termes d'une même série générale d'actions; ils expriment les divers modes de l'organisme. Cependant les dispositions particulières de cet organisme présentent chaque série de phénomènes sous des rapports infiniment variés. Ainsi, une constitution donnée détermine tel ou tel mode d'existence dans l'état sain ou malade; de sorte que, rigoureusement parlant, toute forme morbide dépend de la structure anatomique des parties, ainsi que du mode vital qui les anime.

Rentrons plus spécialement dans la question qui nous occupe ? Une organisation délicate, mobile, singulièrement impressionnable, où le sentiment de la vie est presque toujours exalté, où les sympathies sont rapides, actives et multipliées ; un système cérébral maintenu dans un état permanent d'éréthisme par des stimulations extra-normales et profondément perturbatrices des appareils de la vie ; enfin une sorte *d'intempérie nerveuse*, et, comme cela a été remarqué, une diathèse d'irritabilité dont le résultat est d'agiter, d'ébranler à chaque instant l'économie, d'en troubler les fonctions, d'en consumer vite et radicalement les forces ; voilà les conditions qui se présentent et sur lesquelles il faut agir.

De plus, il ne faut point perdre de vue : 1° qu'une irritation nerveuse habituelle dans une seule partie, peut influer à la longue sur le système nerveux en général, le rendre excessivement mobile, de telle sorte qu'il s'agite sous l'influence du plus faible stimulant ; 2° que par suite des sympathies nerveuses, si nombreuses, si multipliées, l'irritation ne se manifeste pas toujours où est sa cause ; 3° enfin, que plus les nerfs sont irrités, plus s'engendre une susceptibilité qui ne fait que s'accroître, observation importante qui sera rappelée plus d'une fois.

A ces diverses causes, il faut toujours ajouter comme une conséquence inévitable, le défaut ou du moins la diminution progressive de la contractilité ; de sorte que l'individu perd la force de réaction c'est-à-dire la faculté de repousser puissamment ou de neutraliser l'action nuisible d'un grand nombre d'agents modificateurs. C'est là le caractère fondamental de cette constitution.

Enfin, nous trouvons une autre cause générale et prédisposante d'affections pathologiques, chez les hommes ainsi constitués, c'est l'inégale distribution des forces vitales et sensitives. S'il est chez eux des organes dans un état perpétuel d'activité, il en est d'autres condamnés à une sorte d'inertie presque complète. L'action précipitée, insolite de l'innervation, présente donc encore un caractère d'irrégularité qui s'oppose à l'équilibre, au juste balancement des actes vitaux. La portion de puissance nerveuse qui appartient à la digestion, à la nutrition, à la circulation, à la réparation des forces, se reporte en grande partie à l'intelligence, à la méditation et par conséquent au cerveau. Certains organes ont le superflu, tandis que d'autres manquent du nécessaire. Les rapports organiques cessent alors d'avoir lieu, selon l'ordre, l'ensemble et l'accord indispensables pour le maintien de la santé.

On ne sait pas assez ce que coûte de tourments une vaste composition littéraire ou scientifique ; le long travail, les méditations profondes, l'agitation de l'esprit, et la crainte de la critique, et celle de l'indifférence, et le sentiment de sa propre imperfection, et l'enthousiasme du succès, etc.; c'est un état de crise continuelle.

Il est certain que les causes qui viennent d'être signalées, doivent avoir un haut degré d'influence sur la production d'une foule de maladies. On conçoit, que dans un organisme où la prédominance nerveuse est extrême, le rhytme vital peu régulier, l'innervation souvent vicieuse dans son énergie, dans sa répartition, les fonctions continuellement troublées, on conçoit pourquoi il est si rare de voir une santé ferme et stable chez les individus doués d'une éminente sensibilité; pourquoi débiles, souffrants, maladifs, leur vie est presque toujours courte et continuellement douloureuse. Ce serait un phénomène contraire à toutes les lois naturelles, qu'il en fût autrement. Il n'y a qu'une condition saine et vigoureuse qui soit capable de résister aux accidents, aux orages de la vie. S'il est vrai qu'une sensation vive et profonde produise déjà une maladie éphémère, qu'on calcule le nombre, la variété, l'étendue, l'énergie des sensations qui se produisent à chaque instant, dans ces tempéraments où l'on ne mesure l'existence que sur la force, la vivacité des impressions, des excitations intellectuelles et affectives; qu'on dise d'après cela, s'il est possible que de telles organisations puissent durer sans désordre et sans bouleversement. Il y a vraiment ici, il faut le répéter, une prédestination organique et matérielle à la souffrance.

Les causes secondaires ne sont pas moins importantes à connaître, soit parce qu'elles augmentent la disposition constitutionnelle, soit parce qu'elles modifient profondément la puissance dynamico-vitale, soit enfin parce qu'elles déterminent directement la lésion de tel ou tel organe. Il serait inutile d'en faire la longue énumération; il suffira d'en exposer les principales.

La vie sédentaire. — Quel est l'artiste, le littérateur, l'homme d'État, l'administrateur, etc., qui ne convienne franchement des inconvénients de l'insuffisance de l'exercice corporel. La plupart d'entre eux cependant sont victimes de leur négligence à cet égard. La multiplicité des affaires, le peu d'ordre dans le travail, l'idée qu'ils n'ont point franchi certaines bornes, et qu'un peu de mouvement suffira, l'espoir secret qu'ils résisteront, les entraînent et les subjuguent, jusqu'à ce qu'enfin la nature les avertisse par quelque maladie plus ou moins grave, qu'il faut s'imposer un autre régime de vie. L'esprit toujours actif, le corps toujours en repos, est-il un moyen plus certain de s'attirer une foule de maux? Le sang est fait pour circuler, les membres pour s'exercer; vie et mouvement sont presque synonymes.

Tycho-Brahé avait fait bâtir dans l'île de Huëne, en Danemark, une maison et une tour élevée, qu'il appela *Uranisbourg.* Il y demeura vingt-un ans, ne sortant presque jamais, et travaillant avec une rare assiduité à des observations astronomiques. C'est là probablement qu'il contracta cette maladie de vessie dont il mourut, lorsque l'empereur Rodolphe II, l'ayant invité à sa table, il n'osa jamais se lever pour satisfaire un pressant besoin d'uriner qui le tourmentait.

Combien d'exemples analogues ne pourrait-on pas citer?

Le *travail dans une atmosphère viciée.* — Nous vivons de pain et d'air, mais nous vivons de pain à certains intervalles, tandis que nous vivons d'air à chaque instant, à chaque souffle de la respiration. Les principes de vie que nous puisons dans celui-ci, ont donc besoin d'être constamment renouvelés; or, quand l'atmosphère est lourde, épaisse, méphitique, toujours la même, il est évident que, loin de revivifier le sang par la respiration, il s'altère profondément, et il n'y a pas de source de maladie plus abondante que celle-là. C'est surtout dans les grandes villes que les effets de cette cause sont les plus remarquables, malgré tous les moyens d'action mis en œuvre pour veiller à la salubrité de l'air et pour conjurer la menace des épidémies. Les progrès de la science ont affaibli le danger, mais pas autant qu'on le croit généralement, surtout pour les hommes livrés aux travaux de la pensée. Qu'on se garde bien d'en juger par ceux que la fortune a comblés de ses dons.

Il est encore plus d'un poète chantant les beautés de la nature, les délices de la campagne, et qui ne respire habituellement que l'air malsain de la rue et de l'obscur réduit qu'il habite. Tel artiste vient de peindre l'Aurore *ouvrant de ses doigts de rose les portes de l'Orient*, qui n'a jamais vu le soleil se lever. Enfin on trouve des savants qui s'occupent de l'air vital, d'expériences sur la pureté, la salubrité de l'atmosphère, et qui passent leur vie dans un laboratoire enfumé ou dans un étroit cabinet. Presque tous cependant se plaignent du mauvais état de leur santé. Si vous leur en signalez la cause, viennent alors les objections, les difficultés sans fin.

Le célèbre helléniste Dansse de Villoison, travaillait au grec, quinze heures par jour. La Harpe lui ayant demandé quels étaient donc ses délassements, il lui répondit que quand il se sentait la tête fatiguée, il se mettait quelque temps à la fenêtre ; or il demeurait rue Jean-de-Beauvais, une des plus obscures et plus sales rues de Paris à cette époque reculée.

Rappelons-nous sans cesse qu'un air pur est à l'homme ce qu'un bon sol est pour le végétal.

Les veilles prolongées. — Leibnitz passait quelquefois trois jours et trois nuits consécutives, assis dans le même fauteuil, à poursuivre la solution d'un problème qui le passionnait ; coutume excellente, comme l'observe Fontenelle, pour avancer un travail, mais très malsaine.

L'abbé de La Caille, fameux astronome, avait inventé une fourche dans laquelle il ajustait sa tête, et passait ainsi les nuits dans l'observation du ciel, sans connaître, dit un homme d'esprit, d'autres ennemis que le sommeil et les nuages, sans soupçonner qu'il fût un plus doux emploi de ces heures silencieuses qui lui révélaient l'harmonie du monde. Il y contracta une inflammation de poitrine qui l'emporta en peu de jours.

Girodet n'aimait pas à travailler pendant le jour. Saisi au milieu de la nuit d'une espèce de fièvre inspiratrice, il se levait, faisait allumer des lustres suspendus dans son atelier, plaçait sur sa tête un énorme chapeau couvert de bougies, et dans ce singulier accoutrement, il peignait des heures entières. Aussi n'y eut-il jamais, de constitution plus débile, plus chétive, de santé plus délabrée que celle de Girodet. Sur la fin de sa vie, assez courte, son génie ne semblait vivre que dans un cadavre.

Les cruelles insomnies qui tourmentent les penseurs usent en effet l'existence avec une inconcevable rapidité. Le moyen qu'il en soit autrement? D'une part, les veilles privent le corps de repos, surexcitent l'action cérébrale, augmentent l'énorme dépense de principe nerveux qui se fait dans le travail de la pensée, maintiennent une congestion sanguine dans la tête; de l'autre, elles empêchent la réparation des pertes faites, ou du moins s'opposent à ce que cette réparation soit suffisante. L'excitabilité du cerveau est tellement prononcée en ce cas, que bien souvent le penseur fatigué, accablé, abandonne son travail pour chercher un sommeil réparateur, qui se refuse obstinément à lui donner quelques moments de repos, l'excitation étant telle que rien ne peut la calmer. Cette tension cérébrale tant désirée pour produire et combiner des idées, continue malgré les efforts qu'on emploie pour la vaincre. Ce n'est qu'à la longue, qu'un sommeil inquiet, troublé, répare imparfaitement des forces destinées à être consumées de nouveau. Les nuits passées sans sommeil abrègent les jours, dit Bacon; cette vérité est aussi démontrée qu'une proposition de géométrie. Que la nature nous fait payer cher le mépris de ses lois et de ses leçons!

Des habitudes engendrées par la longue durée du travail peuvent agir comme cause de maladie. — Rester longtemps assis, courbé sur un bureau, souvent la tête en feu et les pieds glacés; se lever, se rasseoir, se frapper le front par intervalles, quitter sa plume, la reprendre, la ronger; tantôt épanouir et tantôt contracter brusquement les traits de la figure, s'animer, se calmer, s'agiter de nouveau automatiquement, telle est en général la situation d'un homme qui médite profondément et veut exprimer sa pensée. Ces mouvements en eux-mêmes, n'entraînent pas de grands inconvénients, à l'exception de la courbure prolongée du tronc, surtout si on est *myope*. Une semblable position gêne singulièrement la circulation, favorise les stases du sang abdominal, comprime le foie, l'estomac, et nuit aux fonctions de ces organes. Cette cause de maladie, quoiqu'une des moins remarquées, n'est pas peu active, car elle agit sans relâche et presque à l'insu de l'individu. Son action influe même sur la stature.

Joseph Scaliger remarque que Juste Lipse et Casaubon étaient *tout courbés* de l'étude.

Les tables à la Tronchin combattent avec avantage la cause dont il s'agit, mais il est difficile d'écrire longtemps debout. On voit des penseurs qui travaillent dans leur lit, position commode pour méditer et non pour écrire.

Le célèbre Cujas étudiait tout de son long sur un tapis, le ventre contre terre, et entouré de monceaux de livres.

Il arrive parfois qu'une position fâcheuse est commandée par le travail.

Michel-Ange, après avoir peint le plafond de la chapelle Sixtine, à Rome, éprouva un accident singulier. Il ne pouvait presque plus rien voir en regardant en bas; s'il voulait lire une lettre, il était obligé de la tenir élevée. Cette incommodité dura plusieurs mois.

Quand la tète est fortement occupée, les autres organes ont beau solliciter le cerveau, le prévenir de leur état, l'avertir de leurs besoins, le *moi* n'y répond plus, la sensation est nulle ou émoussée. Quelquefois cette sensation est si vive par instants, qu'elle appelle malgré tout l'attention sur l'organe en souffrance, mais inutilement. Le travail est commencé, les idées abondent, la plume ou le pinceau courent légèrement sur le papier ou sur la toile, alors on remet à un autre moment le boire et le manger, et les autres besoins sur lesquels il faut veiller. Que s'ensuit-il? des langueurs d'estomac, des congestions pulmonaires, des catarrhes et des calculs de la vessie, des constipations opiniâtres, désespoir des gens de lettres, des magistrats, etc., en un mot, une foule de maladies qui varient suivant la constitution individuelle.

Gabriel Naudé, embrassait tout dans sa passion des livres, il y concentrait sa vie et ses sensations; c'est lui qui a écrit qu'il ne sortait guère de sa bibliothèque que pour *aller à la mangeoire*.

On assure que le chevalier Marin fut atteint sans en rien ressentir d'une forte brûlure à une jambe, pendant qu'il s'attachait à composer quelques stances de son poème l'*Adone*. Quoi qu'il en soit, les méditations profondes détournent de la surveillance nécessaire, en présence des besoins de l'économie. Cette négligence passée à l'état d'habitude, altère à la longue les organes, et conduit insensiblement à d'incurables maladies. Il est certain que la mort, comme la vie, se prépare en silence dans le sein de nous-mêmes, et quand on la croit subite, le germe en était caché depuis longtemps dans quelque repli de l'organisation.

Un mauvais régime de vie. — Est-il vrai que c'est avec le bon vin que coulent les beaux vers, que le feu du ciel embrase la pensée alors que le feu de l'ivresse embrase l'économie? On peut en douter malgré de grandes autorités poétiques. Ce qu'il y a de sûr, c'est que plus d'un écrivain, peut encore dire avec le pauvre diable :

Ma triste voix chantait, d'un gosier sec,
Le vin mousseux, le Frontignan, le grec,
Buvant de l'eau dans un vieux pot à bière, etc.

C'est pitié d'observer le régime que suivent beaucoup d'artistes, de gens de lettres, de savants, surtout quand leur réputation est à faire. Mais la célébrité de leur nom a-t-elle contraint la fortune à sourire, ils passent avec une incroyable rapidité du nécessaire au superflu. Autre excès : victimes des grands repas qu'ils se donnent ou auxquels leur renom les fait inviter, leur estomac ne peut résister au surcroît d'activité qu'il doit mettre en dépense. Ainsi les privations et les indigestions, font tour à tour le supplice de ces hommes qui connaissent rarement ce qu'on appelle l'*économie du bonheur.* « Malgré ma modération, disait en riant un homme de lettres, il m'en a coûté *quatre fièvres bilieuses*, pour opérer ce changement. » Que dire des immodités. Faisons observer, de plus, que ce qui est modération chez un homme du monde devient excès chez l'artiste, chez le poète, dont la sensibilité organique extrême, demande à être singulièrement ménagée. Au reste, la sobriété n'est pas grande parmi nos littérateurs, surtout en ce qui concerne le café à qui l'opinion maintient la réputation d'être la liqueur intellectuelle par excellence. « Pour me tenir éveillé, dit Charles Pougens, je prenais jusqu'à dix tasses de café par jour, et je jetais une forte pincée de sel dans la dernière, afin de lui donner plus de montant. » Qu'en résulta-t-il? une horrible maladie qui frappa, à jamais, de *cécité* l'auteur aimable dont il s'agit. Beaucoup de penseurs agissent encore comme Frédéric II. Quelqu'un fit remarquer à ce prince que l'abus du café altérait sa santé. « Je le sais, répondit-il, et j'ai fait une grande réforme dans ce genre. Je n'en bois plus que quatre ou cinq tasses le matin et une cafetière dans l'après dîner. » Or il ne tarda pas à expier un tel abus. En toutes choses, il faut considérer la fin.

Le czar Pierre Ier périt d'une inflammation du col de la vessie, soit à cause de son intempérance, soit qu'il négligea les soins méthodiques qu'exigeait cette maladie. Après la ponction de la vessie que lui fit Horne, chirurgien anglais, ce prince s'exposa à un froid humide; la maladie reprit aussitôt un degré d'activité qui ne tarda pas à devenir mortel. Le czar n'avait alors que cinquante trois ans. Que de beaux et d'immenses projets n'aurait-il pas exécutés, s'il eût écouté, dans l'intérêt de sa santé, la voix de la prudence!

La solitude. Le père Morin, docte médecin, dont Fontenelle a fait l'éloge, répétait sans cesse : *Ceux qui viennent me voir me font honneur, ceux qui ne viennent pas me font plaisir.* Combien d'hommes studieux, appliqués, poursuivant une vérité, une découverte qu'ils ont entrevue, avec l'attention profonde qu'elles exigent, adoptent cette maxime sans la proclamer aussi hautement que ce singulier père Morin! La solitude a pour eux un charme indéfinissable, tout à fait incompréhensible aux gens du monde, aux esprits légers, aux observateurs superficiels; mais, qu'ils y prennent garde, ce goût est une coupe enchantée dont il faut se méfier. Cette convergence perpétuelle des mouvements vers la tête, cette activité non interrompue de l'encéphale, cette force de pensées, cette série d'idées, de raisonnements, d'inductions, qui tiennent le cerveau dans une constante érection, fatiguent outre mesure les ressorts de l'organisme. Immoler la chair à l'esprit est bon pour parvenir à la célébrité, mais ruine à jamais la santé. Les impressions extérieures ou distractions préviennent au contraire les fâcheux effets d'une solitude trop prolongée; elles interrompent ces fatales concentrations, distribuent les forces d'une manière égale, les appellent à la périphérie, et donnent à la circulation un mouvement uniforme. Quelques hommes célèbres ont mis soit par expérience soit par raison ce principe en pratique. L'histoire rapporte que le cardinal de Richelieu fut trouvé en chemise, battant la muraille avec ses pieds. Boileau était un grand joueur aux quilles; *Bayle* ne courait-il pas, avec la simplicité d'un enfant, se distraire à voir des sauteurs et des baladins de place.

C'est une grande et salutaire vérité, qu'il faut de la modération en tout, même dans le bien. Des excès d'application à l'étude, outre les causes déjà mentionnées, produisent encore quelquefois des habitudes fatales au bien-être et à la santé.

Claude Bourdelin, médecin célèbre, se laissait emporter aux charmes de l'étude, et, voulant consacrer une partie de ses nuits à travailler, il se gorgeait de café pendant le jour, puis il prenait de l'opium quand il voulait retrouver le sommeil. Est-il une constitution capable de résister à un régime aussi étrange? Aussi Bourdelin mourut-il jeune.

L'historien Mézerai avait pour habitude de ne travailler qu'à la chandelle, même en plein jour, au milieu de l'été; il ne manquait jamais de reconduire jusqu'à la porte de la rue le flambeau à la main, ceux qui venaient lui rendre visite.

Malherbe était si frileux, que *numérotant* ses bas par lettres, de peur de n'en pas mettre également à chaque jambe, il avoua un jour qu'il en avait jusqu'à la lettre L.

Grétry, pour s'animer dans la composition, jeunait avec excès, prenait du café, s'échauffait jour et nuit à son piano, jusqu'à cracher le sang avec une abondance effrayante; alors il se reposait et tâchait d'arrêter l'hémorragie.

Cardan se procurait des douleurs et de courtes maladies, pour mieux goûter ensuite le plaisir que donne la santé.

Bernardin de Saint-Pierre nous apprend que Rousseau herborisait dans la campagne, le chapeau sous le bras, en plein soleil, même dans la canicule; il prétendait que l'action du soleil lui faisait du bien; tandis que cette coutume ne fut pas étrangère à l'attaque qui l'emporta.

Le peintre Lucas Vanleyden, s'étant imaginé qu'on l'avait empoisonné, passa les dernières années de sa vie presque toujours couché.

Il en est qui usent du tabac, soit en poudre soit à

fumer, avec une dangereuse prodigalité (1). On en a vu se plonger les pieds dans un bain froid, afin de déterminer un *raptus* de sang à la tête, capable d'activer la puissance intellectuelle, etc. De pareils faits sont innombrables, et nous avons voulu nous borner à quelques-uns.

Pour bien comprendre l'extrême activité des diverses causes de maladies qui viennent d'être signalées, il faut bien se rappeler qu'elles agissent sur des hommes dont le goût pour les travaux de la pensée s'est transformé en passion, en avidité de se satisfaire à tout prix. Soit pour le plaisir seul de l'étude, jouissance si attrayante par elle-même, soit pour se faire un nom, il n'est point d'efforts, ni de travaux, ni de privations, ni de dangers, ni de douleurs, ni de maladies, ni de souffrances, auxquels ces hommes ne consentent; la mort même qui s'avance n'a pas toujours le privilège de modérer ce goût effréné pour les voluptés de la science. Dans le temple des muses, il se fait aussi des sacrifices humains. « Si le Tout-Puissant, disait Lessing, tenait dans une main la vérité, et dans l'autre, la recherche de la vérité, c'est la recherche que je lui demanderais par préférence. » Tant est grand, chez certains hommes, le besoin d'examiner, de connaître, d'approfondir, de

(1) Voyez P. Jolly, *Le Tabac et l'absinthe, leur influence sur la santé publique, sur l'ordre moral et social*, Paris, 1875.

méditer, espèce de soif intellectuelle qui veut épuiser l'océan du savoir possible, et qui le tarirait sans être apaisée (1). On prétend que Virgile interrogé sur les choses qui ne causent jamais ni dégoût ni satiété, répondit qu'on se lassait de tout, excepté de comprendre, *præter intelligere*. Quant aux périls extérieurs, ces hommes sont comme les amants, ou plutôt comme tous les êtres passionnés, ils savent les braver avec un indicible courage. On a fait le *martyrologe*

(1) Ce n'est pas toujours dans un cabinet obscur et poudreux que le mouvement de la pensée se manifeste avec le plus d'énergie : Rousseau, Montesquieu, Napoléon en sont des exemples frappants. On a beaucoup parlé du chagrin de Courier, qui, officier d'artillerie, travaillait au grec avec une rare ardeur, et ne regretta rien que son Homère pillé par les hussards autrichiens. De pareils militaires n'étaient pas aussi rares qu'on le croit dans les armées française. Beaucoup ont prouvé la vérité de ce mot de Cervantès : *Nunca la lanza embotó la pluma.* (Jamais la lance n'émoussa la plume.) J'ai vu de simples lieutenants d'infanterie, d'une bravoure à toute épreuve, consacrer leurs courts instants de loisir à des études opiniâtres, même dans des circonstances les plus critiques. Au terrible siège de Saragosse, en 1808 et 1809, M. P***, lieutenant de grenadiers, reçut un coup de feu au tiers supérieur du fémur. L'os fut brisé en éclats ; l'amputation était impraticable, la guérison impossible, la mort certaine et pourtant éloignée. Le malade sentit sa position, mais elle ne l'effraya pas. Il continua ses travaux de philologie qu'il avait commencés. Au bout de quatre mois, il mourut de la mort du soldat et du philosophe : il ne regretta que sa mère.

Officiers et chirurgiens, nous étions réunis au nombre de onze, une heure avant la bataille de Waterloo. De ce groupe de causeurs, nous ne nous retrouvâmes plus que deux le lendemain; le des botanistes; chaque science pourrait également fournir le sien.

Peu de savants ignorent toute la ruse, la patience, l'intrépidité de Tournefort dans les Pyrénées, et lors de sa descente dans la grotte d'Antiparos.

Combien de chimistes, de physiciens, de mathématiciens, d'érudits, de naturalistes se sont exposés pour voir et observer par eux-mêmes!

Une inscription, un mot à connaître, un site à déterminer, des pierres, des métaux, de vieilles pièces de monnaie à recueillir, un pays à étudier : tels sont les motifs de longs et périlleux voyages.

Vaillant, célèbre numismate, voyant son vaisseau sur le point d'être pris par un corsaire, risqua sa vie pour l'honneur de l'archéologie; il avala d'énormes médailles, qu'il ne rendit qu'après de vives douleurs; un *Othon* se fit attendre plus de quinze jours.

reste avait été tué ou blessé. Quelques années après, je rencontrai à Paris un de mes compagnons. « Je vous croyais tué, lui dis-je, mon cher capitaine, et ma joie est extrême de vous revoir. — J'ai eu seulement, me dit-il, les deux cuisses traversées par une balle; et je suis resté trois jours sur le champ de bataille. — Et que faisiez-vous pendant ces cruelles journées? — Mon cher, je mangeais un peu de pain de munition qui me restait, je buvais de l'eau trouvée dans le petit bidon d'un soldat tué à côté de moi, et je lisais Horace, que j'avais en petit format dans ma poche. Depuis, j'ai été conduit à Bruxelles par les Anglais; mes blessures se sont guéries, ma santé est revenue, et me voilà tout prêt à recommencer..... » (Note de R. P.)

Spallanzani, revenant, par mer, d'un voyage géologique, fut surpris par une tempête. *Salvate le mie petre!* fut le seul cri de son désespoir, car ses pierres étaient son trésor.

Haüy, célèbre minéralogiste, était détenu, comme prêtre, dans une des prisons de Paris, pendant la terreur. On obtint un ordre d'élargissement; mais comme cet ordre arriva un peu tard, et que notre savant était occupé, il ne voulut partir que le lendemain; et le jour suivant fut le 2 septembre!

Le grave Banks, depuis président de la Société royale de Londres, eut la patience, à Taïti, de se laisser peindre de noir de la tête aux pieds, pour faire un personnage dans une cérémonie funèbre qu'il n'aurait pu voir autrement.

On sait que le peintre Vernet se faisait attacher à un mât, pour mieux contempler le magnifique spectacle d'un orage sur l'Océan.

C'est toujours l'histoire d'Empédocle et de Pline l'ancien, sacrifiant leur vie à leur curiosité. Le goût, devenu passion, explique ce phénomène d'une puissante volonté. Le langage, les mœurs, les habitudes, sont même modifiés par ce violent désir, par cette sainte ardeur d'acquérir et de connaître.

L'abbé Barthélemy, parlant d'un antiquaire d'Italie, qui se refusait à lui céder une médaille double, disait sérieusement : « Je n'ai jamais pu fléchir *ce tigre.* » Quand on demandait à M*** comment il avait pu rassembler un si grand nombre de médailles, il répondait naïvement : « On m'en a donné, j'en ai acheté..., *j'en ai volé.* »

Peut-être fera-t-on l'objection que les érudits de cette sorte sont aujourd'hui bien rares ; que poètes, artistes, philosophes, savants, ont changé de mœurs, surtout en France ; que beaucoup ont déserté le cabinet pour la presse, pour le *Forum* ou la tribune. On ne peut le nier, bien qu'il se trouve de nombreuses exceptions, témoin Champollion jeune, Abel Rémusat, Saint-Martin, etc. Et qu'importe d'ailleurs? ce *Forum*, cette tribune, ne sont-ils pas une cause de plus de maladie? Croit-on que le mouvement des affaires publiques, auxquelles prennent part les hommes d'une intelligence active, que le fracas des partis, que le choc des opinions contraires, que les chances diverses du pays, ne réagissent pas avec force sur des imaginations, sur des tempéraments aussi excitables? Et ces passions populaires qui retentissent au loin, et ces émotions de chaque instant de l'homme d'État, et ces vives inquiétudes sur ses vues et ses projets, et cette tribune qui étourdit, qui brûle et enivre, et ces paroxismes de furie oratoire qui en émanent, ne pensez-vous pas qu'il y a en cela de puissantes causes de maladies? L'influence morbigène de ces agitations est telle, qu'un homme capable de supporter de longs travaux dans le silence du cabinet, succomberait peut-être dès les premières années de sa carrière politique. Combien de santés ont été abattues, brisées sur la brèche parlementaire! La vie publique hâte la *combustion vitale* de quiconque s'expose à en courir les chances, et en braver les orages. Notre époque fournirait de nombreux exemples de ces victimes.

Cette cause, ainsi que celles précédemment énumérées, agissent avec une intensité toujours relative à l'individu. Il est des hommes qui ont le privilège de supporter avec impunité les plus longs, les plus rudes travaux de l'esprit.

Théodore de Bèze mourut âgé de quatre-vingt-six ans, et sa santé fut si parfaite, qu'il assure n'avoir jamais su ce que c'était qu'un mal de tête.

François Piccolomini, âgé de quatre-vingt-quatre ans, Adrien de Valois, âgé de quatre-vingts-ans, et le célèbre Arnauld, ayant près de quatre-vingt-trois ans, ne se servirent jamais de lunettes; ils lisaient les caractères les plus fins; mais rien de plus rare que de pareilles prérogatives. Presque toujours les travaux de l'esprit usent les organes de l'homme de lettres, du poète, de l'orateur; de manière que dans leurs ouvrages, il n'y a pas un chapitre, pas une période, pas un vers, dont l'enfantement n'ait pris une portion de leur vie.

Goëthe a vécu longtemps malgré ses immenses travaux, et pourtant l'excitation de son cerveau, lorsqu'il se livrait au travail, amenait presque toujours des accidents : la composition de chacun de ses grands ouvrages a été suivie d'une maladie.

Malheur surtout aux imprudents vaniteux qui veulent suppléer, par un travail forcé, aux qualités que leur a refusé la nature.

Si le succès répond aux travaux et aux espérances, les forces de l'économie se maintiennent mieux en équilibre, toutes choses égales d'ailleurs. La plupart des hommes célèbres qui ont fourni une longue carrière, ont été applaudis et vénérés par leurs contemporains. On dirait que l'illustration est en quelque sorte une garantie de santé. Le baume du succès guérit bien des blessures de l'âme, et le corps en acquiert d'autant plus d'énergie. Mais qui pourrait compter et connaître toutes les angoisses d'un auteur obscur, négligé, pauvre failli de la gloire, malgré ses efforts pour en obtenir quelques rayons vivifiants? Une plaie d'amour-propre, arrosée d'amertume et de raillerie, est une plaie mortelle, ou, du moins d'aussi cuisantes douleurs ne se ressentent jamais sans s'attaquer aux ressorts de la vie. Ajoutons qu'un auteur, un artiste médiocre, devient presque toujours envieux et là est le comble de ses misères. L'envie, ce principe délétère, est une cause de maladie d'autant plus active, qu'elle agit sans relâche et ténébreusement.

CHAPITRE II

DES ORGANES AFFECTÉS DE PRÉFÉRENCE PAR LES TRAVAUX EXCESSIFS DE L'ESPRIT

Le système nerveux général; — Le cerveau et ses dépendances; — Le système digestif; — L'appareil biliaire; — L'appareil urinaire; — L'ouïe et la vision.

Le système nerveux général. — S'il est un fait positif en pathologie, c'est que toutes les causes capables de produire l'irritation et l'inflammation commencent par exciter et augmenter la sensibilité. La propagation synergique de l'irritation nerveuse est par cela même singulièrement remarquable dans la constitution objet de ces études. C'est donc sur le système nerveux, en général et primitivement, qu'agissent toutes les causes de maladies. Or, quand ce système a acquis une prédominance exclusive et contre nature, que l'économie est, pour ainsi dire, saturée d'irritabilité, il est évident que tous les organes où il se distribue, doivent être dans un état d'imminence morbide, et très disposés à toutes les affections pathologiques. C'est précisément ce qui arrive chez beaucoup d'artistes, de gens de lettres, d'hommes d'État, etc., livrés aux tyranniques préoccupations de l'esprit. Cependant il y a des organes qui semblent plus exposés à l'action de ces causes, et sur lesquels il convient de fixer l'attention.

Le cerveau et ses dépendances. Le premier rang est dû au cerveau et à ses dépendances, l'incontestable suprématie de cet appareil est la même dans toutes les modifications qu'éprouve l'économie. Mais cette supériorité et les dangers qu'elle entraîne, sont augmentés par l'excessive activité à laquelle l'encéphale est soumis. Certainement c'est dans le cerveau et dans ses actes qu'il faut chercher la source des jouissances, l'instrument des ineffables plaisirs, des inconcevables délices des hommes qui ne vivent que par la pensée; malheureusement c'est aussi là que se trouve le véritable *atrium mortis*, l'origine des maux auxquels ils sont exposés. Qu'on veuille bien se rappeler la haute importance des fonctions du cerveau, l'étendue de ses relations, l'énergie, la diversité de ses rapports sympathiques, et l'on ne s'étonnera plus du nombre, de la variété, de la gravité des maladies qu'entraîne son extrême et persévérante excitation. L'intégrité de ses fonctions fait la base de la santé; hors de là, tout est désordre. Il faut encore remarquer qu'il existe une foule de nuances dans les altérations de l'encéphale, nuances souvent inappréciables, car nous ne jugeons et ne reconnaissons que les extrêmes. On comprend facilement que la méditation assidue, la contention de l'esprit, qui tendent les ressorts de la pensée, qui absorbent la vie, qui la dévorent par fractions, tenant sans cesse les forces cérébrales dans un état de surexcitation, finissent par déterminer une disposition inflammatoire, ou bien un affaiblissement général, causes de graves altérations. Ces altérations sont tantôt lentes, tantôt rapides; c'est ce qu'il ne faut jamais perdre de vue. Les irritations latentes, les inflammations sourdes, les congestions partielles, les ramollissements de plusieurs points de la substance cérébrale, ne se manifestent souvent que par des symptômes équivoques, douteux, d'un excitement morbide; lorsque le mal fait des progrès, les accidents traduisant plus directement la cause, le temps est passé d'y remédier. Les circonstances du tempérament, de l'âge, etc., influent d'une manière évidente sur les altérations cérébrales. Les jeunes gens sont plus exposés aux inflammations des méninges; les vieillards chez qui la pléthore veineuse domine, éprouvent souvent des lésions organiques, des congestions, des ruptures de vaisseaux de cet appareil, des ramollissements, etc. Toutefois, chez tous, les affections pathologiques du cerveau sont toujours éminemment graves, je le répète, en raison des stimulations vives et continuelles portées sur cet organe. Ajoutons que la sensibilité morale acquiert ici, comme l'appareil physique, un surcroît d'activité. S'il est vrai que chez l'homme civilisé, l'imagination centuple les causes et les effets des maladies, quelle influence cette imagination doit produire chez les hommes qui concentrent leur existence dans l'exercice des facultés intellectuelles! Aussi voit-on alors les accidents les plus graves déterminés par des causes d'une importance légère.

Le poète Santeuil faillit perdre la raison pour avoir trouvé une épithète qu'il cherchait depuis longtemps.

Un tableau de Raphaël produisit un tel saisissement d'admiration sur le peintre Francia, qu'il s'évanouit et mourut.

Le système digestif. Un des effets principaux de la tension continuelle du cerveau, est d'affaiblir tous les organes plus ou moins immédiatement placés sous sa dépendance, en les privant d'une partie de l'influx nerveux nécessaire à leur action : de là une foule de maladies plus ou moins graves, plus ou moins variées.

Fernel, cet illustre médecin de Catherine de Médicis, avait raison de dire : *A capite fluit omne malum.*

L'organe le plus exposé, peut-être, à cette privation est l'*estomac*; aussi l'affaiblissement du système digestif semble-t-il particulier aux hommes illustres. De nos jours, on a même été jusqu'à prétendre évaluer le génie d'après l'état de l'estomac. Tout en reconnaissant l'exagération de cette assertion, il faut convenir avec Tissot, « que l'homme qui pense le plus est celui qui digère le plus mal, toutes choses égales d'ailleurs, et que celui qui pense le moins est celui qui digère le mieux. Voyez les sots, les ignorants, et comparez. La pratique journalière de la médecine et l'histoire des hommes celèbres fournissent des preuves surabondantes de ce que nous disons. Mais pourquoi, chez les profonds penseurs, l'estomac est-il presque toujours délicat? On attribue cet effet à la vie sédentaire; cela peut être, mais jusqu'à un certain point. On voit des femmes, des artisans, très sédentaires, qui digèrent à merveille.

Napoléon Ier, dont l'étonnante activité a toujours surpris ses contemporains, avait au contraire un estomac susceptible et irritable. Nous avons dit précédemment, quand la sensibilité prédomine, la contractilité diminue; et c'est ce qui a lieu surtout pour l'appareil digestif, dont la force tonique et contractile n'est pas toujours en rapport avec la sensibilité. Il résulte de là que la faiblesse d'estomac, dont il est question ici, s'accompagne toujours d'irritation nerveuse de cet organe. L'excitation continuelle du cerveau a une influence directe et immédiate sur l'estomac. Cela est si vrai qu'une forte contention de l'esprit, une nouvelle subite, agréable ou fâcheuse, trouble aussitôt la digestion, suspend l'appétit, frappe l'appareil digestif d'un état de langueur presque pathologique; et comme tout s'enchaîne dans l'économie, cet état de l'estomac étant prolongé, influe à son tour sur les autres organes. Quand l'acte de la digestion est embarrassé, retardé; quand la chylification est longue, incomplète ou nulle; il est dès lors évident que l'élaboration du produit de la digestion n'introduira dans l'économie qu'un sang appauvri, et que la nutrition en sera essentiellement altérée. Le corps devient alors de plus en plus faible, les chairs sont sans vie, les tissus sans consistance, la sensibilité augmente en proportion, l'irritabilité nerveuse se prononce davantage : les hommes ainsi prédisposés sont névropathiques, ou le deviennent bientôt. Mais qu'on rende les digestions meilleures, les nutritions bonnes, le sang devient pur et riche, le corps se fortifie, la sensibilité physique et morale reste dans des limites régulières. On le voit, la sphère d'activité de l'estomac est très étendue, indépendamment de ses rapports avec les plexus nerveux qui l'entourent, ce qui fait de l'épigastre un des centres des influences vitales.

L'appareil biliaire. — Après l'estomac, notons le *foie* comme un des organes le plus souvent lésés chez les individus qui se livrent aux travaux de la pensée, surtout à un certain âge. La pléthore veineuse abdominale prédominante, la structure compliquée de l'organe biliaire, ses intimes rapports avec l'estomac, ses sympathies plus ou moins étroites avec le système nerveux ganglionnaire et peut-être avec le cerveau, expliquent facilement la fréquence des lésions de ce viscère, ses engorgements, ses tuméfactions, ses inflammations tantôt lentes, tantôt rapides et dangereuses.

Racine mourut d'un abcès au foie qui fut méconnu, et que lui-même avait négligé. L'ouverture de cet abcès fut faite trop tard, et ce grand poète mourut trois jours après, le 21 avril 1699.

Ceci prouve, pour le dire en passant, que les faveurs de la nature, comme celles de la fortune, ont leur balance de dangers et de tribulations.

L'organe étant lésé, la bile cesse également de conserver les conditions normales de sa composition. Tantôt épais, tantôt abondant, ce fluide, si essentiel à l'élaboration du chyle, est aussi altéré dans sa nature; de là des digestions laborieuses, une irritation permanente de l'estomac et des intestins. Cette irritation se propage bientôt dans le système nerveux viscéral, pour se réfléchir ensuite sur le cerveau. Les effets moraux de cette disposition organique ont été observés par les anciens, comme la remarque en a été faite. De tout temps on a vu qu'une bile âcre et une excessive irritabilité nerveuse sont deux phénomènes inséparables. Cette sécrétion de *fiel* se lie presque toujours à un caractère ardent, difficile, souvent haineux. La couleur jaune de l'envie est aussi une preuve morale de ce principe physiologique. Poètes, philosophes et médecins sont là-dessus parfaitement d'accord.

L'embarras circulatoire abdominal amène souvent

les hémorrhoïdes, ce fléau des individus sédentaires et constipés. Les hémorrhoïdes fréquentes décèlent toujours un état pathologique du foie qui doit fixer l'attention et provoquer des soins spéciaux.

L'appareil urinaire est, après le foie, celui dont les lésions sont les plus fréquentes chez les gens de lettres, les hommes d'État, les administrateurs. Pour peu que cet appareil soit originairement faible ou disposé à l'irritation, les urines changent de nature, s'altèrent, il en résulte plusieurs affections pathologiques dont il sera question ultérieurement.

Les organes des sens, de l'*ouïe et de la vue* s'émoussent assez promptement chez beaucoup de penseurs. Fontenelle, Lesage, etc., en sont des exemples. Le médecin Albinus, frère du célèbre anatomiste de ce nom, fut atteint et mourut d'une maladie singulière. Le sens de l'ouïe était devenu chez lui tellement sensible, délicat et impressionnable, que le bruit le plus léger, le plus éloigné, lui devenait odieux, insupportable. Cet état d'hypersthénie auditive produisit une espèce de marasme auquel il succomba à l'âge de cinquante-six ans.

Nous plaçons les organes de la vision au nombre des organes qui s'usent et se fatiguent le plus promptement dans les travaux de l'esprit, car l'esprit ne vit pas seulement de méditations, il s'alimente par la lecture. Nous rappellerons que les quatre plus grands écrivains du XVIIIe siècle, Voltaire, Buffon, Rousseau et Montesquieu, eurent d'assez mauvais yeux, mais notablement le dernier. Ce fut pour lui une source inépuisable de douleurs, d'ennuis et de mécomptes. Il écrit à Mgr Cerati (mars 1747) : « Enfin, j'ai découvert qu'une cataracte s'est formée sur le bon œil. Mon *Fabius Maximus*, M. Gendron, me dit qu'elle est de bonne qualité, et qu'on ouvrira le volet. » Cependant il n'en fut rien, le volet resta fermé, et Montesquieu mourut aveugle. Le point essentiel est de ne jamais fatiguer ces organes éminemment délicats, sensibles, irritables, par une application soutenue, incessante ; de s'arrêter à temps avant qu'il se manifeste d'irrémédiables altérations ; de les laisser reposer quand ils ont été fatigués, jusqu'à ce qu'ils soient revenus à leur état normal. C'est surtout aux personnes dont les yeux sont faibles que s'adressent ces conseils (1).

(1) Voyez A. Magne, *Hygiène de la vue*, 4e édition 1866, chap. VIII, Conseils hygiéniques concernant les personnes livrées aux travaux de cabinet, p. 112.

CHAPITRE III

DES PRINCIPALES MALADIES DES HOMMES LIVRÉS AUX TRAVAUX DE L'ESPRIT

Les maladies du cerveau et l'apoplexie; — Les constipations opiniâtres; — Les calculs des reins et de la vessie; — L'hypochondrie; — La mélancolie.

Les maladies du cerveau et l'apoplexie. — Toutes les maladies de l'espèce humaine peuvent se manifester chez les hommes qui se livrent sans modération aux travaux de l'esprit; mais par le tempérament qui leur est propre et qui les maintient en surexcitation, ils contractent de préférence certaines maladies qui sont pour eux, comme le fruit légitime de la passion qui a occupé toute leur vie.

Les nuances que peuvent présenter *les affections du cerveau, et l'apoplexie* sont infinies et variées. Tantôt les accidents deviennent rapides et font explosion, comme dans les inflammations ou fièvres cérébrales; tantôt l'influence stupéfiante d'études opiniâtres ne détermine qu'à la longue de graves accidents. L'apoplexie elle-même, qui tue un si grand nombre de penseurs, présente ces divers modes. Avant que la victime soit foudroyée, combien de fois le cerveau a-t-il été excité, tendu, violenté! que de fois des *raptus* de sang à la tête, des bouffées de chaleur au visage, des douleurs sourdes, des pesanteurs au front, des éblouissements passagers, des battements artériels redoublés aux tempes, un sommeil agité, n'ont-ils pas clairement indiqué une réplétion sanguine, une stimulation cérébrale au-dessus du degré normal ? Mais ces accidents se dissipent, on les oublie ; ils reviennent, et la délicate structure du cerveau finit par s'altérer, souvent même quand la carrière est peu avancée.

« Je mourrai d'abord par le haut, » répétait Swift, qui en effet fut atteint d'une sorte d'aliénation mentale.

La Bruyère mourut d'apoplexie, à l'âge de cinquante-deux ans, le 10 mai 1696 (1). L'habitude, l'ardeur du travail, ce bruit de célébrité qui retentit toujours dans l'imagination, entraînent le penseur au-delà des bornes fixées par la raison.

Le 18 juillet 1374, on trouva Pétrarque mort d'apoplexie, dans sa bibliothèque, la tête renversée sur un livre.

Copernic, Malpighi, Le Clerc du Tremblay, connu dans l'histoire sous le nom de père Joseph, Richard-

(1) « Quatre jours auparavant, la Bruyère était à Paris, écrit l'abbé d'Olivet dans son *Histoire de l'Académie*, dans une compagnie de gens qui l'ont conté, où tout à coup il s'aperçut qu'il devenait sourd, mais absolument sourd. Point de douleur cependant. Il retourna à Versailles, où il avait son logement à l'hôtel de Condé et une apoplexie d'un quart d'heure l'emporta. » (Note de R.-P.)

son, Linné, Marmontel, Rousseau, Daubenton, Spallanzani, Monge, Cabanis, Corvisart, Walter Scott et beaucoup d'autres hommes célèbres ont été frappés d'apoplexie. Une petite atteinte même de cette maladie peut s'appeler, selon Ménage, un *brevet de retenue de mort*.

Napoléon, qui craignait l'apoplexie, s'entretenant un jour avec Corvisart, son premier médecin, sur cette maladie. « Sire, lui dit le médecin, l'apoplexie est toujours dangereuse, mais elle a des symptômes avant-coureurs. Il est bien rare que la nature frappe sans avertir d'avance. Une première attaque, presque toujours légère, est une *sommation sans frais* ; une seconde, beaucoup plus forte, est une *sommation avec frais*; mais une troisième est une *prise de corps.* » Corvisart lui-même donna une cruelle preuve de la vérité de son assertion.

On pourrait expliquer de la manière suivante l'action graduelle des causes de cette maladie.

Les excitations permanentes du cerveau augmentent d'abord son énergie, son activité, sa *vie*. Cet excès d'action répété détermine chaque fois un afflux de sang dans l'organe, les stimulations deviennent alors congestionnelles. Dans les commencements, ces congestions se dissipent plus ou moins complètement, le cerveau se libère, l'équilibre se rétablit. Plus tard, les dilatations forcées des vaisseaux deviennent telles que les congestions sauguines ne se dissipent qu'imparfaitement, de là des accidents, mais peu graves. Plus tard encore, quand l'âge arrive, le système veineux augmente d'ampleur, les veines cérébrales tendent à devenir variqueuses, tandis que les artères diminuent de diamètre, les congestions sont alors permanentes. Cet état d'engorgement augmente rapidement s'il y a une affection anévrismatique au cœur. De cet ensemble résultent les assoupissements, la stupeur, les ramollissements du cerveau, les tremblements, enfin l'apoplexie à tous ses degrés, etc.

Il arrive parfois, après des méditations et des veilles prolongées, que le cerveau éprouve une suspension totale d'action. La torpeur douloureuse de l'appareil nerveux qui en est la suite, rend incapable de lier deux idées, la pensée cesse de se manifester. Boerhaave dit avoir éprouvé cet état de stupeur après avoir veillé plusieurs nuits de suite dans son cabinet. On conçoit qu'une aussi profonde hébétation du système sensitif, étant répétée, doit être une des causes les plus destructives de la santé. De là résulte, en effet, une foule d'affections nerveuses, qu'on ne peut ni décrire, ni classer, ni guérir.

Mais si l'action vitale est extrême dans l'encéphale, tout languit dans l'appareil digestif. La circulation sanguine abdominale, très peu active par elle-même, notamment dans les ramifications de la veine porte si bien nommée *porta malorum*, devient de plus en plus pénible. L'afflux de sang artériel vers les parties supérieures, la vie sédentaire, la flexion habituelle du tronc chez beaucoup de savants, de gens de lettres, contribuent encore à augmenter cette disposition. Pendant ce temps, l'estomac perd de sa force contractile, une sensibilité importune, fatigante s'y manifeste, et la fonction digestive s'altère de plus en plus. Aussi quand on devient forcément attentif à ses digestions, que l'estomac est délicat, scrupuleux, exigeant certains aliments, que l'appétit est irrégulier, qu'il se produit des flatuosités, des rapports aigres, un sentiment de chaleur âcre à la gorge, de gonflement et pesanteur à l'épigastre pendant l'acte digestif, il est urgent de redoubler de précaution. Il est certain en effet qu'il se prépare alors, dans l'appareil nutritif, une maladie grave, qui tôt ou tard fera explosion. L'inflammation à tous ses degrés du foie et de l'estomac ; l'ictère ou jaunisse, la gastralgie, les perforations, les coliques nerveuses ou hépatiques, les vomissements fréquents, le squirrhe au pylore, les affections cancéreuses, etc., sont les conséquences des symptômes avant-coureurs que nous venons de décrire. Et faisant ici la même remarque que pour le cerveau, nous trouvons que les maladies légères de l'appareil digestif, comme l'inappétence, les digestions pénibles, les flatuosités incommodes, sont des nuances d'altération fonctionnelle ou organique qui conduisent souvent à des lésions que l'art peut soulager, mais qu'il parvient rarement à guérir.

Les constipations opiniâtres. — Bien que la constipation ne soit pas précisément une maladie, elle est si fréquente chez les savants ou les artistes, elle est la cause secrète ou patente de tant de maladies, qu'on peut se permettre de la regarder elle-même comme une maladie. Deux causes la produisent, l'ardeur, la sécheresse naturelle du canal intestinal, ou bien la faiblesse, l'atonie complète de ce même canal. Cette dernière cause se remarque souvent chez les vieillards. Il serait superflu d'énumérer tous les accidents produits par d'opiniâtres constipations. Nous citerons seulement les principaux, comme l'inflammation du canal intestinal, les dégénérescences de tissu, les hémorrhoïdes, les fistules à l'anus, etc. La portion libre du canal, sympathiquement irritée par la portion remplie de matières fécales, donne lieu à un commencement de trouble dans l'organisme. Il y a toujours absorption d'une portion des produits ultimes de la digestion; or, on conçoit ce qui doit arriver si la présence prolongée et même continue de matières excrémentitielles formées des débris, des résidus de nos parties, mêlées avec le sang, parcourant avec lui le cercle circulatoire, s'assimilent en même temps à nos organes.

Les personnes très constipées éprouvent aussi par irritation intestinale de fréquentes diarrhées; et rien ne fatigue davantage que ces alternatives de constipation et de diarrhée, rien n'épuise plus vite les forces, surtout quand l'estomac digère mal les substances soumises à son action.

Les calculs des reins et de la vessie. C'est une observation déjà faite, que l'affection calculeuse semble le triste apanage de beaucoup de savants (1). En effet, pendant une certaine période d'années, on trouvera comparativement que cette maladie prédomine chez les penseurs. Elle a fait le supplice d'Erasme, qui dit quelque part : *Calculus meus carnifex;* de Luther, qui fut opéré le 27 février 1537 ; du grand Bossuet, de d'Alembert qui ne voulut jamais consentir à se laisser opérer, malgré les instances de Camper et d'autres amis.

Après la mort de Buffon, on trouva cinquante-sept calculs dans sa vessie, depuis la grosseur d'un pois, jusqu'à celle d'une olive. Les parois de la vessie furent trouvées très épaissies. Ce grand naturaliste supporta jusqu'à l'âge de quatre-vingts ans, l'excessive

(1) « J'apprends que M. Chapelain, poète français très savant et très honnête homme, qui a donné au public la *Pucelle d'Orléans*, a une pierre dans la vessie : il s'apprête à se faire tailler le printemps prochain. M. le président de Thou, *ad annum* 1601, remarque en parlant de J. Heurnius, médecin de Leiden, très habile homme, que c'est la maladie des hommes d'étude : *misera ad libros assiduè sedentium stipendia.* » (GUI PATIN, *Lettres*, 1664, nouvelle édition par Reveillé-Parise, Paris 1846, t. III, p. 496.) Chapelain mourut plus tard des suites d'un rhume qu'il gagna en traversant le ruisseau de la rue Saint-Honoré, craignant de perdre son jeton à l'Académie. (Note de R. P.)

douleur occasionnée par la présence de ces corps étrangers.

Dans son excellent *Traité de l'affection calculeuse*, etc., Civiale présente un curieux *tableau des personnages calculeux ou graveleux*, en remontant à une époque peu éloignée. Ce tableau ne comprend pas moins de cent quarante-huit noms, dont voici les plus célèbres, en suivant l'ordre alphabétique : d'Alembert, Amyot, Bacon, Barthez (médecin), de Beaumont (l'archevêque de Paris), Benserade. Bossuet, Buffon, Buonarotti, (Michel-Ange), Calvin, Casaubon, Cerasotti (le poète), Chamfort, Colot (chirurgien), Desaugiers (poète chansonnier), Dubois (Antoine, chirurgien), Elisabeth (princesse palatine), Erasme, Fagon, Fourier (physicien), Franklin, Garrick, George IV (roi d'Angleterre), Hallé (médecin), Harvey (médecin), Innocent XI, la Peyronnie (chirurgien), Laromiguière (professeur de philosophie), Leibnitz, Linné, Louvois, Mascagni (médecin), Mentelle (géographe), Mercuriali (médecin), Meursius, Montaigne, Napoléon, Newton, Palaprat, Perrot d'Ablancour, Petau, Portal (médecin), Ruyter (l'amiral), J.-J. Rousseau, Scarpa (chirurgien), Vadé, de Vergennes (ministre), Volney, Voltaire, Horace Walpole. Civiale fait observer avec raison que son tableau aurait été bien plus étendu si les biographes rapportaient toujours les résultats de l'ouverture des corps quand elle a été pratiquée.

A la suite de l'affection calculeuse, nous pouvons

inscrire le catarrhe chronique de la vessie. Cette affection est peut-être la plus commune parmi les hommes méditatifs. On sait qu'elle empoisonna, ainsi que la gravelle, une partie de l'existence de J.-J. Rousseau. Nul doute qu'en maintenant dans l'économie de cet homme célèbre, un état habituel d'irritabilité, une pareille maladie n'ait contribué à la misanthropie et aux boutades humoristiques du philosophe.

L'Hypochondrie. — Cette misanthropie conduit par une pente insensible à l'hypochondrie. Que le siège de l'affection dont il s'agit appartienne soit au cerveau, ce qui est acquis, soit à l'hypochondre droit, d'où la maladie a pris son nom, toujours est-il qu'elle se caractérise par une grande mobilité du système nerveux. C'est le trait distinctif de cette maladie. Au physique, ou une santé parfaite, ou mille maux imaginaires; au sentiment d'un état de bien-être, succède tout à coup un malaise inconcevable, et sans cause appréciable. Sous le rapport moral, même inconstance, même instabilité; un esprit et un caractère toujours changeants, toujours variables. Des jets vigoureux d'une âme forte, et un abattement puéril; des éclairs de la plus haute raison et d'inconcevables petitesses; des pensées généreuses et les traits d'un égoïsme concentré; une âme tendue vers le ciel, ou rampante dans la sphère la plus commune; des moments de folle et sainte exaltation, puis des découragements affreux; de forts attachements de cœur, puis des doutes cruels, un profond dégoût de louanges et des choses qui avaient paru sublimes ; toujours un triste sentiment déflorateur de toute illusion, de tout plaisir, telle est la singulière inégalité d'imagination de l'hypochondriaque; et cette incroyable mobilité d'affections se remarque souvent en un très court espace de temps, parce que l'état psychologique normal a cessé d'exister.

Joyeux et confiant, triste et soupçonneux, un sot ou un homme d'esprit, un Socrate ou un fou, le malade semble un autre homme à chaque instant. Il ne faut pas s'en étonner, toutes ces variations d'esprit et de caractère qui affligent, tiennent évidemment à la susceptibilité nerveuse morbide dont nous avons si souvent parlé. L'économie entière se trouve ébranlée par la cause la plus légère, l'impression la plus fugace. Toutefois, les affections tristes prédominent de beaucoup dans l'hypochondrie. On peut citer l'exemple d'un hypochondriaque vivant perpétuellement en crainte du choc d'une comète avec la terre. Souvent les hommes de génie sont livrés sans espoir de guérir à l'hypochondrie, qui jette un crêpe lugubre sur leur vie et leurs ouvrages : ils vivent dans une continuelle fascination de terreur.

Lichtenberg, qui était atteint de cette affection pathologique, en a fait la remarque. « Mon hypochondrie, dit-il, est proprement la faculté d'extraire, pour mon propre usage, la plus grande quantité possible de poison de chaque événement de la vie... Je me suis souvent désolé de n'avoir pas éternué trois fois de suite depuis vingt ans..... *Pusillanimité* est le véritable nom de ma maladie; mais comment en guérit-on? Ah! si je pouvais prendre une bonne fois la résolution de me bien porter! » Il y a beaucoup de sens dans ces paroles légères. Comme on l'a remarqué, si l'on connaissait les puérilités qui traversent le cerveau du plus grand génie au moment où il accomplit sa plus grande action, on serait saisi d'étonnement; c'est bien autre chose quand il existe une cause morbide.

La mélancolie. — Elle se caractérise presque toujours par une idée fixe, qui ordinairement enivre l'âme et s'en empare totalement. Aretée dit fort bien, en parlant de la mélancolie : *Est autem animi angor, in unâ cogitatione defixus, atque inherens absque febre*(1). Le principe sentant, plongé dans l'absorption de cette pensée dominante, la poursuivant jusqu'à son dernier terme, arrive inévitablement, ou à l'extraordinaire, à l'inconcevable, aux *ægri somnia*, ou à la vérité pure, à la découverte d'une loi fondamentale. Dans l'un et l'autre cas, deux choses arrivent, et toutes les deux tendent à la mélancolie. Cette force et cette continuité d'attention à laquelle est attachée la supériorité du talent, fatigue et brise les ressorts

(1) Aretée, *de Causis et sig. morb. diuturnorum.*

de l'économie, voilà pour le corps; de l'autre, l'âme s'élançant dans les hautes régions de l'intelligence, se séparant autant qu'il est en elle de la *chair et du sang*, pour franchir les bornes du possible, pour jouir de toute sa spiritualité, atteint promptement les limites de la pensée humaine, et retombe ensuite malgré elle, dans la vie des intérêts matériels, souvent après avoir brisé le faible et fragile organe du bon sens. Eh bien! soyez assuré, que cette excentricité intellectuelle s'accompagne inévitablement de mélancolie, et par une conséquence presque immédiate, de plusieurs maladies plus ou moins graves, presque toujours chroniques. L'âge, le genre de travail, la position sociale, les événements extérieurs, déterminent ensuite le genre et la forme de ces maladies (1). Toutefois le mélancolique ne se détourne jamais de ses tendances favorites, des idées tristes et désespérantes; il se met seul à seul, face à face avec son mal, il irrite sa plaie, il l'élargit, il épuise les cuisantes voluptés de la douleur, il se complaît dans la langueur où elles le plongent, *Ærumnabilem voluptatem*, comme dit le Gaulois Sidoine Appollinaire, c'est un *plaisir d'angoisse*.

Quelques degrés de plus, et nous arrivons à ce point où la personnalité échappe, où il y a discor-

(1) On consultera avec intérêt les *Etudes sur la mélancolie* et sur le *Traitement moral de cette maladie*, par le Dr Poterin du Motel, Paris 1857.

dance entre les perceptions internes et les rapports extérieurs. Alors l'importunité, le despotisme d'une idée profondément fixée dans l'imagination, absorbent toutes les autres pensées, ou du moins en rompent l'harmonie. L'éréthisme perpétuel du cerveau brise l'intelligence en l'enivrant. De là les illusions, les hallucinations, les fantômes, les images décevantes qui trompent sans cesse l'esprit de ces infortunés. Lorsque l'empire de leurs facultés leur est tout à fait retiré, ils n'ont plus que l'univers dont ils se font une idée particulière; ils y vivent à leur manière, ils y sont quelquefois heureux. Mais ce cruel bonheur est refusé aux hommes instruits, méditatifs, atteints de cette maladie. Malgré ce prolongement indéfini d'une idée qui arrive quelquefois à la monomanie, il y a presque toujours chez eux un fond de raison, de souvenirs et de regrets qui fait leur supplice. Le délire existe, mais il est ordinairement incomplet; on a tout à la fois la conscience du désordre de son esprit et de l'impuissance à en rétablir l'harmonie. N'est-ce pas là arriver au terme de la douleur possible à l'homme?

Pascal voyait toujours un abîme à côté de lui. Le Tasse entendait des voix qui lui traduisaient ses propres pensées dans un cabanon de l'hôpital Saint-Anne. Voici ce que ce grand homme écrit sur sa maladie, à son ami Cataneo : « Quand je suis éveillé, il me semble apercevoir des feux scintillants dans l'air, quelquefois mes yeux sont si enflammés, que je crains de perdre la vue, et que j'en vois sortir des étincelles. D'autres fois, j'entends des bruits épouvantables, des sifflements, des tintements, des sons de cloche, des frémissements comme d'horloges qui se détraquent ou frappent l'heure. En dormant, je m'imagine qu'un cheval se précipite sur moi et me renverse, ou que je suis couvert d'animaux immondes et repoussants. Toutes mes articulations sont douloureuses, ma tête s'appesantit; et au milieu de *tant de douleurs et de craintes*, tantôt m'apparaît l'image de la Vierge, belle et jeune, avec son fils entouré d'un cercle coloré de vapeurs; tantôt c'est un esprit follet qui me tourmente et me poursuit de mille manières. » Malheureux poète! que d'ennui! que de misères! Oh! qui voudrait de la gloire à ce prix? qui souhaiterait encore ce bandeau d'épines ceignant la tête de ceux qu'on nomme les rois de la pensée?

Nous nous bornons à noter les maladies spéciales au tempérament et à ne signaler rien que les principales; car il est un grand nombre d'affections classées parmi les indispositions qui attaquent journellement ceux dont l'intelligence est sans repos. Telles sont la migraine, les douleurs et les pesanteurs de tête, les hémorrhoïdes, les spasmes, les tremblements, et une foule d'affections nerveuses dont la multiplicité, la variété, la protéiformité, font de la vie entière, une sorte de maladie perpétuelle qui n'a que la mort pour crise et pour fin. Sans être malade, on ressent que certaines parties sont habituellement impressionnables et douloureuses. A celui-ci la poitrine, à cet autre les reins, etc. « L'empereur Napoléon qui avait la tête fort délicate, n'aimait point les chapeaux neufs, et gardait longtemps les mêmes, qu'on faisait ouater » dit Constant, dans ses mémoires.

Indépendamment de ces affection et de ces susceptibilités morbides générales, il en est encore de particulières à telle ou telle classe de savants ou d'artistes. Les orateurs, les musiciens, les acteurs, les anatomistes, les chimistes, les médecins, etc., sont exposés à des maladies relatives à leurs occupations et aux organes qui fatiguent davantage dans l'exercice de leur profession. Toutefois le plus grand nombre de ces affections peut se rapporter aux principes généraux exposés dans cet ouvrage. Au reste, beaucoup d'hommes illustres éviteraient ces maux par leur sobriété habituelle, et même par leur constitution, s'ils savaient s'arrêter à temps, ménager leurs forces; s'ils étaient bien convaincus que les muses ne sont pas toujours des sirènes homicides, n'accordant leurs faveurs qu'à celui qui sacrifie pour elles la vie et la santé. Mais loin de là, il est peu d'entre eux qui savent mettre des bornes à leurs travaux, à leurs entreprises, à leur ambition de célébrité. Tout épuisés, haletants qu'ils sont dans la carrière, ils continuent leurs efforts et leurs travaux. La faiblesse, le malaise, la souffrance ne sont rien, pourvu qu'on dise le voilà (1) !

Juste Lipse, comme tant d'autres, travailla jusqu'à l'entier épuisement de ses forces. On dit que se sentant frappé de la maladie qui l'enleva, il s'écria : *Ad lectum, ad lethum.* Cabanis, dans son journal de la maladie et de la mort de Mirabeau, nous apprend le mépris que cet homme célèbre faisait de la douleur physique, prétendant la secouer comme les peines morales. A l'ouverture des états généraux, il avait la jaunisse. Il ne fit rien pour la guérir; il traita plusieurs questions importantes, pendant de véritables accès de fièvre. Enfin, il se négligea complétement; car, selon la remarque de son médecin, « cet homme impétueux se sentait immortel par trop de points,

(1) La crainte de l'enfer n'a pu même en arrêter plusieurs. On dit que le savant Hermolas Barbaro, mort de la peste à Rome en 1493, fut privé de l'honneur de la sépulture. Son crime était d'avoir évoqué le démon pour qu'il lui expliquât le vrai sens du mot *entéléchie*. Qu'on songe aux idées de l'époque où vécut Barbaro, et l'on ne trouvera rien d'invraisemblable dans cette anecdote.

Bayle écrivait à M. Constant : « Je suis bien aise que vos migraines vous aient quitté; les miennes m'auraient fait le même plaisir *si j'avais pu vivre sans étudier*; mais le travail opiniâtre les entretient et les fait revenir très souvent. Je perds là plusieurs jours de chaque mois, ce qui m'oblige ensuite à travailler davantage pour regagner le temps perdu. » Et puis qu'on s'étonne si la vie de cet homme célèbre n'a été qu'une suite de souffrances, et s'il est mort peu avancé en âge, malgré la consultation que lui envoya Fagon premier médecin de Louis XIV ! (Note de R. P.)

pour se croire sujet aux lois communes des infirmités et de la mort. » On sait qu'il mourut jeune, et que ses excès dans tous les genres furent le véritable poison qui le tua.

Il faut encore faire observer que plus les maladies sont fréquentes dans la constitution nerveuse, et plus cette constitution augmente d'intensité. C'est-à-dire que les forces *sensitives* acquièrent en activité ce que perdent les forces *motrices*. Il est certain, à moins qu'on ne soit jeune et plein de vigueur, il est certain, qu'après une maladie grave et longue, la sensibilité devient plus vive, le corps plus impressionnable, car la force de résistance vitale a baissé. C'est ce qui arrive aux individus même les plus fortement constitués. En général, il est reconnu que les maladies laissent presque toujours après elles, une prédominance remarquable du système sensitif sur les forces motrices, et qu'elles l'augmentent de beaucoup quand elle existe déjà.

Personne assurément ne reçut de la nature un corps plus vigoureux que Mirabeau, dont nous parlions tout à l'heure; eh bien! par l'effet des maladies, ses forces musculaires s'étaient pour ainsi dire anéanties. L'homme le plus robuste était devenu susceptible d'être remué par les plus faibles impressions. Ses muscles restaient toujours ceux d'un Hercule pour le volume; ses nerfs étaient presque ceux d'une femme délicate et vaporeuse. Parvenu à ce point d'irritabilité et de faiblesse, tout à la fois, il est aisé de présumer ce que deviennent la santé, l'existence et le contentement dans la vie. Un éréthisme nerveux et une prostration de forces se succèdent et s'alternent presque sans cesse, aucune fonction ne s'exécute régulièrement, quoique sans trouble notable; souvent même une espèce d'ardeur intérieure, de *fébricule*, excite, détruit et mine l'économie. On fait effort pour ranimer la puissance vitale, mais le progrès d'épuisement est tel, les organes sont si fatigués, la trame de la vie si usée, que l'existence devient un travail de chaque jour, de chaque instant. Et pourtant, il faut veiller armé, redoubler de précautions, sans quoi une vieillesse prématurée, ou d'affreuses maladies éclipseront cet éclat de la gloire qui n'est jamais qu'une infidèle consolation dans les atteintes de la douleur.

CHAPITRE IV

DE LA MARCHE DES MALADIES DANS LE TEMPÉRAMENT DES PENSEURS

Les manifestations nerveuses; — La marche irrégulière des symptômes; — La rapidité et l'étendue des sympathies.

Il est, en médecine, un principe de pathologie reconnu vrai dans tous les temps; c'est que si chaque maladie a ses symptômes particuliers, la marche de chacune est puissamment modifiée par la constitution individuelle; et cette modification est telle, que deux maladies placées dans le même cadre n'ont réellement qu'une ressemblance très générale. La vie diffère dans chaque homme, qu'il soit souffrant ou qu'il jouisse de la plus belle santé.

Cette donnée admise, on doit s'attendre que le cours des maladies, chez les penseurs éminemment nerveux, présentera des circonstances particulières importantes à connaître pour en diriger méthodiquement le traitement. Ces circonstances se réduisent à trois principales :

1° *Les manifestations nerveuses.* — Dans ces manifestations se voit clairement l'influence de la constitution dont il s'agit. En effet, le délire, les hallucinations, les spasmes, les agitations tétaniques, les *raptus* de sang au cerveau, sont alors très fréquents. Ce dernier accident est surtout habituellement observé dans les maladies aiguës des hommes livrés aux travaux de la pensée. Chez eux la tête se *prend*, selon l'expression reçue, avec une étonnante facilité; il est aisé d'en trouver la raison. Il est cependant d'une haute importance de bien distinguer si le délire, quand il a lieu, est sympathique ou s'il dépend d'une altération des méninges. On conçoit que cette différence est essentielle pour le traitement à établir; mais la distinction dont nous parlons, n'est pas toujours facile à faire.

Chez les individus où il y a prédominance nerveuse, comme les femmes, les enfants, le délire sympathique ou par agitation nerveuse générale se manifeste souvent, il y a *éréthisme cérébral*, mais chez les hommes livrés aux travaux de l'esprit, les excitations soutenues auxquelles le cerveau a été soumis, disposent singulièrement cet organe aux congestions et aux inflammations. Au reste, les signes commémoratifs, l'idiosyncrasie du malade, indépendamment des symptômes particuliers de la maladie, mettront le praticien attentif sur la voie. Il faut aussi remarquer que chez les gens de lettres, les artistes et toutes les personnes dont le cerveau est continuellement en action, les chocs, les coups à la tête sont essentiellement dangereux; les plus funestes résultats en sont parfois la suite.

Dans leur délire, les penseurs se représentent sans cesse les sujets de leurs travaux et de leurs études; c'est un trait presque caractéristique que ce symptôme dans le cas dont il s'agit, tant les idées qui les préoccupent se sont profondément imprimées dans l'organe. Quel que soit le degré du désordre fonctionnel du cerveau, il est rare que ces idées s'effacent entièrement.

C'est toujours l'histoire du *carré de douze* de M. de Lagny, ou bien de ce joueur dont parle Morand, qu'on ne tirait de son insensibilité qu'en lui criant fortement : *Quinte, quatorze et le point!*

Le géomètre Varignon, étant malade, se voyait *transporté dans son délire, au milieu de grands arbres* dont les feuilles étaient transformées en autant de formules algébriques.

On assure que le peintre espagnol, Alonzo Cano, refusa de baiser le crucifix qu'on lui présentait, sous prétexte qu'il était mal travaillé.

Nous avons vu des malades réciter des vers, expliquer des passages latins, faire des discours à la Chambre des députés ou au Sénat, discuter avec les électeurs, combattre les motifs d'un ministre, etc.; certains même, dans l'exaltation de leurs idées religieuses pensent avoir des révélations sur leurs maladies.

Le grave, le sage Marc-Aurèle dit : « Je remercie les dieux de m'avoir indiqué en songe, différents remèdes pour mes crachements de sang et mes étourdissements, comme il m'est arrivé à Gaëte et à Chrèse. »

2° *La marche irrégulière des symptômes.* — On le sait depuis longtemps, la force vitale est le plus grand *trouble-calcul* qui existe : il n'est pas possible de soumettre cette puissance à la rigueur géométrique. C'est bien autre chose quand la sensibilité est extrême et l'action musculaire diminuée ! L'impulsion vitale est alors complètement irrégulière, et rien ne trahit mieux l'épuisement du principe de la vie. C'est ce qui s'observe dans les maladies aiguës des hommes qui, par de longs travaux de l'esprit, ont fatigué l'appareil nerveux. Si le rhythme vital est mobile, inégal, chez l'homme de lettres ou l'artiste jouissant de la santé, qu'on juge de ce qu'il doit être quand une affection pathologique grave ébranle et bouleverse l'économie. Rarement voit-on chez eux une maladie naître, se développer, parcourir ses périodes avec une certaine régularité; presque toujours les symptômes sont tumultueux, les accidents bizarres, les crises intempestives, l'événement reste incertain. C'est alors que l'on reconnaît toute la vérité de l'axiome d'Hippocrate : *Acutorum morborum, non omnino tut sunt prædictiones, neque mortis, neque sanitatis.* Il ne faut pas toujours porter un pronostic fâcheux, malgré la discordance et l'apparente gravité des symptômes. Tout cet appareil effrayant se dissipe quelquefois avec une singulière facilité, parce qu'il est entièrement dû à une sensibilité excessive qui agite profondément l'organisme, sans provenir d'une notable lésion. Qu'on ne mesure donc pas toujours la force accélératrice des mouvements vitaux sur l'activité nerveuse. C'est une règle qui découle de l'observation journalière faite par le praticien. Si le mal est opiniâtre, si la nature est *tenax propositi*, comme dit Stahl, il faut craindre alors que les forces vitales, depuis longtemps fatiguées, ne puissent résister à l'attaque.

3° La *rapidité et l'étendue des sympathies.* — Un

botaniste célèbre, le docteur Clarke, ayant porté une fleur sous son nez et respiré avec force pour y faire pénétrer le parfum, un insecte s'introduisit dans une narine et y causa très promptement une inflammation qui devint mortelle.

Le musicien Lulli, marquant un jour la mesure avec un long bâton, se frappa rudement le pied; il survint presque aussitôt des accidents qui emportèrent le malade.

Murillo étant à Cadix, où il peignait dans une chapelle les *fiançailles de sainte Catherine*, se blessa à l'angle d'un échafaudage. Cette blessure, peu considérable, le fit beaucoup souffrir, et amena lentement sa mort, qui arriva le 3 avril 1682.

Il est évident que dans ces trois cas, il existait une prédisposition toute particulière. C'est qu'en effet, chez les hommes très irritables, la *diffusion progressive* du travail local morbide est très rapide, parce qu'elle dépend presque toujours du système nerveux. Ainsi, la condition pathologique par excellence, se montre ici au degré le plus marqué : de là ces accidents, ces symptômes qui affectent en peu de temps presque toute l'économie, ces perturbations générales, par une impression douloureuse portée sur l'un des rameaux les plus déliés du système nerveux. Les stimulations sympathiques ont, dans cette constitution, un degré d'énergie qu'elles n'acquièrent dans aucune autre, le *consensus* organique semble plus actif, ce qui fait que la chaîne pathogénésique des causes de la maladie aux symptômes, paraît souvent manquer de continuité. On ne conçoit pas qu'une cause, parfois assez légère, puisse déterminer une maladie qui peut devenir mortelle. Cela est vrai, mais il faut réfléchir que l'édifice était miné depuis longtemps.

Fréron mourut frappé de la goutte, en apprenant la suppression de son journal.

Pitt mourut aussi de la même maladie, quand il apprit les éclatantes victoires de Napoléon.

La marche des maladies, chez les hommes qui font abus des travaux de l'intelligence, étant presque toujours irrégulière, est par cela même redoutable et insidieuse. A moins que l'individu ordinairement névropathique, n'éprouve de ces affections nerveuses journalières auxquelles la plupart des penseurs sont exposés, il faut être en garde sur les accidents qui peuvent se montrer. Praticien éclairé, tenez-vous surtout dans une prudente et opportune réserve relativement au pronostic; vos prévisions pourraient être rudement démenties. La force, la promptitude et la réaction curative ne peuvent être estimées que d'une manière très approximative; on ne peut quelquefois distinguer la lésion première, essentielle, à travers le tumulte des symptômes, produits par un système nerveux continuellement prédominant et agité: comment alors se prononcer sur l'issue probable de la maladie? La seule règle assez positive qui puisse guider dans ce cas, c'est qu'en général l'économie étant épuisée par de longs travaux, cette énervation doit être comptée pour beaucoup dans la probabilité des chances de la maladie.

Van Orbeek, peintre hollandais, tomba gravement malade par suite d'excès dans tous les genres. Les médecins fondaient quelque espérance sur son âge, mais il leur dit : *Messieurs, n'ayez aucun égard à mes quarante-six ans; il faut compter* DOUBLE, *car j'ai vécu jour et nuit.* Il mourut en effet de cette maladie en 1706.

C'est surtout dans la convalescence qu'on remarque combien sont grands la prostration et l'épuisement des forces. A moins que l'individu ne soit encore jeune, cette convalescence est le plus souvent longue et pénible chez les hommes dont les labeurs forcés de la pensée ont longuement fatigué l'économie. La violence de la maladie, la diète prolongée, le défaut de sommeil, ajoutent beaucoup à la faiblesse qui a radicalement atteint l'énergie de la puissance vitale. Dès lors, comment ranimer ce corps languissant, comment soutenir, aviver ce principe de vie prêt à s'éteindre, fortifier des organes privés de ressort, étayer un édifice ruiné de tous côtés? Ce n'est qu'à force d'art, de soins et de temps, qu'on obtient quelques succès. C'est bien pire lorsqu'il y a en même temps prostration morale; quand la crainte de la douleur, les terreurs de la mort se joignent au profond désabusement de la vie. Rien de plus difficile que la conduite à tenir dans de telles circonstances. Puis, il faut le dire, cette prééminence intellectuelle qui distingue certains hommes, disparaît trop souvent dans leurs maladies. Quinteux, difficiles, impatients de guérir et négligeant les moyens d'y parvenir, ils descendent au dessous du niveau commun de l'humanité. Il s'ensuit que leurs maux s'aggravent, parce qu'il devient impossible de bien diriger une maladie quand on n'est pas secondé par le malade. Un corps usé, un cœur flétri, une âme sans illusions, telle est quelquefois le sujet donné à un médecin pour rétablir la santé, la vie et le bonheur! Quel problème! Ceux qui sont doux, résignés, confiants, presque toujours guérissent, ou du moins leurs maux n'atteignent jamais ce degré de violence qui les rend aussi difficiles au traitement qu'à la consolation. Montesquieu disait : *Je sais être aveugle.* Eh bien! cette science a beaucoup adouci le malheur dont il se plaignait.

Il convient aussi de signaler un préjugé qu'on remarque chez certains penseurs. C'est qu'à peine échappés à une maladie grave, ils s'imaginent que leur santé est désormais inébranlable. Voilà leur corps purifié, refait à neuf; ils aiment à *s'enchanter* eux-mêmes de cette espérance. Préjugé dangereux, en ce qu'il fait perdre de vue cet excellent précepte d'hygiène, que toute maladie survenue à un certain âge, porte une atteinte à l'organisme, dont il faut soigneusement observer le fonctionnement pour parer s'il se peut aux changements défavorables qui peuvent se produire.

C'est en vertu de ce principe qu'il faut prolonger les soins de la convalescense jusqu'à ce que l'équilibre des forces soit complètement rétabli, notamment celles de l'estomac. Mais apparaît un nouvel obstacle. Comment s'occuper sans cesse d'une santé odieusement tyrannique et chancelante? Se condamner aux servitudes de l'animalité, choyer ainsi le corps et négliger l'esprit, n'est-ce pas encourir la malédiction des muses? Aussi se hâte-t-on de reprendre ses travaux avec ardeur. Les organes sont encore souffrants, mais l'esprit est lucide : que faut-il de plus pour s'exposer aux tempêtes de la vie publique, ou pour se renfermer jour et nuit dans le cabinet ou l'atelier, élaborer son œuvre un instant délaissée, œuvre de vie à laquelle l'immortalité est promise?

Après une grave maladie, un grand poète écrit : « J'étais le 15 absolument hors de danger, et je faisais des vers le 16. » Voilà ce que les médecins observent souvent.

Il est aussi des artistes qui se félicitent d'être malades par principe d'art; Talma devant représenter Tibère, s'estimait heureux des ravages que la souffrance avait empreints sur sa figure, par cette raison, que son masque se rapprochait davantage de celui du vieux tyran de Caprée. Or, il faut remarquer comme une fatalité que la poésie, cette grande fatigue de l'âme, de l'esprit, du cœur et du corps, est précisément le genre de travail qui offre le plus d'entraînement et d'attrait. On a beau dire que cela est rare à notre époque, que le temple de mémoire est abandonné pour la bourse; oui, par des artisans-poètes, par quelques trafiquants des beaux-arts, que la spéculation mercantile, le désir du lucre, l'agiotage de la réputation possèdent entièrement, mais non par le véritable artiste, par le poète enthousiaste repoussant la vie vulgaire, la vie des intérêts matériels. D'ailleurs, quand l'activité intellectuelle se porte sur les affaires publiques, croit-on que la santé s'en trouve moins compromise? Qu'on se désabuse à cet égard. Il y a bien du danger pour les gens de lettres, à respirer la brûlante atmosphère des passions politiques. Si les profondes et opiniâtres études du cabinet, deviennent une source de maladies, elles donnent aussi des adoucissements. Mais les idées qui fermentent sans cesse au fond du cœur, le zèle ardent des partis, les intrigues à nouer et à conduire, les soins qu'il faut se donner pour réussir, les calomnies à dévorer, les angoisses précordiales à subir avant de monter sur un piédestal populaire ou sur un autre, est-il rien de plus capable de troubler le sang, de l'enflammer, d'ébranler chaque fibre de l'économie? Que d'exemples ne pourrait-on pas citer des funestes effets de pareilles agitations! Excès pour excès, je préfère encore les premiers aux seconds, leur action est moins fatale, et des tables de mortalité dressées dans ce sens, feraient foi de cette vérité. Un de ces infortunés courtisans de la foule et passionnés de pouvoir a permis à un médecin de ses amis de mesurer la pernicieuse influence qu'une telle passion produisait sur sa santé. Retenu par la chaîne qu'il s'était forgée, cet homme politique était devenu de plus en plus souffrant et son corps était tombé dans le plus profond épuisement, à la suite des crises sans nombre qui le tourmentaient et qui portaient le trouble le plus grand dans tout l'organisme. Il eut fallu se modérer, s'arrêter même dans la voie où il était engagé. Mais cela se peut-il, quand les préoccupations ambitieuses sont montées au degré de la passion la plus exaltée! il agissait toujours de même, il marchait comme si une main de fer l'eût poussé sans trêve en avant. Il est impossible de vivre longtemps dans de telles conditions, cet homme succomba. Pendant une maladie grave qui traversa cette décadence douloureuse, le malheureux s'occupait encore, malgré l'agitation et la fièvre redoublées qui en étaient la suite inévitable de ce que les journaux pouvaient dire de lui. L'apparence de l'oubli le plongea dans une crise presque désespérée. Cependant, il survécut à cette maladie malgré les souffrances qu'il y ajoutait. S'il ne s'était pas obstiné à poursuivre la renommée dans la carrière politique, peut-être son délabrement se serait réparé, il y aurait eu espoir de le voir se reprendre à la vie. Il est à remarquer que chez les esprits agités et les tempéraments nerveux, le meilleur auxiliaire du traitement dans la maladie, c'est le calme, c'est la paix. Un esprit pacifié, porte l'ordre et l'équilibre dans l'organisme. Le changement est même quelquefois si prompt, qu'il tient du merveilleux.

CHAPIPRE V

PRINCIPES GÉNÉRAUX DE TRAITEMENT

Susceptibilité nerveuse à ménager; — Importance dans le choix des sédatifs et des toniques; — Les moyens simplement hygiéniques sont parfois les plus efficaces; — La saignée prudemment pratiquée; — L'opium et les sédatifs; — Les toniques et les diffusibles; — Les moyens moraux et les bons effets de leur emploi.

Susceptibilité nerveuse à ménager. — Lire ce chapitre avec l'intention d'y trouver les moyens de guérir les maladies dont il a été question, ce serait être dans l'erreur. Le plan et le but de cet ouvrage ne comportent point de telles visées. Toute maladie doit être traitée par un médecin; lui seul est juge dans ce cas, parce que lui seul peut apprécier la nature du tempérament, les symptômes par lesquels le système nerveux révèle sa souffrance, le principe, les causes, l'intensité et les phases diverses de la maladie, reconnaître cet à-propos fugitif, ce moment opportun qui décide le succès, mais qu'on ne peut saisir qu'à l'aide de l'expérience et du tact médical le plus exercé. Quiconque n'a pas ces données, ne sera jamais qu'un charlatan téméraire, un droguear servile et inconsidéré. Cependant il est des préceptes dont la généralité s'applique aux affections pathologiques d'une certaine classe d'hommes, et c'est précisément ce dont il s'agit ici. Oui, il y a un art de traiter les maladies d'un homme de génie, d'adoucir ses souffrances; mais cet art s'apprend comme tous les autres.

Un principe fondamental est de ne jamais perdre de vue cette suractivité du système nerveux, particulière aux penseurs; cette irritabilité du physique et du moral, qui souvent déconcerte les plans thérapeutiques les mieux combinés. La conséquence la plus immédiate de ce principe qui peut tenir lieu de règle est qu'il faut procéder autant que possible par la méthode sédative, aider avec prudence le pouvoir autonome de la nature. Les stimulants produisent sur les hommes de cette catégorie une action extraordinaire, même chez les plus calmes en apparence.

Goëthe était d'une constitution vigoureuse, et cependant les médicaments agissaient sur lui à très faible dose: une petite cuillerée à bouche de teinture de rhubarbe le purgeait assez fortement, ou huit à dix grammes de sulfate de soude. Par elle-même, cette susceptibilité nerveuse est un des plus grands obstacles à surmonter pour ramener les fonctions à leur type normal. Que sera-ce donc si le praticien tend à l'augmenter par des moyens excitants et peu rationnels? D'ailleurs, cette irritabilité, tantôt concentrée et spasmodique, tantôt patente et expansive, se manifeste à chaque instant. A force de soins, de précautions et de calme, vous la croyez émoussée, engourdie; tout à coup elle se réveille, elle s'agite par une cause souvent légère et imprévue. Un concurrent préféré, un livre critiqué, un article de journal, une discussion animée, une lettre, un mot, et voilà toute la frêle machine dans un état complet de bouleversement; car il s'agit ici d'une existence toujours agitée, *toujours en fuite, vita eorum fuga est.* Notez bien que souvent les plus petites causes produisent les plus fâcheux effets, en raison de l'excès de susceptibilité organique et morale, car selon le proverbe russe, « les petites aiguilles font les plus profondes piqûres. » Nous le demandons, sur quel fond, l'art prétend-il élever l'édifice d'une santé solide, ou la raffermir quand elle périclite? comment invoquer le secours d'une méthode curative, suivie avec persévérance? par quels moyens prévenir des orages inévitables, rendre la force ou le calme aux organes, à la nature sa direction, à la maladie une marche régulière?

Incertitude dans le choix des sédatifs ou des toniques. — La tendance constitutionuelle aux agitations nerveuses jette toujours le praticien dans une cruelle perplexité sur le choix et l'emploi des moyens de guérison; souvent même, en raison du défaut d'énergie motrice, il y a tout à la fois dans le malade, faiblesse et exaltation. Que fera-t-on? Si on a recours aux débilitants, les forces tombent avec une effrayante rapidité; emploie-t-on les toniques, l'irritation organique s'allume et se propage. L'état même de l'estomac, comme la remarque en a été souvent faite, offre cette fâcheuse disposition de *faiblesse irritative*, double point de vue à considérer et qui la complique. Tout médecin qui lira ce passage se rappellera s'être trouvé dans ce flux et reflux d'indications et de contre-indications qui suspendent toute décision. Pour naviguer avec sûreté entre ces écueils, trouver la mesure exacte et proportionnelle, le seul moyen est de bien connaître et l'individu malade et l'individualité morbide, le sujet et la maladie.

Les moyens simplement hygiéniques sont parfois les plus efficaces. — On peut cependant établir en principe que la meilleure condition du traitement serait la suspension totale de l'exercice de la pensée pendant un temps donné, comme on soustrait pendant un certain intervalle, un œil irrité à l'action de la lumière. Mais cette condition n'est point entièrement au pouvoir du médecin, il faut seulement en approcher le plus possible : le repos de l'organe est le sédatif le plus sûr qui soit connu. Ajoutons que tout stimulant énergique, tout *impetum faciens*, ne doit être employé chez les malades doués de la constitution dont il s'agit, qu'avec une extrême réserve, sans néanmoins perdre de vue l'état des forces en général et des organes en particulier. Au reste, les méthodes cura tives les plus convenables, dans cette circonstance, se tirent presque toutes de l'hygiène. Combien d'hommes éclairés puisent avec avantage, dans cette source salutaire, les moyens de rétablir et de conserver leur santé ! Il est souvent arrivé à l'un de nous, dans sa longue pratique, de guérir des savants, des gens de lettres, des hommes condamnés à de longs et pénibles travaux de cabinet, par un régime approprié à leur tempérament, et continué avec persévérance. A l'imitation de Linné, il a guéri des migraines opiniâtres par l'usage de l'eau fraîche prise à jeun, moyen secondé par un exercice régulier. Il a combattu avec succès des délabrements d'estomac et de poitrine par le lait donné sous toutes les formes; des affections bilieuses et l'ictère, si communes chez les hommes de cabinet, par l'usage très abondant des fruits, notamment des raisins, par celui du vin blanc largement coupé d'eau et bu abondamment, quelquefois même par l'emploi soutenu des huîtres. Enfin, contre la mélancolie, l'anthrophobie, le spleen, il a eu recours selon les cas, au repos, aux bains, à quelques doses de travail manuel varié, quelque fois aussi au remède vanté par lady W. Montagu, *le galop toute la journée*, et *le champagne le soir*.

La saignée prudemment pratiquée. — Il est pourtant des cas, on doit l'avouer, où la médecine est forcée d'agir avec des moyens plus actifs et plus prompts, quoique toujours simples, tels sont la saignée, l'opium, le quinquina, les bains, les eaux thermales, les lavements, les purgatifs légers, etc. C'est bien peu de médicaments, dira-t-on; eh bien! en voici d'autres d'une efficacité non moins démontrée : la sagacité, le coup d'œil perçant et juste, le jugement d'instinct, la prudence et la patience du médecin, sa connaissance intime du malade et de la maladie; d'un autre côté, la résignation, la confiance, l'exercice, le travail modéré, un air pur, la ferme volonté de guérir. En voilà plus qu'il n'en faut pour former une matière médicale complète, à moins qu'on ne veuille imiter le médecin dont se plaint Byron. « Il en est, disait-il, à sa seizième visite, et moi à sa seizième ordonnance. » J'ajouterai ici quelques remarques sur plusieurs des médicaments dont il vient d'être parlé.

La *saignée* ne doit être employée qu'avec circonspection chez les sujets faibles et nerveux. Il ne faut surtout la réitérer que quand l'indication est formelle et positive; l'oubli de ce précepte amène souvent de fâcheux résultats. Un des plus immédiats, un des plus difficiles à réparer, est l'énervation, l'abattement, la chute profonde et rapide des forces. La prostration est telle quelquefois que rien ne peut redonner à la force vitale sa primitive énergie. En voici quelques exemples qui méritent d'être cités.

Quel est le barbare, si étranger aux beaux-arts, qui ne sache que Raphaël périt ainsi à la fleur de son âge? Après quelques excès, dit-on, avec la Fornarina, il tomba malade, fut largement saigné, et ne tarda pas à succomber.

Gui-Patin nous apprend que le philosophe Gassendi s'affaiblit, après deux saignées, au point que rien ne put le rétablir.

Gessner fut six mois languissant pour avoir été saigné inconsidérément.

Après une très forte saignée, pour une colique inflammatoire, les forces de Mirabeau baissèrent subitement et ne se relevèrent plus. Selon sa vive expression, cette époque fut pour lui le passage de *l'été à l'automne* de sa vie.

Byron, arrivé en Grèce, éprouva de violents *raptus* de sang à la tête. Des sangsues lui furent appliquées aux tempes; mais une piqûre ayant atteint l'artère, on eut beaucoup de peine à arrêter le sang, qui coulait avec une telle abondance que le malade s'éva-

(1) Gui Patin. *Lettres*, édition Réveillé-Parise, Paris 1843.

nouit. Depuis cette époque, ce grand poète resta faible et languissant.

De tels effets n'étonnent pas celui qui sait que la vie a ses racines dans le sang; que soustraire à contre temps, une portion de ce fluide, c'est diminuer d'autant la force vitale. D'ailleurs, l'observation clinique a démontré que le sang est le modérateur des nerfs; qu'il soutient l'énergie musculaire, vrai principe de résistance et de réaction dans l'économie. En effet, plus les émissions sanguines sont répétées chez un individu d'une grande sensibilité, plus la mobilité, l'excitabilité nerveuse augmentent, tandis que les forces motrices baissent dans les mêmes proportions : autrement dit, on tombe dans l'excès de la constitution dont nous étudions les effets physiques et moraux.

Walter-Scott raconte que dans sa jeunesse, il se rompit un vaisseau dans la poitrine, et fut soumis au régime des saignées de toute espèce et d'une diète très complète sous tous les rapports. « Tant que je le suivis, dit-il, je restai affecté d'une sensibilité nerveuse, que j'ignorais auparavant, et que je n'ai plus connue depuis. Je tressaillais à la moindre alarme, il y avait en moi un manque de décision qui ne fut jamais mon défaut, la moindre contrariété m'était insupportable, je vivais dans des peurs incessantes; était-ce plutôt l'effet de la maladie que du régime? je ne saurais le dire. » C'était l'effet de l'un et de l'autre, On ne doit pas oublier que les animaux qui meurent d'hémorrhagie éprouvent des convulsions au moment de la mort. Toutefois, n'outrons pas le précepte que nous avons donné; il y a des cas où la saignée est tellement indispensable, même chez les sujets les plus nerveux, que s'en abstenir c'est hâter la perte du malade. Descartes, atteint à Stockohlm d'une péripneumonie, ne fut saigné que le huitième jour, et il succomba presque aussitôt. Byron, dont nous parlions à l'instant, effrayé sans doute de ce qu'il avait éprouvé, ne voulut permettre que trop tard qu'on le saignât dans la maladie inflammatoire qui l'emporta, le 19 avril 1824, à l'âge de trente-six ans (1).

L'opium et les sédatifs. — Les calmants n'étaient pas seulement utilisés dans le passé et dans le traitement des maladies contractées par les hommes d'étude, ils sont devenus en ce temps un des éléments les plus nécessaires et les plus employés de la thérapeutique. Ce n'est pas par affaire de mode, c'est par affaire de

(1) Le préjugé qu'avait Byron contre la saignée était fondé « sur ce que sa mère avait obtenu de lui, à son lit de mort, la promesse qu'il ne consentirait jamais à se laisser saigner. » Il citait en outre dans un volume de ses *Mémoires* le Dr Reid contre la saignée, en ajoutant : « Qui est nerveux si je ne le suis pas? Et ce docteur ne semble-t-il pas avoir écrit pour moi, quand il dit que tirer du sang d'un malade nerveux, c'est relâcher les cordes d'un instrument de musique qui n'est discord que parce que les cordes ne sont pas assez tendues. »

besoin. Tous les modes d'excitations qu'avait Byron et toutes les causes d'épuisement ont tellement multiplié le tempérament nerveux, que ce tempérament n'est pas seulement le dominant, mais celui qui jusqu'à l'exclusion des autres se montre dans la grande majorité d'une partie de la population. La mobilité des institutions, l'instabilité de la position et de la fortune de chacun, la passion politique qui agite tout le monde et même les personnes qui n'y devraien prendre aucun intérêt, puis l'amour effréné des plaisirs forment la principale cause de ces transformations physiologiques. Aussi les calmants héroïques se succèdent-ils à de courts intervalles. Après le *bromure de potassium* qui forme le principal élément des préparations qui ont enrichi la thérapeutique des affections nerveuses est survenu le *chloral* qui procure le sommeil aux malades qui ne peuvent pas obtenir le repos par un autre moyen. *L'opium* n'occupe plus seul le premier rang dans cette thérapeutique devenue si nombreuse. Mais il a toujours largement son emploi par lui-même et par ses principes immédiats. C'est surtout dans l'injection sous-cutanée de la solution d'un de ces principes qu'on peut citer, en recommandant la prudence la plus attentive, ce vers d'un médecin :

Du repos à la mort, une goutte sépare,

Il signale tout le danger ; toutes les préparations d'opium méritent du reste qu'on en use avec la plus grande précaution. Voltaire succomba pour avoir pris une trop forte dose de laudanum.

Les toniques et les diffusibles. — Les *bains frais* à divers degrés, le *quinquina* comme tonique fixe, seul ou assoupli par des mélanges en rapport avec l'état de l'estomac, *l'oxyde de zinc*, le *musc*, l'*assa fœtida*, sont les calmants et antispasmodiques dont l'efffcacité est aprouvée. Bien des médecins les considèrent supérieurs à l'éther et autres toniques diffusibles, mais surtout au *camphre*, à la *valériane*, etc.

Le précepte le plus essentiel dans l'emploi de ces médicaments, est de bien saisir les indications, de remonter à la cause du mal, véritable *substratum* de la modification morbide, en un mot, de pénétrer les impulsions organiques spontanées du malade, d'estimer l'état de ses forces, de comparer sa capacité de vivre et de résister avec la violence de la maladie ; de prévoir surtout les effets de ces secousses nerveuses qui brisent le corps, troublent la raison et abrègent si fatalement la vie. *Considerare morbos oportet qualiter, ex quibus, quas formas habeant, in quæ loca versi sunt, quo tempore cœperunt, adfuerunt, cessarunt*, dit Hippocrate (1). Ce précepte de haute philosophie médicale, est surtout applicable dans les commencements d'une maladie : tout dépend souvent du point de départ. Cela est vrai pour la

(1) Hippocrate, *Epidemius*, *livre* VI, traduction Littré.

plupart des individus, bien plus encore quand il y a intempérie nerveuse, contention habituelle de l'esprit. Tel savant, tel homme de lettres, artiste, administrateur, etc., languit des années entières pour une maladie qu'on eût facilement arrêtée dès son origine. Il éprouve dans la suite nombre de difficués, de déceptions thérapeutiques qui le rebutent et le découragent. Continuer dans ces conditions, ses travaux ou ses excès, c'est bientôt donner au mal toute l'extension dont il est susceptible, mal qui finit par détruire l'organisme. Pourquoi cette opiniâtreté, pourquoi cette lutte inégale ? Ignorez-vous que les maladies proclament l'impartialité, la justice de la nature?

Diderot écrit à Mlle Voland : « Je suis tracassé depuis une huitaine, par des maux d'estomac qui ne seront rien, *parce que* je n'y fais rien. » Très peu d'années après, il lui écrit de nouveau : « L'estomac et les intestins sont dans un état misérable. Le potage le plus léger passe tout de suite, je ne saurais digérer un œuf. »

Lorsqu'en 1776, dit Musset-Pathay, Rousseau fit cette chute dont il rend compte, on voulut le saigner, il s'y opposa. On eut recours à Mme Venant, à qui l'on supposait sur lui de l'influence. Elle le prêcha, lui raconta que dans un accident pareil, elle aurait succombé sans une saignée. « C'est que vous aviez du mauvais sang, lui dit-il, moi je n'en ai que du bon. » Deux ans s'écoulent, et le philosophe est frappé d'une apoplexie à laquelle il eût peut-être échappé par la saignée qui lui était proposée.

L'abbé de Chauvelin, cet infatigable ennemi des jésuites, était délicat, chétif, et il ne voulut jamais rien relâcher de ses travaux et de son régime. Atteint d'une hydropisie de poitrine, il mourut pendant une consultation de médecins, et lorsqu'il plaisantait sur leur art; il n'avait que cinquante-quatre ans.

Le point essentiel est donc de s'opposer aux progrès du mal dès le commencement. Ce serait le cas d'appliquer à l'économie animale, le conseil énergique et précis donné par un homme d'esprit pour combattre la révolution dès son principe. « Empêchez le désordre de s'organiser. » Malheureusement beaucoup d'hommes instruits prennent pour maxime ce vieil adage PHARMACON, *venenum*. D'autres ont des préjugés bien plus bizarres encore. Au rapport de Porphyre, on avait conseillé à Plotin l'usage des lavements pour le guérir de vives douleurs de coliques qui le tourmentaient souvent. Il s'y refusa constamment, ne croyant pas qu'il fût de la bienséance, ni de la gravité d'un vieux philosophe d'employer un tel remède.

Il est pourtant des littérateurs, des érudits, qui loin d'afficher le scepticisme ou un dégoût marqué pour les médicaments, donnent dans un excès contraire. Leur prétention de rétablir eux-mêmes leur santé leur fait juger tout médecin inutile et même dangereux. Ce dédain leur coûte quelquefois la vie, et souvent une aggravation de maux. On a beau faire, il faut dans l'exercice de la médecine un tact d'expérience qui ne s'acquiert jamais que par une étude approfondie de cet art difficile.

Paul Jove nous apprend que le savant cardinal Aleandre mina sa santé, précisément par le soin extrême qu'il en prenait et les remèdes étranges dont il faisait usage,

Machiavel mourut de coliques produites par l'abus de pilules purgatives qu'il s'administrait de sa seule autorité .

Leibnitz périt de la même manière.

Le poète comique Regnard, souffrant d'une indigestion, se fit apporter le même purgatif qu'un paysan administrait aux chevaux. Deux heures après, il éprouva les douleurs les plus aiguës, et mourut dans les bras de ses domestiques le 5 septembre 1710.

Fox s'était fait pour lui-même une sorte de théorie médicale, et ses mémoires de drogues se montaient annuellement à des sommes considérables.

Les moyens moraux et le bon effet de leur emploi. — En général, la thérapeutique morale est pour les gens de lettres, pour les artistes et beaucoup de savants, en un mot pour tout homme qui pense et médite, celle qui convient par excellence. Chez eux, tout part souvent de l'imagination, tout émane de ce foyer de conflagration. Dirigez bien le conducteur qui doit s'attaquer à l'incendie, et vous pourrez en obtenir de merveilleux effets. *Dolores fiunt in sensu et in intellectu*, c'est vrai, mais le discernement en est difficile. Remarquez en effet que le médecin a toujours affaire à des hommes d'esprit, maniant avec art le raisonnement, souvent le sophisme, et par cela même peu aisés à pénétrer et à convaincre. Il n'appartient qu'à très peu de personnes d'imprimer une direction quelconque aux facultés morales et intellectuelles, aux affections et aux passions. Modifier le jugement, plier la volonté, changer le cours habituel des idées, est peut-être ce qu'il y a de plus difficile au monde. Or, qu'on imagine ce qu'il faut vaincre d'obstacles quand il s'agit de malades, et de malades instruits, spirituels, raisonneurs subtils, qui souvent préfèrent dire ce qu'ils pensent, plutôt que ce qu'ils sentent de leurs maux. Les inspirations de l'instinct médical le plus exercé. joint au talent de persuader, sont ici d'une nécessité indispensable.

Une autre difficulté consiste à faire suspendre volontairement les travaux du cabinet ou de l'atelier. De tous les hochets dont s'amuse l'humanité, le moins puéril est certainement la gloire, mais elle domine trop exclusivement l'imagination.

Michel Ange aveugle sur la fin de sa vie, se faisait conduire auprès de sa statue de Moïse, et suppléait par le toucher le sens dont il était privé.

Ménage voulait absolument mourir « la plume à la main », et beaucoup ont ce courage meurtrier. Rien ne les arrête; en dépit des médecins et de leurs ordonnances, comme ils disent, ils pensent, ils méditent, ils travaillent sans relâche.

Enfin, il est un dernier obstacle, que le médecin rencontre à tout instant, c'est la diversité des esprits même les plus cultivés. Le fond de prédominance, de susceptibilité nerveuse, est toujours le même, mais ses formes varient infiniment. Ce sont pourtant ces dernières qu'il convient d'apprécier avec justesse, pour saisir le moral du malade et le diriger médicalement. Ces formes sont *la gamme de sensibilité* de chacun d'eux. Eh bien! renoncez à tout espoir de succès, si cette gamme vous est étrangère, si vous ne savez ni la comprendre, ni l'étudier, ni faire parler les touches de l'instrument. Par exemple, il est de ces hommes sur lesquels la douleur morale, l'amour-propre blessé agissent avec une funeste promptitude, une grande intensité; on aperçoit aussitôt la griffe du vautour; il en est d'autres d'un tempérament faible que la souffrance épuise et dévore lentement, etc. Ces variétés de sensibilité échappent à un observateur superficiel; il oublie que ces nuances sont très à considérer sur les hommes doués d'une imagination vive. Le médecin prudent et sage ne doit jamais les perdre de vue. En général, cette sensibilité, cette imagination se concentrent presque toujours chez les penseurs, sur leurs succès présents et à venir, sur la célébrité de leur nom et de leurs travaux. Tout homme de lettres, tout artiste, tout homme d'État, est continuellement inquiet sur le sort de ses ouvrages ou de ses entreprises. Les attrayantes et perfides douceurs de la renommée, ou de ce bruit qui ressemble à la gloire, le préoccupent sans cesse, il y a bien peu d'exceptions. Voilà une donnée que le médecin doit regarder comme importante pour en tirer parti; c'est une anse à saisir dans les occasions importantes où il s'agit de sauver la vie d'un de ces hommes. Mais pour cela, il faut s'identifier avec la manière de sentir et de voir des malades, il faut penser avec eux, vivre de leur vie, se mettre au ton de leur âme, ne pas ignorer qu'il s'agit souvent de ces hommes excentriques à qui Dieu a tout donné, excepté le moyen d'être heureux. Souvent une marque d'intérêt pour ce qu'ils ont fait ou écrit, un éloge placé à propos, les console, les ranime et leur donne une vigueur, une énergie vitale, éminemment favorables à la santé. On raconte qu'un poète très entiché de son talent, passait les nuits à versifier, mais il trouvait peu de gens qui voulussent lui prêter une oreille attentive. Son amour-propre blessé le fit tomber dans la mélancolie, et la mélancolie le rendit bientôt malade. Il consulta un médecin qui connaissait sa faiblesse aussi bien que son tempérament. Après que le malade lui eut fait longuement un narré de ses maux : « Navez-vous pas, lui dit le médecin, composé depuis peu de temps des vers que vous n'avez encore récités à personne? — Cela est vrai, répondit le poëte. — Eh bien dit le docteur, faites-m'en la lecture. » Le nourrisson des muses débita aussitôt avec emphase sa pièce de vers. Le médecin, qui s'aperçut du plaisir qu'il y prenait, le combla d'éloges, et l'engagea à la lui répéter. Comme le malade y mettait encore plus d'action et de feu : « Je veux l'entendre une troisième fois, » dit le docteur, comme émerveillé. Lorsque son malade l'eut de nouveau déclamée : « Allez, lui dit-il, vous voilà purgé dans toutes les règles, et vous devez être maintenant bien soulagé, » ce qui était en effet. Révoquer en doute la vérité de cette anecdote, ce serait méconnaître le cœur humain, et surtout l'excessive tendresse de la paternité poétique.

C'est ainsi qu'un médecin doué d'une sage et profonde raison trouve des moyens de guérison inattendus ; qu'il sait deviner en quelque sorte le malaise de l'amour-propre refoulé au fond du cœur, sonder la plaie secrète, découvrir le trait qui a percé ces âmes fières et délicates. Il doit saisir, pour ainsi parler, l'esprit dans son agitation, ou pour le calmer ou pour lui imprimer des mouvemens salutaires. Distraire, engourdir la sensibilité, éteindre les souvenirs, ranimer l'espérance, calculer la force réactive des sentiments sur les organes, affaiblir avec art les angoisses morales, recevoir le trop plein d'un cœur chaud et véhément, souvent aigri par le malheur et l'injustice, tel est en abrégé, le plan de thérapeutique morale qu'on doit adopter. Pareils soins sont bien au-dessus des soins physiques, des attentions matérielles. Cette science n'est pas vulgaire, elle exige une hauteur de vues et des qualités bien supérieures à celles de ces *Bavius* de notre art, qui pensent que la médecine se fait uniquement avec des drogues.

Mais quand la maladie est chronique, usant lentement les ressorts de la vie, que le médecin redouble alors de soins délicats et bien ménagés. Le penseur épuisé a besoin d'excessifs ménagements ; tout l'agite, tout l'ébranle, tout imprime à ses faibles organes des secousses toujours préjudiciables. Chaque jour, chaque instant, amène sa dose de douleur que vous devez adoucir. Et remarquez que cette douleur est toujours vivement sentie dans les longues maladies, qu'elle pénètre jusqu'aux racines de l'âme, car le malade jouit de la plénitude de ses facultés morales. Il faut ici quelque chose du zèle persévérant et de la mansuétude de l'apôtre. Les médicaments purement matériels sont ici d'une bien faible ressource. Allons plus loin encore; l'arrêt est prononcé, la mort approche. Que le médecin sache encore appliquer le baume des consolations; son langage d'ailleurs s'adressera à des hommes faits pour le comprendre. Ils sont hommes toutefois, et quelques-uns ne savent pas mourir. Dans ce moment suprême, « lorsqu'il faut monter, comme dit Tertullien, ce degré difficile qui fait passer subitement de la terre au ciel » nous retrouvons encore les différences d'esprit dont nous avons parlé, et qui tiennent sans doute à l'organisation. Les uns, pusillanimes, se découragent facilement, ils éprouvent à chaque instant les *affres* de la mort. Racine fut, dit-on, de ce nombre. Les autres savent se résigner, ou bien même, caractères fortement trempés, élevant leur esprit à la hauteur stoïque, ils imiteraient volontiers ce Romain condamné par Caligula, qui, tandis qu'on lui portait le coup mortel, épiait tranquillement son âme au passage. La route est toute tracée pour le médecin : aux premiers, des paroles consolantes ; environnez-les d'illusions, si bien nommées les *pavots de l'âme ;* multipliez-les ces pavots, soyez-en prodigues. Rappelez-leur bien que la meilleure partie d'eux-mêmes reste dans leurs ouvrages, *forma mentis æterna*. Ce corps déjà atteint par la corruption ne leur appartient plus, mais leur âme, leur génie, leur gloire, voilà ce qui ne périra jamais. Quant aux seconds, entretenez-vous avec eux de Dieu, d'infini, d'espérance, d'immortalité ; ce sont des sages qui vous précèdent et vous enseignent à mourir, car vous allez les suivre en un temps qui n'est jamais long et qui se trouve toujours trop court. Ne savez-vous pas que la terre est un lieu de passage et une colonie des cieux?

CHAPITRE V

DES MÉDECINS EN GÉNÉRAL ET DE LEURS RAPPORTS AVEC LES HOMMES LIVRÉS AUX TRAVAUX DE L'ESPRIT

Prendre son médecin pour ami ; — programme du médecin ; — résistance et sophismes ; — réfutation.

Prendre son médecin pour ami. — La lecture du chapitre précédent a dû convaincre que le succès du traitement d'une maladie dépend principalement de la connaissance approfondie, non seulement du tempérament du malade, mais aussi des nuances de ce tempérament. Le moral surtout, l'esprit intérieur, ce *deum propiorem*, doit être étudié avec une attention spéciale. Mais comment parvenir à le connaître ? En se liant mutuellement, et autant que possible, par les saints nœuds de l'amitié. Soyez l'ami de votre médecin est une ancienne vérité justifiée par l'expérience de chaque jour. Un avis, salutaire à répéter sans cesse, est de voir et de consulter ce médecin quand on se porte bien ; à quoi bon, dira-t-on ? Pour qu'il vous connaisse quand vous serez malade. Beaucoup de gens de lettres ou d'artistes ont suivi ce conseil et s'en sont bien trouvés. Au nombre de ceux-là se peuvent citer Pope et Arbuthnot, Newton et Mead, Montesquieu et Gendron, Dubreuil et Pechméja,

Bouvart et Marmontel, Cabanis et Mirabeau, le Titien et Parma, Rembrandt et Nicolas Tulp, liste que l'on pourrait grossir indéfiniment. L'important est de faire un bon choix, et de le faire avec une rare prudence, précisément le contraire de ce qu'on voit tous les jours. Il est inconcevable avec quelle légèreté, avec quelle insouciance, on se décide à cet égard. Les circonstances, le hasard, un mot d'éloge, le bruit public, et voilà le médecin choisi, adopté. Imprudent ! songez donc qu'un médecin est l'homme auquel on confie ce qu'on a de plus cher au monde, la santé, ce gage du bonheur et de celui de sa famille ; qu'étant malade, on est à la disposition de son savoir et de sa pénétration ; qu'il est, en un mot, le juge souverain de la vie et de la mort. Que de gens graves, sensés, judicieux sur tout autre objet, ont été victimes de leur négligence sur ce point difficile et délicat (1) ! Nous disons que ce point est difficile et très délicat. En effet, par quels moyens reconnaître le médecin dont l'esprit, le caractère, les sympathies,

(1) Benserade, attaqué de la pierre, résolut de se faire opérer. Il se fit saigner pour s'y préparer; mais le chirurgien lui ouvrit l'artère brachiale, et prit la fuite au lieu de chercher à comprimer le vaisseau et arrêter l'hémorrhagie. On n'eut que le temps d'appeler le confesseur, qui se nommait le père Commire. Si, pour les petites choses qui concernent la santé, il y a danger, comme on le voit, à se confier à des ignorants, qu'on juge de l'importance du choix quand il s'agit de maladies graves! (Note de R.-P.)

les habitudes, ont le plus de rapport avec les nôtres; qui sait tâter le pouls dans le cœur, au moral comme au physique, connaître à fond les âmes, en démêler es mouvements, en pénétrer les sentiments, les agitations, les pensées les plus secrètes? Où trouver cet homme, bon, sensible, dont la douce parole charme le mal, qui lui-même se tourmente de vos inquiétudes, de vos douleurs et de vos espérances? Remarquez bien que pour guérir, la science ne suffit pas, qu'il faut y joindre une finesse d'observation et de tact, une justesse d'aperçus, toutes particulières, enfin la connaissance philosophique et pratique du cœur humain. Un tel homme est bien rare, car s'il réunissait toutes les qualités nécessaires pour atteindre à la perfection médicale, ce serait véritablement le médecin dont parle Hippocrate, semblable à Dieu, dans les proportions du fini à l'infini.

Une chose rendra toujours difficile le choix d'un médecin, c'est l'apparence, c'est l'écorce extérieure. Il en est de notre profession comme de toutes les autres; on y trouve un incroyable mélange de bon, de mauvais, de pire, de médiocre et d'excellent. Rien n'est au-dessus du médecin probe et éclairé, bien pénétré de cette vérité : que l'action la plus belle, la plus noble, la plus digne de l'homme, est de secourir l'être qui souffre, comme rien n'est au-dessous du médecin qui exerce son art sans charité, sans amour, sans dévouement, de l'homme qui ne fait qu'un métier plus ou moins lucratif. Ainsi que le bon prêtre qui *va faisant le bien* à toute heure, en tout lieu, le médecin répand partout l'espérance et les consolations. On le voit souvent prescrire et payer les remèdes, faire à la fois l'aumône et la médecine (1). Plus près du pauvre, plus près du ciel; amour de la science, amour de l'humanité, telle est sa devise, et il y reste fidèle.

Cette ardeur pour le bien est d'autant plus heureuse, que nulle profession au monde ne présente plus d'occasions de le faire que la nôtre. Quoique, dans la hiérarchie des vanités sociales, le rang de la médecine soit assez médiocre, son influence est pourtant fort étendue, parce qu'elle agit sur l'homme par la crainte de la douleur et par les terreurs de la mort. Le règne de la beauté est fondé sur le plaisir, ce n'est qu'une *courte tyrannie*, comme l'a dit un ancien; celui de la médecine est bien autre-

(1) Je l'ai dit ailleurs : quand il s'agit d'honoraires entre un malade et son médecin, c'est pour l'un et pour l'autre une *question de pudeur*. Selon le pieux docteur Andry, « la main du médecin doit être un tronc où chacun met ce qu'il veut, sans qu'on le voie, sans qu'on le sache. » On connait cette simple et belle épitaphe : « Ci gît le docteur Fothergill, qui dépensa 200 000 guinées pour le service des malheureux, » et ce dernier vers de l'épitaphe mise sur le tombeau du chirurgien français Charles de Villiers :

Il ne fut jamais riche, et fit toujours du bien.

Faire du bien est, en effet, un privilège spécial de l'art de guérir. (Note de R.-P.)

ment long ; il est établi sur la souffrance, sur la maladie. Or, la douleur est une compagne presque inséparable de notre existence.

Tenez pour certain que l'homme qui a pénétré le plus avant dans le cœur humain, est un médecin instruit, sagace, prudent, ayant l'habitude des hommes et des choses. Pourquoi cela ? c'est qu'à ses yeux se déroule journellement l'histoire secrète de l'humanité, les mystères de la vie privée. Plus de voiles, plus d'hypocrisie ; la douleur, cette grande révélatrice, montre l'homme tel qu'il est. Manifestations diverses des caractères ; héroïque résignation qui fuit tous les regards ; prodige de patience et de philosophie sublime sous les coups du malheur ; efforts titaniques et désespérés contre le mal ; combinaison effrayante de toutes les souffrances physiques et morales ; malheurs nés de nos passions ; existences à jamais frappées de douleurs et d'infortune ; rien de ce que notre destinée a de plus intime n'échappe au médecin qui a l'intelligence de ces douleurs, qui sait voir, qui sait comprendre ses semblables et sympathiser avec eux. Ce qu'il y a de certain, c'est que les médecins des rois, des héros, des grands hommes, les connaissent à un point où ne parviennent jamais les historiens les plus habiles (1).

(1) « Le cardinal de Retz a cherché un médecin qui se voulût enfermer dans sa prison de Vincennes avec lui. Enfin il en a trouvé un après que plusieurs l'ont refusé. M. Vacherot s'est enfermé avec lui moyennant 4000 livres par an qu'on lui promet, et dont on a

De là l'importance d'un bon choix, et la difficulté de parvenir à le bien faire. Il est un art de séduction que possèdent certains médecins d'ailleurs superficiels, dont il est malaisé de se défendre. Qu'un ignorant présomptueux vienne s'applaudir lui-même et vanter ses succès, affirmer qu'il a guéri *crus fractum Esculapio, Appollini autem brachium*, comme ce charlatan dont parle Plaute, un homme de sens sait bientôt à quoi s'en tenir. Mais il n'est pas aussi facile de découvrir la sottise, la présomption, la médiocrité, le mépris des hommes, l'insatiable faim de l'or, sous l'apparence d'une gravité pédantesque ou d'un éclatant verbiage, sous les formes souples, gracieuses, d'une politesse habile et exercée. Celui qui ait plier son âme aux affronts, glisser, ramper, se courber, se recourber, qui dispose à volonté de sa physionomie, de ses discours, de ses gestes, selon le temps, l'occasion, les personnes, celui-là, dis-je, captivera toujours la foule; c'est un rétiaire adroit qui sait prendre dans son filet les sots, les dupes, les masses, et par surcroît bien des hommes d'esprit. Ainsi le bruit et la renommée ne peuvent aider dans ce choix, car le *tantum valet quantum sonat* est une maxime dont

avancé la première année. » (GUI-PATIN, lettres à Spon, 16 sept. 1653 édition Réveillé-Parise.)

Que de choses nous aurait apprises Vacherot sur le prisonnier dont il s'agit, s'il eût fait aussi des Mémoires!

(Note de R.-P.)

il faut se méfier dans notre état actuel de civilisation Ce sont les tonneaux vides qui résonnent le plus sous la main qui les frappe. En général, une grande réputation, surtout en médecine, ne suppose ni l'absence, ni la certitude du talent. Il est des hommes placés avec justice aux sommités de la science, il en est d'autres qui ont l'art de contrefaire la voix publique, qui savent mettre la renommée dans leur confidence, et lui dicter tout bas, comme on l'a dit, ce qu'ils veulent qu'elle répète tout haut. L'intrigue est si adroite, le mérite si gauche, la fortune si aveugle, le clinquant ressemble tellement à l'or pur, qu'il est bien possible de s'y méprendre. Tous les jours les gens du monde sont pris aux piéges du charlatanisme ; comment pourraient l'éviter cet artiste, cet homme de lettres, cet érudit, presque toujours de mœurs simples, vivant au milieu de ses livres, de ses tableaux, en dehors du tourbillon de ce monde étranger à tout, hors à ses travaux?

Que faire donc? si le hasard, l'occasion, votre heureuse étoile, vous donnent un médecin non seulement habile, mais un ami compatissant, empressé, qui sympathise avec les souffrances de ceux qui se confient à lui, qui connaisse la nature de l'homme, même dans ses anomalies, c'est-à-dire cette nature sensible, orageuse, extrême, qui caractérise tous ceux que le génie, les talents, la célébrité arrachent au sommeil de l'âme et aux habitudes de la vie commune, oh! croyez-nous, c'est un trésor que vous avez trouvé. Confiez votre santé sans réserve à ce bienfaisant mortel; nul être au monde ne saura mieux calmer vos angoisses du corps et de l'âme, parce que nul n'en connaîtra mieux les sources. Il adoucira vos peines, il rafraîchira vos plaies par le baume de l'amitié; il amortira sans l'éteindre, le feu de cette imagination qui vous consume; à l'abri de ses talents et sous l'ombrage de son amitié, votre génie portera des fruits que la douleur n'aura point empoisonnés [1].

(1) Plus d'un écrivain illustre peut dire à son médecin ce que le savant Bergmann écrivait au docteur Van-Dœveren : *Quod vivam, quod vigeam, tuum est.* Mais pour obtenir de pareils succès, il faut savoir s'y prendre. Écoutons le récit de Palaprat : « J'étais, dit-il, depuis dix ou douze ans, nouveau Sisyphe, condamné à rouler une grosse pierre, quand M. Mareschal, ce prince des chirurgiens, me fit l'opération. Et je suis persuadé que si son habileté et la légèreté de sa main commencèrent ma guérison, sa douceur et la gaîté de son humeur la perfectionnèrent. Il ne s'approchait jamais de moi qu'avec un visage riant, et moi je le reçus toujours avec un nouveau couplet de chanson sur quelque sujet réjouissant. » (*Préface de la comédie des Empiriques.*)

Ce même Palaprat disait encore : « Parlez-moi d'un médecin de bonne humeur ! volontiers je lui passerais une drachme d'ignorance pour une once de gaîté ! »

Le chevalier de Boufflers, étant dans le cabinet de Portal, écrivit ce quatrain sur un des livres de ce médecin :

La malice, qui rit sous cape,
En fait le plus gai des docteurs.
On trouve en lui le serpent sous les fleurs,
Mais c'est le serpent d'Esculape.

(*Note de R.-P.*)

Le programme du médecin. —Nous adresserons à leur tour quelques conseils aux médecins. Rappelez-vous, leur dirons-nous, que dans cette constitution avec prééminence native du cerveau et de l'appareil nerveux, les forces *sensitives* prédominent toujours sur les forces *motrices*, loi fondamentale qu'il ne faut jamais perdre de vue; que cette diathèse nerveuse, cette susceptibilité morbide doivent toujours être prises en considération, parce que l'inégale direction vitale qui en est la suite rend difficile l'intégrité fonctionnelle des organes, bien plus encore de la rétablir quand les maladies se manifestent; n'oubliez pas que rien n'est plus aisé à produire que l'excitation nerveuse, et rien n'est plus difficile que de parvenir à une sédation prolongée; sachez que le moral participe éminemment à cette disposition de l'économie, et correspond au rythme de l'action organique; que par conséquent les idées, les sentiments, les passions, les habitudes, se règlent en quelque sorte sur cette singulière constitution; que la vie d'un poète est une vie d'exception, quelque chose *d'à part* de la vie commune; que ce poète, cet artiste, toujours prêt à secouer le sablier pour le hâter, toujours agité, dévoré par le sentiment et la passion de la célébrité, ne s'accordant jamais de repos, fait une rapide et exorbitante dissipation des forces vitales; que la vie ne se mesure que par les émotions, et les jours vides de ces émotions sont pour lui comme s'ils n'étaient pas; réfléchissez surtout que cette agitation, ce bouillonnement intérieur, se cachent parfois sous une apparente froideur ; sondez bien le cratère. Si l'on vous dit qu'un homme de talent est malade d'*imagination seulement*, alors redoublez pour lui d'attention et de vigilance, car cette imagination l'épuise et le tue. C'est bien pis encore quand l'infortune et l'injustice se joignent aux maux physiques. Un homme en proie à la maladie, à la misère et au génie, qui lutte héroïquement, est un spectacle bien au dessus de celui dont parle Sénèque. Tel était Milton, pauvre maître d'école, vieux et aveugle. C'est en face d'un tel client que le rôle du médecin devient sublime, car il n'y a que lui qui soit capable de soulager de pareils maux.

Pour parvenir au but, il faut étudier et comprendre ces hommes de haute intelligence, il faut approfondir le mode de vitalité qui les caractérise, saisir leur manière d'être et de vivre, s'identifier avec eux, étudier leurs faiblesses, s'habituer à leur originalité, s'accommoder de leurs bizarreries (1). Vous éprouverez de l'impatience, des dégoûts, de

(1) Pendant que Michel-Ange peignait le *Jugement dernier*, écrit de Stendahl, dans son *Histoire de la peinture en Italie*, il tomba de son échafaud, et se fit à la jambe une blessure douloureuse. Il s'enferma, et ne voulut voir personne. Le hasard ayant conduit chez lui Bacio Rontini, médecin célèbre, et presque aussi capricieux que son ami, il trouva toutes les portes fermées. Personne ne répon-

l'ennui ; vous essuierez des boutades ; ne vous découragez pas, votre récompense est immense. Songez bien que des chefs-d'œuvre n'eussent jamais été conçus, et surtout achevés sans la puissance de votre art. N'avez-vous pas maintenu la santé, soutenu les forces du poète, de l'artiste qui les ont enfantés ? Leur reconnaissance est toujours vive et profonde, elle va même quelquefois jusqu'à faire vivre éternellemens votre nom ou vos traits, car ces hommes don-nent l'immortalité quand ils veulent et à qui il leur plaît. Les vers de Voltaire sur Sylva, le portrait de Parma par Le Titien, celui de Nicolas Tulp par Rembrandt, de Corvisart, médecin de Napoléon, par Gérard, de Larrey par Girodet, en sont d'éminentes preuves. Un poète illustre, qui vous donne *un temple dans ses vers*, fait plus pour vous que ne fera jamais la fortune.

Ce qu'il y a d'important, est d'obtenir une confiance sans réserve. Et pourtant, n'allez pas croire que cette confiance, quelque entière qu'on la suppose, parvienne à soumettre longtemps les malades de cette sorte au régime médical le mieux entendu. Presque tous les penseurs sont dans ce cas. Quelquefois ils raisonnent fort bien sur la médecine, ils en connaissent

dant, ni domestiques, ni voisins, Rontini descendit avec beaucoup de peine dans une cave, et de là remontant avec non moins de travail, parvint enfin à Buonarotti, qu'il trouva enfermé dans sa chambre et résolu à se laisser mourir. Le médecin ne voulut plus le quitter, lui fit faire de force quelques remèdes, et le guérit.

même les principes, ils savent les moyens de conserver la santé, puis ils sont bien déterminés à ne point faire leur profit pour eux, de ce qu'ils ont appris. Il faudrait qu'on pût les guérir sans qu'ils s'en mêlassent. N'ayant rien oublié pour se rendre malades, ils négligent tout pour se guérir. Il règne d'ailleurs chez eux un état habituel d'impatience, de mécontentement, d'irritation et de découragement, qui les rend tout à fait indociles, au moins pour la plupart, surtout quand le mal se prolonge. Aussi que de sophismes à réfuter, que d'arguments à rétorquer, que d'explications à donner, de refus à combattre, de convictions à faire adopter! Il est surtout très difficile de leur persuader que la célébrité, cette maîtresse chérie, à laquelle ils sacrifient tout, ne s'acquérant souvent que par de longs travaux, ces travaux exigent nécessairement une longue vie et une bonne santé; car il ne suffit pas, ainsi que le fait observer Diderot, du *qu'en dira-t-on* d'aujourd'hui, de demain, c'est le *qu'en dira-t-on* de cent ans, qu'il ne faut pas perdre de vue. Si la santé est la pierre angulaire du bonheur, voulez-vous de la fortune, voulez-vous des jouissances? ayez de la santé; enfin voulez-vous la gloire? ayez encore de la santé. C'est un grand défaut d'être malade, quand on prétend à la célébrité. Traiter cette assertion de paradoxale, ce serait ignorer l'histoire des hommes célèbres.

Même parmi ceux qui ont immortalisé leur nom,

combien en trouve-t-on dont le génie n'a pas produit tout ce qu'il promettait ! Le tableau de *la Transfiguration* a été le dernier de Raphaël, mort à trente-sept ans.

Une fin prématurée a empêché Pascal de terminer ce vaste édifice, dont les pensées, publiées après sa mort, ne sont, comme on l'a dit, que des *pierres d'attente*.

Les médecins avaient unanimement conseillé trois choses à Molière : de continuer l'usage du lait, de ne plus jouer la comédie, enfin de vivre éloigné de sa femme, Armande Béjart. Il fit précisément tout le contraire, et l'on sait comment la médecine fut cruellement vengée. Il mourut à l'âge de cinquante-un ans, un mois et deux jours ; né le 15 janvier 1622, il succomba le 17 février 1673. Or, que de chefs-d'œuvre dont la postérité est à jamais privée !

Sans la malheureuse campagne de Prague, le jeune Vauvenargues, en suivant l'avis d'un bon médecin, eût doté l'humanité de quelque bel ouvrage. Mais, rien de plus rare que de voir des hommes, livrés avec ardeur au culte de la pensée, arrêtés par de pareilles considérations. Ils attribuent les événements qui leur coûtent la santé ou la vie à des circonstances particulières et malheureuses dont eux-mêmes se croyaient exempts. A la suite des objections adressées au médecin par les malades de cet ordre, nous plaçons la réponse destinée à les combattre, ce qui ne veut pas dire qu'il lui soit aisé d'en triompher.

Résistance et Sophismes. — Docteur, disait un de ces malades, vous ressemblez, je crois, aux moralistes et aux prédicateurs, qui exigent beaucoup pour obtenir quelque chose. N'est-il pas vrai que vous voulez surfaire l'art et les moyens de se bien porter? Votre régime, vos prescriptions peuvent être conformes aux règles d'Hippocrate; mais elles me coûtent le plus doux des plaisirs, celui de penser, d'écrire, de méditer tout à mon aise. Vous me permettez certaines choses en me défendant précisément celles qui ont pour moi le plus d'attraits. En vérité, vous êtes comme ce docteur Menjot, médecin de Racine, dont le refrain était sans cesse : « Surtout pas de bonne chère, de café, de lecture, de travail de tête; du reste, *divertissez-vous.* » J'ai pourtant lu dans un livre de médecine, car j'en lis quelquefois, malgré votre défense, que ce qui flatte ne peut jamais nuire. Et Hippocrate, lui-même, que vous me citez souvent, n'a-t-il pas dit : *Quo natura vergit, eo ducendum est?* Cela est formel. Dès lors, pourquoi me contraindre dans mes goûts particuliers? A la vérité, depuis que je monte à cheval, que je travaille moins la nuit, mes digestions sont meilleures, mon sommeil est plus calme, mon sang plus frais; j'ai presque une santé prosaïque. Mais, docteur, mon ouvrage n'avance pas, ma réputation baisse, on parle moins de moi. Faut-il donc, pour vous obéir, que je fasse partie de cette masse qui végète et disparaît sans laisser après elle trace, ni souvenir? que je passe du silence de la vie au silence de la mort? Faut-il briser ma foi, mon avenir, descendre corps et âme au tombeau; en un mot, qu'on dise de moi : « Colas vivait, Colas est mort? » Ne l'espérez pas, je vous en avertis, fussiez-vous pour moi ce qu'était à Cérutti un célèbre médecin de la capitale (1).

Une chose sur laquelle nous ne serons jamais d'accord, c'est l'extrême restriction que vous apportez aux travaux de la composition, et notamment de la poésie. Selon vous, ce feu, cet enthousiasme divin des poëtes qu'est-ce autre chose qu'un travail excessif du cerveau, une irritation dangereuse de cet organe; c'est là renverser à plaisir le trépied sacré, matérialiser le génie. Vous dites que nous sommes frères en Apollon, par la branche d'Esculape; respectez donc le plus noble héritage de la famille. Non, la poésie n'est pas ce que vous imaginez; écoutez plutôt le poëte Ducis :

... Conçois-tu ce qu'est la poésie ?
C'est le nectar, c'est l'ambroisie,
C'est la saveur des fruits, le doux esprit des fleurs,
C'est l'arc-en-ciel et ses couleurs,
C'est une ivresse, un charme, en un mot c'est la vie.

Et vous voulez qu'on renonce à de pareilles jouis-

(1) Le littérateur Cérutti, auteur de la *Feuille villageoise*, en 89 déjà âgé, souffrant, fit appeler en consultation le fameux Antoine Petit : « Docteur, lui dit-il, je suis un vieux drame qui ne sait comment finir. Eh bien ! j'ai imaginé d'appeler un *génie*, pour amener un heureux dénouement. Je me confie donc à vos soins. » Le génie invoqué le ramena en effet à la santé.

sances! N'y comptez pas. Vous ne soupçonnez pas combien ce sentiment est une chose vraie, une jouissance réelle, qui s'anime et grandit sans cesse. On a de tout temps célébré les avantages de l'étude et des lettres, je n'en suis pas étonné; mais le plus remarquable est d'offrir des consolations dans tous les contre-temps de la vie. Quand je m'irrite contre l'égoïsme des hommes, contre leur bassesse, je prie les muses d'avoir pitié de moi, et les vers adoucissent mon ressentiment. Avec mes bons amis Plutarque, Homère, Virgile, Montaigne, Fénélon, le Tasse, Addison, je retrouve la paix du cœur. Tout entier à mes études, j'oublie et les sots et les méchants, et la marche du temps et le train des choses; pures et sublimes jouissances dont vous voulez me priver.

Au fait, que peut-il m'arriver? de mourir jeune encore : eh bien! qu'aurai-je à regretter? J'ai fait la part de ce qui revient au tombeau, je ne veux ni ne puis l'en frustrer? mais faut-il aussi condamner l'âme à une mort prématurée, pour prolonger de quelques instants la durée végétative du corps? ce serait une choquante absurdité. J'accepte la souffrance pour la gloire; je consens à payer en douleurs mon tribut à la nature, à mourir même du sacrifice, pourvu que *mon nom vive*. Je partage l'avis de madame de Staël, il faut une carrière dont le but se perd dans les cieux et donne à l'homme, après lui, ce que peut conquérir sur le passé la mémoire des hommes. Un jour de gloire est si multiplié par notre pensée, qu'il peut suffire à toute la vie. Et puis, docteur, quand le corps est souffrant, l'âme s'élève et s'exalte; s'il en coûte à mes organes physiques, mon esprit n'en est que plus libre et plus actif. Qu'y a-t-il de plus commode pour aider à penser, à méditer, à philosopher, que l'agitation fébrile, que le repos de la couche, l'isolement du monde? Ce rapprochement du néant, cette enjambée sur le bord de la tombe est si propre à de hautes pensées, que le génie acquiert souvent de la verve, de l'éclat et de l'élévation, précisément en proportion du délabrement du corps. Plus d'un homme médiocre même a été cygne dans cette situation D'ailleurs, est-il bien démontré que le travail de l'imagination, la contention d'esprit, usent aussi rapidement que vous le prétendez? On peut trouver des autorités qui contestent cette assertion. Admettons pourtant qu'il en soit ainsi, la somme de la vie diminue-t-elle pour cela? non, sans doute; c'est l'avis d'un grand poète : *On peut vivre beaucoup sans végéter longtemps*. Vous me l'avez dit bien des fois : « Plus on sent, plus on vit; » or, la conclusion est évidente : plus je réfléchis, plus je médite, en un mot, plus je travaille et plus le sentiment de la vie augmente chez moi en intensité, en profondeur, en réalité, sans compter la réputation, qui est une sorte de vie où l'on n'est pas. Je puis ne pas vieillir, mais j'ai vécu avec une intense et puissante énergie. Ainsi on obtient en quelque sorte une triple existence, celle que donne la force de la pensée, celle de la célébrité ou de la vie extérieure, puis celle que nous réserve la postérité. Après tout la vie, qu'on vit ne vaut pas la vie qu'on rêve; un songe heureux est peut-être ce qu'il y a de plus *positif* dans l'existence. Oserez-vous maintenant mettre en comparaison ce bonheur tranquille, cette froide idole adorée par ces automates dont parle le Dante : *Questi sciagurati che mai non fur vivi* (ces infortunés qui voient le jour, mais passent sans vivre)? Avouez-le, ne penser que peu, c'est, dans la plus stricte réalité, diminuer la sphère de son être. Hélas! nos jours ont été comptés avec tant d'épargne, qu'on ne saurait donner trop d'extension au principe qui nous anime, par les sentiments, les émotions et les idées! Telle est la véritable valeur effective de la vie, le seul moyen peut-être d'amoindrir la part de la mort. Ajoutez, docteur, qu'il n'est pas du tout prouvé que les travaux de l'esprit, même excessifs, aient une fatale influence sur l'économie; beaucoup d'hommes célèbres dans les arts, les sciences la philosophie, ont poussé très loin leur carrière; c'est ce que vous ne sauriez nier. Platon, Isocrate, Plutarque dans l'antiquité, Galilée, Newton, Leibnitz, d'Aguesseau, Fontenelle, Voltaire, Buffon, Franklin et d'autres, parmi les modernes, ont vécu longtemps malgré l'immensité de leurs travaux; le poète Ducis, dont je vous ai cité les vers, n'est mort qu'à quatre vingt-trois ans : de sorte que, même sous le rapport de la longévité, les penseurs n'ont rien à envier à ceux qui, plongés dans la matière, ne semblent qu'à moitié créés ; hommes pour qui, en effet, la mort est de tout point la fin de l'existence.

Tels sont les solides arguments qui très souvent, chez les hommes de talent, servent à colorer la répugnance qu'ils montrent à entretenir leur santé soigneusement et méthodiquement ; arguments qu'ils ont l'art de retourner en cent façons diverses, avec une incroyable subtilité d'esprit.

Voici maintenant nos raisons pour les combattre.

Réfutation. — Mon ami, croyez-vous les médecins aussi coupables du crime de lèse-génie que vous le dites ? détrompez-vous. Jamais ils n'ont pensé à mettre obstacle à cette noble étude des lettres et des beaux-arts que vous me vantez ; eux-mêmes les ont cultivés en tout temps et avec honneur. Hippocrate et Apelle, nés tous deux dans l'île de Cos, l'ont rendue également célèbre. C'est au médecin Trioson que la France a dû Girodet.

Racine s'est fait enterrer aux pieds du docteur Hamon, dont il fut protégé. Mais à moins que le devoir ou la patrie tout au moins l'exigent, travaux fatigues, dangers, doivent être ralentis. Les médecins s'opposent aux excès dans ce genre, comme dans tout autre ; ils blâment cette intempérance littéraire, ces débauches de travail cérébral qui usent et ruinent l'économie. Ils accordent qu'il faut vouloir être loué, faire un cas infini de ses semblables qui sont, de ses semblables qui seront; mais brûler pour la louange d'une soif inextinguible, déposer sa vie, son repos, sa santé aux pieds de cette idole, faire consister l'homme tout entier dans l'esprit, être en un mot de l'avis de Plotin, qui avait honte d'être logé dans un corps, c'est à leurs yeux un optimisme sophistique, c'est abjurer les droits de la raison. Comme l'a dit un philosophe, le comble de la folie est de s'immoler, de se consumer pour entendre crier : « Oh ! que cela est beau !... et passer. »

Songez bien surtout que la prédilection de la nature pour les hommes qu'elle a créés supérieurs aux autres, ne va pas jusqu'à leur prodiguer les dons les plus riches sans les leur faire acheter. Loin de là, trop souvent on peut les considérer comme les élus de la douleur, de la souffrance. La santé avant tout, c'est la devise de quiconque fait usage du bon sens, c'est celle de tous les hommes, et c'est aussi la vôtre. Eh bien ! qui veut la fin veut les moyens. Pour être poète et avoir commerce avec les dieux, en êtes-vous moins soumis aux lois de l'organisation humaine? Méprisez le physique, fatiguez, usez les organes matériels; mais prenez garde, car je vous dirai avec Montaigne : « Tout ceci s'entend de l'âme et du corps, unis par une *étroiste cousture*, et s'entre-communiquant leur fortune. » Ne voyez-vous pas où vous arrivez infailliblement ? Les misères de la chair n'engendrent-elles pas souvent les misères de l'esprit? La puissance animale et la puissance morale n'ont-elles aucun rapport? Est-ce donc notre faute si ce corps ou, pour me servir de vos expressions, cette enveloppe grossière qui embarrasse l'âme a besoin d'équilibre dans ses ressorts, d'harmonie dans ses fonctions? Faites qu'une machine existe sans un appareil et qu'une montre marche sans rouages. Quant aux maladies, ce n'est pas à vous de raisonner, parce que vous ignorez ce qu'elles sont; c'est au médecin à les juger et à choisir les moyens d'adapter à chacune le traitement qui lui convient, pour parvenir à la guérison. Apprenez cet axiome : Que tout homme malade est sans raison, ou n'a qu'une raison esclave. Les médecins eux-mêmes ne peuvent se soustraire à cette loi.

Je le sais, tout ami de l'étude se réfugie avec délices au sein des muses et des lettres; il y cherche et il y trouve cette douce quiétude de l'âme que lui disputent la sottise et l'envie; mais si la maladie l'atteint dans son asile sacré, voilà la coupe désormais empoisonnée. Au milieu de vos consolateurs, de vos bons amis Plutarque, Montaigne, Fénelon, ne craignez-vous pas d'être assailli par mille accidents qui troubleront vos jouissances? Des nerfs toujours irrités, des organes toujours souffrants, un sang échauffé, donnent-ils beaucoup de liberté à l'âme pour méditer? Elle a beau vouloir s'élancer dans les cieux, le mal la retient enchaînée sur la terre. Vous assurez que le baume des muses est divin, et néanmoins il est impuissant contre l'aiguillon de la douleur physique. « Je suis boîteux, dit Epictète, voilà un empêchement pour mon pied ; mais pour ma volonté, point du tout. » Oui sans doute, mais elle n'est plus servie dans ce qu'elle ordonne, les organes qui sont les ministres sont privés de leur action. Il faut si peu pour paralyser la volonté la plus ferme, un obstacle subit dans le cours d'une exécution, une goutte de liquide hors du vaisseau qui le contient.

Vous répondrez, la gloire, le soin de ma réputation, l'immortalité de mon nom, ces éternels objets de mon culte, faut-il les abandonner pour conserver lâchement ma santé ? Pourquoi non, si le poignant désir de les obtenir vous consume et vous tue ? Dès lors, valent-ils donc ce qu'ils vous coûtent ? Ruiner son corps, sa santé, son bien-être, pour un peu de louange, pour un morceau de pain pendant sa vie, et peut-être un morceau de marbre après sa mort, une sépulture apothéotique, le marché n'est-il pas trop onéreux ? quant à moi, je le pense, tout préjugé d'état à part. C'est un lieu commun de la philosophie de déclamer contre la célébrité, contre la gloire ; les hommes, n'en font ni plus ni moins. Mais ce qui sera constamment vrai, ce sont les maladies, les douleurs, les maux de toute espèce qui en sont trop souvent le prix. En doutez-vous ? lisez l'histoire de la plupart des hommes célèbres de toutes les époques. Jean de Médicis avait donné pour devise à Pic de la Mirandole, qui se mourait par excès de travail, *un flambeau brûlant par ses deux bouts*; au-dessous était écrit en espagnol, *si meno luz mas vida*, si moins de lumière, plus de vie. C'est un axiome vulgaire et rebattu, de dire que la gloire est un hochet de notre vanité, une ombre, un songe, l'ombre d'un songe. Il est certain néanmoins que la célébrité n'est ni palpable, ni présente; on ne la sent, on ne la voit, on ne la goûte point, c'est une espèce de mirage. La louange ne réjouit même que faiblement l'amour-propre, en comparaison du blâme et de la critique qui le torturent horriblement. Il ne faut pas oublier non plus que cela ne sert à rien, la louange. A quoi bon un nom à qui n'a plus d'être, de moi? Le bruit des applaudissements ne pénètre point l'épaisseur du tombeau. Là, les cendres du héros et du goujat se trouvent confondues par leur parfaite ressemblance; même couleur, même poids, froides, sourdes, insensibles. Si au contraire, la mort ne détruit que la forme; si, le corps étant abandonné au torrent des métempsycoses terrestres, notre âme survit et passe dans d'autres mondes, ou qu'elle soit destinée un jour à contempler l'Être infini, à le voir face à face, ah! que la gloire sera ravalée! qu'elle paraîtra chétive et misérable, aussitôt que cette aurore céleste commencera à poindre! Qu'importe!

direz-vous, j'en jouis du moins pendant mon existence actuelle; je veux ne passer à travers cette vie que pour en immortaliser le souvenir, et que la postérité dise : *Un tel a vécu!* La postérité!... Quoi! ce leurre poétique vous tient encore sous le charme! vous vous flattez d'intéresser la froide et distraite postérité, cette belle invisible, si capricieuse dans ses arrêts! Je comprends ce qu'il y a de douceur à se verser d'avance un breuvage d'immortalité; mais ici, je vous dirai comme Diderot à d'Alembert, garantissez-vous du sophisme de l'éphémère. Et qu'est-ce que le sophisme de l'éphémère? C'est celui d'un être passager qui croit à l'immortatité des choses présentes, c'est la rose de Fontenelle, qui disait que de mémoire de rose on n'avait vu mourir un jardinier. Ne voyez-vous pas que les goûts, les opinions, les sciences, les doctrines, les intérêts, les langues ne sont plus les mêmes dans un temps donné, que tout s'abîme dans un perpétuel changement? Pour quelques grandes renommées qui surnagent encore dans l'océan des âges, combien de réputations ont péri depuis deux siècles seulement; c'est pitié que d'y songer. Vous espérez! mais cet espoir, vous l'avouez souvent, est douteux, incertain. Et n'est-ce pas déjà un tourment de passer sans cesse des angoisses de la défiance aux transports d'une foi renaissante? Milton mourut en ignorant qu'il avait fait une œuvre divine, et l'on écrivait, dans le même temps, à *Ronsard*, en joignant à son nom celui d'Apollon. Or, à qui des deux vint le dé de la célébrité? Un garçon de belles-lettres, et qui fait *assez bien* les vers ; c'est sur ce ton que parle La Fontaine, un de ses contemporains. Comptez-vous obtenir un meilleur lot ? Allez, quoi que vous fassiez, votre corps sera toujours de la poussière pour les vents ; craignez aussi la mort de l'oubli pour votre nom, quelque brillante qu'en soit aujourd'hui l'auréole.

Quant à la célébrité contemporaine, vous savez mieux que moi ce qu'en font l'envie et la méchanceté. Dès l'origine des sociétés, le génie n'a-t-il pas dit au malheur « mon frère (1) ? » Vous m'avez

(1) N'est-ce pas une chose digne de remarque de voir les poètes de tous les âges, les artistes, les écrivains de quelque renom, se plaindre tous de leur destinée, et tous pourtant continuer à écrire? C'est que, d'une part, il y a en eux une ténacité qui les pousse sans cesse à concevoir et à produire ; de l'autre, un besoin de bruit, d'éclat, d'agitation, de témoignage d'autrui qui n'est jamais satisfait. Et pourtant que d'ennuis, de mécomptes, de chagrins ne trouvent-ils pas dans ce fond de calomnie et de dénigrement qui existe et existera toujours contre toute supériorité! Lope de Vega écrit à son fils : « A mes neuf cents comédies, à mes douze volumes imprimés en vers et en prose, à mes nombreux ouvrages détachés, j'ai gagné des ennemis, des censeurs, des envieux, des critiques, des craintes, des soucis ; j'ai perdu un temps précieux, et la vieillesse est arrivée. » La Fontaine lui-même, dit quelque part :

Car je n'ai pas vécu ; j'ai servi deux tyrans :
Un vain bruit et l'amour ont partagé mes ans.

Voltaire assure que s'il avait un fils qui eût du penchant pour les

cité Ducis, écoutez encore quelques-uns de ses vers :

> Ah ! ce laurier tardif, moins cueilli qu'arraché,
> Songe, charme et tourment de notre courte vie,
> Qu'au milieu des serpents nous dispute l'envie ;
> Après trente ans d'efforts, quand on peut l'acquérir,
> Orne enfin nos tombeaux sans jamais les ouvrir.

Malgré la fascination dont vous vous êtes laissé séduire, mon cher malade, vous conviendrez que la santé vaut mieux que cela. Bien différente de ce bonheur qui hausse ou baisse au souffle capricieux de la louange des hommes, elle tient au moins tout ce qu'elle promet. Nous jouissons immédiatement de ses avantages, en tout temps, à tout âge, à chaque instant : il n'y a qu'elle qui donne de la valeur au présent, seule et fugitive possession des mortels. C'est la condition essentielle, la source active de nos jouissances, et même, d'après Socrate, le principe de la sagesse et de la vertu. La santé est le premier des biens, celui qui les remplace tous, et sans lequel les autres ne sont rien, même celui de méditer ; la

lettres, il lui tordrait le cou *par tendresse paternelle*. Un poète, Victor Hugo, n'est pas plus consolant ; écoutons-le :

> La belle ambition est le rare destin !
> Chanter ! toujours chanter pour un écho lointain !
> Pour un vain bruit qui passe et tombe !
> Vivre abreuvé de fiel, d'amertume et d'ennuis !
> Expier dans ses jours les rêves de ses nuits !
> Faire un avenir à sa tombe !

(*Note de R.-P.*)

sacrifier est un crime de lèse-nature. La gloire n'est qu'une vie fantastique, une vie imaginaire ; la santé est la vie elle-même. Dans tous les temps on a vu des sages mépriser les honneurs, abjurer les richesses, mais tous ont fait des vœux pour la santé.

Vous vivez beaucoup par la force et la multiplicité des impressions, et vous élevez ainsi votre être *à sa plus haute puissance*. Mais en condensant l'émotion ne voyez-vous pas que vous brisez les ressorts qui le produisent? Vous activez la lumière, mais vous consumez rapidement le combustible. Qu'en résulte-t-il? une fin prochaine? point du tout : un épuisement prématuré, un organisme qui languit, succombe, sans pourtant que le dernier terme soit arrivé. On ne meurt point, on ne vit point ; on souffre. Or, *ce long mourir* n'est-il pas cent fois pire que la mort même? Que deviennent alors les prestiges, les illusions, les enivrements? Tout se dissipe, il n'y a que la douleur et l'ennui qui ne se dissipent pas.

Loin de vous traduire ces vérités, vous trouverez au contraire, dans la maladie elle-même, un merveilleux moyen de seconder le génie. On peut tout louer.

Erasme a composé un éloge de la folie ; on a fait un livre pour vanter l'ivresse ; le philosophe Favorin a fait l'éloge de la fièvre quarte, etc. Selon Rousseau rien de plus beau que les rêves d'un fiévreux. Mais tout cela peut être considéré comme des jeux d'esprit, présentés avec plus ou moins d'art et de talent. Ce qu'il y a de certain, c'est qu'aviver le génie par la souffrance, c'est orner la victime pour le sacrifice.

Votre fibre poétique s'irrite et vibre jusqu'à l'indignation ; je parais à vos yeux un athée de ce culte du beau intellectuel qui vous passionne, un homme à pouls tranquille, à cerveau froid et mathématique. C'est là votre erreur, je vous l'ai déjà dit. A Dieu ne plaise que je veuille abaisser votre existence, la réduire à l'animalité, dépeupler les cieux, désenchanter la terre. Loin de là, je voudrais soutenir, animer, féconder le génie par une santé ferme et stable; je voudrais que d'importants travaux ne fussent pas entravés par la douleur et la maladie, que les exaltations de grands cœurs, les entraînements de l'héroïsme ne soient pas compensés par la ruine de l'économie. Rappelez-vous que les chefs-d'œuvre des beaux arts sont presque tous les fruits d'un travail opiniâtre, autant peut-être que les miracles du talent. Rien de grand, de soutenu, d'achevé, de complet n'a été fait avec un corps chétif, languissant, usé. L'étoile de Napoléon a pâli aussitôt que sa santé fut altérée. La plupart des grands hommes que vous avez cités en exemple de longévité, ont suivi un régime convenable à leur constitution et à leurs travaux. Le poète Ducis a poussé loin sa carrière, mais Ducis était simple et frugal; retiré du monde, il ne travaillait que modérément, et passait la moitié de sa vie dans les bois de Satory. Il fuyait les grands repas et surtout les dignités; toujours il répugna comme il le dit, à mettre sur son pauvre habit « une broderie de sénateur. » Il disait encore : « Quand un objet m'afflige, je détourne ma pensée, et mon âme passe son chemin. » Voilà qui est loin de la nature irritable du poète. Descartes, ce penseur profond, avait pour maxime : *Veille sur ton corps* : et il savait mettre en pratique ce principe général, qui sert de base à l'hygiène. Jamais de veilles, jamais d'excès d'aucune espèce, même pour les travaux qui le passionnaient le plus. Mais dès qu'il eut quitté sa retraite d'Egmont (1), dès qu'il eut sacrifié sa liberté à Christine, il oublia cette maxime, et dérangea sa manière de vivre. On sait ce qui arriva ; ce philosophe qui jamais n'avait été malade dans les marais de la Hollande, mourut dans un palais à cinquante ans. Ainsi, dans l'intérêt même de l'œuvre que vous voulez produire, de la célébrité qui fait votre ambition et votre souci, soignez votre santé, réconciliez-vous avec le corps, cette humble mais utile

(1) « Je dors ici dix heures toutes les nuits et sans que jamais aucun soin me réveille. » (Descartes, *Lettre* à Balzac, 1631.)

« Mais j'avoue qu'un homme qui est né dans les jardins de la Touraine, et qui est maintenant en une terre où s'il n'y a pas tant de miel qu'en celle que Dieu avait promise aux Israélites, il est croyable qu'il y a plus de lait, ne peut pas si facilement se résoudre à la quitter pour aller au pays des ours, entre des rochers et des glaces. » (Descartes, *Lettre* à M. Chanut, 1649.)

portion de notre être, en un mot, *prêtez-vous à vivre* soit pour votre existence actuelle, soit pour votre gloire, pour votre vie à venir puisque vous y croyez.

TROISIÈME PARTIE

HYGIÈNE

CHAPITRE PREMIER

DES PRINCIPAUX OBSTACLES QUI S'OPPOSENT À LA MISE EN PRATIQUE DES LOIS DE L'HYGIÈNE

L'instabilité de la volonté et l'inconstance de l'esprit de suite; — Les diverses positions sociales; — Les habitudes et les charmes du travail intellectuel.

Un des premiers obstacles est dans la volonté de ceux dont la santé est le but de ce travail. Artistes, savants, hommes de lettres, hommes d'État, presque tous se ressemblent en ce point, ils font grand cas de la santé; il n'y a point de sacrifices auxquels ils ne consentent pour conserver ce trésor. Mettez-les à l'épreuve, et vous serez étonné des effets de cette volonté. Dans les maladies qui ruinent le plus l'économie, c'est au commencement qu'il importe d'agir, et d'agir avec méthode, avec persévérance. C'est ce que ne comprendront jamais, du moins pour l'exécution, beaucoup de gens d'esprit et de jugement; ils attendent que le mal ait fait d'effrayants progrès, que la douleur soit aiguë, sans relâche, appelant sans cesse l'attention sur elle, pour se décider à réclamer des secours trop souvent alors incertains et inefficaces. Un peu de régime, de repos, de la détente dans l'excès de travail, auraient restitué aux fonctions leur type normal, ce qui ne s'obtient dans la suite, que par des soins assidus, un temps fort long; mais l'ennui les gagne, ils laissent là régime et médecin, recommencent leurs travaux, et la santé périclite à jamais. En vérité, ces hommes pétris d'une argile plus noble que la nôtre, ressemblent parfois à de grands enfants qui se mutinent contre la nature, contre le destin, contre la science. On ne saurait croire en effet, combien la judicieuse observation de soi-même éloigne de maux et affaiblit ceux qui nous atteignent. Or, qu'est-ce que cette observation, si ce n'est le bon sens appliqué aux actes divers de notre existence; et le bon sens est le conservateur de la vie comme de tout.

C'est en écoutant attentivement la voix du bon sens que plusieurs hommes célèbres, d'uue constitution délicate, ont poursuivi une longue carrière.

Boileau a conduit fort loin, comme le fait observer Louis Racine, une santé toujours infirme, tandis que son ami, l'auteur d'*Athalie*, plus jeune et plus robuste, a beaucoup moins vécu.

Comme il faut que tout soit extrême chez ces hommes extraordinaires, on en voit qui soignent leur santé jusqu'à la minutie, jusqu'aux soins les plus puérils. Toujours prêts à doser leur pain et leur temps, à compter leurs morceaux, leurs pas, les battements de leur pouls, ils n'agissent qu'avec poids et mesure, avec des précautions infinies. La maladie semble toujours sur le point de les atteindre et de les dévorer; ils la conjurent par un redoublement de soins, de régime et d'attentions, il lui offrent en holocauste tout ce que la vie peut présenter d'aisance et de plaisir. Vivre est alors un travail de chaque instant, car à chaque instant un principe de maladie peut s'introduire dans l'économie.

Paul Jove nous apprend que Marsile Ficin, changeait de calotte huit fois par jour, d'après la température de l'atmosphère.

De Mairan avait établi, dit-on, sur son thermomètre, une échelle de concordance entre les *étoffes* et les *températures*, et il a vécu près de 93 ans.

On voit pourtant un certain nombre d'hommes livrés aux travaux de la pensée, se tracer avec art un régime, une méthode de vivre fondée sur la connaissance qu'ils ont d'eux-mêmes, et dont leur santé se trouve bien. Mais le malheur veut qu'ignorant les lois de l'économie, ils font souvent le contraire de ce qui serait utile, ou s'asservissent trop longtemps aux mêmes règles d'hygiène. Presque toujours aussi, il y a de leur part une estimation erronée des forces. Tout homme a une *valeur physiologique* qu'il s'agit de déterminer rigoureusement; mais sans l'étude du corps humain, rien de plus difficile que de régler cette détermination aussi précise qu'elle doit être faite. Alors il est impossible de savoir quand et comment il convient d'activer ou de ralentir le jeu des ressorts de l'économie. En général, l'exercice les perfectionne, le travail les fatigue, le repos prolongé les engourdit, la contention les brise, la maladie les use et les consume; mais tout cela est relatif, toujours d'après la complexion individuelle, complexion qui varie elle-même selon les habitudes, les âges, les maladies, etc. Il est donné à bien peu de gens de comprendre ces questions, si on ne se livre pas à leur étude avec toute la réflexion et le savoir qu'elles exigent.

Les diverses positions sociales. — La position qu'on occupe dans *les diverses positions sociales* est rarement conforme au tempérament, aux goûts, bien moins encore aux facultés, au mérite qu'on a reçus de la nature. On est toujours placé trop haut ou trop bas dans l'échelle sociale. Or, dans l'une et l'autre position, les soins dus à la santé sont presque indubitablement négligés. *Si volet fortuna, fies de rhetore, consul*, dit le satirique. Eh bien! la fortune a voulu; les honneurs, les places, les dignités ont comblé les vœux d'un grand nombre de gens de lettres et de savants pendant le cours de nos révolutions. Mais les soins rongeurs de l'ambition, les soucis de la cupidité, l'enivrement de la puissance, les devoirs, le tracas des affaires, n'est-ce pas là le tourbillon qui emporte les moyens, le pouvoir même de se bien porter. Si par intervalle on sent que les forces n'y peuvent suffire, qu'elles croulent de toutes parts, on écarte cette idée comme importune, on remet à un autre temps ce qu'exige la santé; épuisé, haletant, tout chargé du rocher de Sisyphe, on s'efforce encore à gravir le sentier glissant et escarpé des honneurs. Il arrive encore que, revenant à d'anciennes habitudes littéraires, et secouant de son mieux le poids et la poudre des affaires, on pénètre furtivement dans le *sacrarium* d'Apollon, pour s'y délasser, mais vainement; c'est un travail ajouté à un autre, une nouvelle contention d'esprit, une variété d'occupation qui ne soulage pas autant qu'on l'a dit et écrit. En définitive c'est toujours le cerveau entretenu dans un état d'effervescence.

Si maintenant nous considérons un artiste, un homme de lettres dans une condition inférieure, nous trouvons que ces obstacles se multiplient. Quoi qu'il en soit il y a de cruelles gênes pour les écrivains ou les artistes. Combien sont tourmentés par l'incertitude du lendemain. Combien sentent tout ce que renferme de pénible cette fatale expression : *les nécessités de la vie.* Quand on a chaque jour le souci de son pain à gagner, que l'existence de la famille est suspendue au bout de la plume, du burin ou du crayon exercés sans relâche du matin au soir, que la faim est la muse sinistre qui inspire, il faut avouer que la santé, toute précieuse qu'elle est, risque souvent d'être compromise. Il en est de même lorsqu'on occupe un emploi modeste et qui exige un grand travail, etc. C'est bien pis quand on tient auprès d'un personnage une fonction qui ne vous laisse aucun loisir et qui fait qu'on ne s'appartient plus.

Malgré ces entraves, on voit encore des littérateurs qui, entraînés par un charme irrésistible, se livrent à la culture des lettres ou des beaux-arts. Malheureuseusement, c'est presque toujours la nuit et comme à la dérobée qu'ils font leur cour aux muses, et rien n'est plus capable d'altérer profondément la santé.

En cela, on doit reconnaître encore la force de l'habitude, disposition qui mérite bien de fixer l'attention du médecin. En donnant le conseil de suspendre absolument toute espèce d'application de l'esprit, il est bon de réfléchir que l'habitude de penser, de méditer, de lire, d'écrire, de composer est souvent chez certains hommes un irrésistible besoin. L'économie s'est pliée depuis longtemps à ces concentrations de mouvements sur certains organes ; ce n'est même que de cette manière qu'on peut expliquer comment certains hommes de cabinet peuvent résister aux travaux qu'exigent de grandes compositions. Les sevrer tout à coup de ce qui fait leur bonheur, n'est pas toujours bon pour la conservation de leur bien-être. Michel-Ange disait que *l'action du maillet* était indispensable à sa santé. Il y a donc une certaine mesure dans la restriction du travail ; il faut la combiner avec d'anciennes habitudes d'activité de l'intelligence. A moins d'une maladie grave, cette privation totale, absolue, de l'exercice intellectuel, peut avoir ses dangers.

Pétrarque, fatigué par d'opiniâtres études, se plaignait de sa santé devant l'évêque de Cavaillon. Celui-ci en pénétra facilement la cause, et lui demanda la clef de son cabinet, pour quelque temps. Pétrarque consentit à la lui livrer ; mais le poète, malgré tous ses efforts, ne put résister que trois jours à ce dur sacrifice « Rendez-moi, dit-il à son ami, la clef de mon cabinet, ou j'expire à vos pieds. » Ce remède est violent et dangereux, il faut une main aussi habile que prudente pour l'employer. Quoi qu'il en soit, cette longue habitude du travail de l'esprit n'en est pas moins un des obstacles les plus difficiles à vaincre pour maintenir l'économie dans un état sain. Si d'un côté, elle soutient en excitant les forces, de l'autre, elle détériore le plus souvent la santé, parce que le penseur franchit presque toujours les bornes de la modération, et que le besoin factice qu'il s'est fait l'entraîne beaucoup trop loin. Par les effets de ce charme, il ne s'aperçoit pas qu'on recueille d'horribles fatigues à se clouer dans un fauteuil.

Les habitudes et les charmes du travail intellectuel. La dépense exagérée de l'activité cérébrale, forme un puissant obstacle à l'harmonie des fonctions. Ce qu'il faut bien remarquer, c'est que cette violente action des organes cérébraux, ce mouvement extra-naturel de l'intelligence, sont indispensables au génie. Les anciens avaient placé les muses sur une montagne élevée et escarpée, il fallait un cheval ailé pour parvenir jusqu'à elles. Cet emblême est frappant de force et de justesse. Oui, les vérités premières, les découvertes en tout genre, n'ont été faites que par des études prolongées, opiniâtres, constamment dirigées sur un sujet spécial. L'incubation d'une idée-mère et profonde, d'une idée fixe, inexorable, qui pénètre un artiste jusqu'à la moelle de ses os, qui le remue jusqu'aux dernières fibres de son être, est le seul moyen d'obtenir un chef-d'œuvre. Sans cette force vive de la pensée, l'artiste sera condamné à rester sous le parvis, jamais il n'entrera dans le sanctuaire. Si ce chef-d'œuvre est créé avec amour, ne l'est-il pas aussi avec angoisse et labeur? N'est-il pas vrai que toutes les idées, tous les sentiments, toutes les affections de cet artiste se concentrent sur l'objet de ses études, que cette pensée le presse, le tourmente et l'obsède, que son cœur et sa tête en sont perpétuellement remplis et occupés? Il faut de plus que toutes les forces du corps soient mises au service de l'esprit, que tous les actes vitaux se concentrent en un seul, pour hâter, pour aviver une féconde effervescence, en un mot que l'idée tourmente le cerveau du penseur, que l'enthousiasme ait passé dans le sang; tel est le mal sacré de l'art. L'invention, l'originalité, le souffle inspirateur ne sont qu'à ce prix. Cherchez maintenant, la modération des forces de l'économie, la pondération de ses mouvements, si nécessaires à la conservation de la santé. Il y a là des contraires qui s'excluent inévitablement. Voulez-vous qu'une grande pensée porte tous ses fruits? tâchez de la féconder par l'assiduité du travail, de l'élaborer par la force de la réflexion et de l'attention; enfoncez le soc, sans quoi le champ de l'imagination restera ingrat et stérile; puis quand le chef-d'œuvre aura jailli, il faudra, par cette incompréhensible abstraction de soi d'avec soi, par une sorte de personnalité secondaire, le soumettre à sa propre critique, en revoir une à une chaque partie, en combiner les rapports, l'ensemble et l'harmonie, passer au creuset de la raison et du goût, les inspirations du génie. Que de soins, que de peines, quel travail intérieur toujours renouvelé! quel emploi forcé, continuel des puissances vitales pour arriver à ce point difficile, élevé, incertain, que nous nommons la perfection! Et nous sommes surpris que le génie consume l'existence, qu'il laisse des marques de feu sur nos frêles organes! Soyons-le donc plutôt de voir quelques hommes heureux échapper à une destruction qui paraît inévitable. Le difficile, l'impossible en effet, consiste à concilier l'énergie, l'enthousiasme, ce haut degré de vitalité où se trouvent constamment le cerveau, avec la modération, l'égalité d'action indispensables à l'intégrité fonctionnelle des organes. Ce contraste perpétuel, qu'on ne peut obtenir à la fois, constitue l'obstacle le plus insurmontable de tous ceux dont il a été question. Ce qui trompe en ce cas, comme dans tout ce qui tient aux passions, c'est que les maux, conséquences inévitables de ces efforts surnaturels, n'arrivent pas immédiatement après leurs causes; la *force inconnue* de la vie résiste plus ou moins longtemps avant de céder. Alors éclatent une foule de maladies dont les causes ne se sont produites qu'en luttant contre le principe de conservation qui réside dans chacun de nous.

Un dernier obstacle est formé par le charme entraînant de l'étude. Cette passion qui emporte au-delà du but est tout aussi décevante, et par cela même tout aussi dangereuse que celle de la gloire, que celle de l'amour ou des richesses. Toutes ces passions ont commencé par se promettre des délices sans fin, des voluptés sans mélange. Il n'en est pas une qui n'ait produit de l'agitation, pas une qui ait su finir à propos, pas une qui soit morte sans convulsions, sans déchirements, sans la ruine du corps et de l'esprit. En toutes choses il faut considérer la fin.

CHAPITRE II

DES MOYENS DE MAINTENIR LA SANTÉ ET DU MOYEN LE PLUS EFFICACE D'OBTENIR CE RÉSULTAT

Rien de trop; — Trois points à considérer : se bien connaître, connaître les agents modificateurs, connaître enfin leur mesure et l'action sur l'économie.

Rien de trop. — En réfléchissant sur ce qui vient d'être dit, on voit combien l'application de préceptes aussi simples que salutaires, est parfois difficile pour des hommes remplis d'ailleurs de jugement et d'esprit : ils ne veulent pas, ils ne savent pas ou ils ne peuvent pas les mettre en pratique, voilà la vérité. Et cependant, ils n'en continuent pas moins les efforts d'intelligence dont les funestes conséquences sont à peu près inévitables. Bientôt la santé se flétrit, les maladies surviennent, guérissent, reviennent, s'enracinent et la constitution s'altère; dès lors les organes sont dans un état d'angoisse perpétuel, les forces baissent, l'esprit s'affaiblit, la main se sèche sur l'œuvre entreprise, les travaux s'interrompent, et tout en détruisant son avenir, l'existence présente est rendue douloureuse et insupportable. Les exemples fourmillent à l'appui de ces considérations, mais ensevelis dans le silence ou l'intimité des familles, ils ne sont bien connus que des médecins et des amis. Pour éviter tant de maux, n'est-il donc aucune règle de direction et de conservation. A Dieu ne plaise que l'art de guérir soit aussi dépourvu de moyens de salut. Mais le difficile est de savoir en faire usage. Expliquons-nous : beaucoup de personnes s'imaginent qu'un peu de bon sens, aidé d'un peu d'expérience, suffit dans la plupart des cas. Mais le temps et les faits démentent bientôt les espérances étayées d'un si frêle appui. Pourquoi cela? c'est qu'autant il est aisé de donner un principe général et par conséquent vague, autant les applications particulières en sont difficiles et embarrassantes. « La modération en tout, » s'écrie le vulgaire des philosophes; soyez toujours modéré. Voilà, certes, une règle excellente et à l'abri de toute contestation; mais en définitive, que sera cette modération conservatrice? un principe relatif à l'état du sujet, de l'individu. En ce cas le principe souffre des modifications infinies, car l'harmonie dynamique des fonctions est toujours individuelle. Tant que les hommes ne seront pas organisés de la même manière, que leurs actes vitaux ne seront pas uniformes, que leurs passions, quoique les mêmes, produiront des effets différents dans leurs proportions, tant que la constitution physique, l'influence du climat, du sexe, de l'éducation, du tempérament, ne seront pas exactement les mêmes dans chaque individu; bien plus, tant que ce même individu éprouvera des modifications produites par les saisons, les âges, les maladies, les habitudes, modifications extrêmement variées, la modération ne sera jamais que conditionnelle. Or, réfléchissez maintenant s'il est facile d'être modéré comme on l'entend, et comme on doit l'être. « Rien de trop. » Cette maxime qui s'étend à tout est donc subordonnée aux principes de notre art, parce qu'elle est constamment relative aux individus. La santé consiste dans l'équilibre parfait entre la mesure d'action de nos organes et les exigences raisonnables et artificielles de nos besoins. Mais cet équilibre n'a pas de point fixe et absolu; ce qui convient à l'un ne convient pas à l'autre; ce qui est utile à celui-ci est nuisible à celui-là. Tel homme résiste aux fatigues corporelles, et tel autre aux travaux de la pensée; ce qu'on peut regarder comme de la modération chez un individu, est excès chez un autre. On voit donc que non seulement le tempérament en général, mais les particularités de ce tempérament et les modifications qu'il a éprouvées ou peut subir encore, sont la source principale où il faut puiser les véritables principes de l'hygiène de chacun. C'est sur cette base qu'il convient d'élever l'édifice de la santé (1). Les anciens avaient à cet égard des idées pleines de justesse, parce qu'elles étaient fondées sur l'exacte observation des faits. Ecoutons Cicéron.

Valetudo sustentatur notitiâ sui corporis, et observatione; quæ res aut prodesse soleant, aut obesse. Postremò arte eorum quorum ad scientiam hæc pertinent.

Ce passage renferme toute l'hygiène en abrégé. D'abord, la connaissance de son tempérament, de son être physique, puis l'observation de ce qui peut être utile ou nuisible, c'est-à-dire le degré d'action des modificateurs qu'une économie donnée peut supporter. Pour observation plus profonde, plus délicate, il n'y a que le médecin et le médecin bien choisi qui peut vous y aider.

Trois points importants à considérer : se connaître soi-même, connaître les agents modificateurs, connaître enfin leur mesure d'action sur l'économie.

Vous donc qui faites *réellement* cas de la santé, qui désirez concilier les soins de sa conservation avec vos travaux habituels, qui voulez bien sincèrement vous en occuper, examinez, pesez, méditez bien les trois points suivants :

(1) Galien prétendait que la connaissance parfaite des tempéraments l'égalerait aux dieux. Huarte, médecin de Philippe II, dit que cette connaissance intime des organisations individuelles, exigerait les lumières d'une nature angélique. (*Note de R.-P.*)

1° Quelle est la constitution que vous a donnée la nature, c'est-à-dire quel est en vous l'être modifiable et impressionnable? Sur quelle *trame* première les phénomènes organiques ont-ils lieu? De plus, en quoi consiste la *spécialité* de votre constitution ou l'idiosyncrasie? car cette dynamométrie vitale individuelle est la mesure de l'énergie, de la faiblesse, de la coordination ou de l'état réfractaire des fonctions dans leur état normal ou anormal.

2° Quels sont les moyens capables de modifier cet être, ce tempérament quelconque, moyens capables de donner aux phénomènes organiques des impulsions différentes: Cet objet comprend tout ce qu'on nomme les *matériaux de l'hygiène*.

3° Quels peuvent être sur l'organisme les résultats de l'action plus ou moins intense, plus ou moins prolongée, de ces modificateurs, en un mot, quelle est leur influence sur l'économie?

L'examen de ces trois propositions a pour but d'obtenir une balance exacte des forces et des résistances, une application aussi juste que possible des choses utiles et des choses nuisibles à une constitution quelconque, d'arriver enfin à une *moyenne proportionnelle*, capable de diriger dans l'exercice des facultés de l'économie. Comme il s'agit toujours d'établir entre l'action des agents modificateurs et la réaction organique, un équilibre favorable à la santé, je voudrais que quiconque se livre aux pénibles labeurs de l'intelligence, se dise après une étude sérieuse et approfondie de lui-même : Voilà mon tempérament, robuste, faible, fort, sain ou malade et épuisé ; d'un autre côté, voici ma position, mes ressources dans le monde, le climat que j'habite, le régime que j'observe, et surtout les travaux que j'entreprends. Voici, de plus, ce que l'expérience m'a appris convenir à mon bien-être organique, les maladies que j'ai éprouvées, et auxquelles je suis prédisposé par ma constitution. Certes, personne ne doute que cette évaluation faite avec une justesse approximative ne donnât les résultats les plus satisfaisants pour établir une règle de conduite hygiénique et salutaire; il ne s'agit plus que de réfléchir, ce qui est facile aux bons esprits et de vouloir se soumettre et suivre avec exactitude et persistance la règle qu'on s'est tracée. Penseurs de toutes les classes, de toutes les conditions, de toutes les fortunes, croyez-moi, ne négligez pas ces utiles vérités. Un philosophe disait, il faut que la Sagesse ait toujours les *jetons à la main*. Il ne peut pas y avoir d'occasion plus importante que celle dont nous parlons. Il s'agit d'un fonds qui rapporte un immense intérêt : la santé, le bien-être, le repos du corps, la vigueur de l'esprit, la pleine jouissance et le libre essor des facultés intellectuelles, la certitude de voir la fin de ses travaux et d'en obtenir le prix. Que faut-il de plus?

Si cette *science de soi-même* était généralement

adoptée, combien de maux n'éviterait-on pas, parce qu'on saurait ou les prévenir ou les faire avorter! On ne verrait plus des hommes, d'ailleurs sensés, tantôt entreprendre ce que leur tempérament leur refuse, tantôt épuiser de bonne heure leur vigueur originelle, violenter la nature, puis lui demander des faveurs. Bien rarement aussi, on aurait le triste spectacle de ces maladies cruelles, de ces longues luttes avec la douleur, qui usent l'existence des hommes méditatifs. Ce *vivre coliqueux* dont Montaigne se plaint si souvent, pouvait certainement être adouci par un bon régime, et c'est à tort que le philosophe blâme ici la médecine. Dès l'instant qu'on se renferme dans les limites de son tempérament spécial, on peut choisir un plan d'hygiène convenable; alors il est possible d'appliquer avec justesse, le grand principe de la modération qui a pour effet de conserver la force vitale au grand profit du maintien de la santé et de la prolongation de la vie.

Quelques personnes diront : Un peu de bon sens et de réflexion doit suffire pour se diriger soi-même, c'est perdre son temps de l'employer à de pareilles recherches : ainsi raisonne l'imprudent. Si vous restez étranger à la constitution qui vous est propre, comment acquérir cette connaissance des choses qui sont en rapport avec votre organisation et des choses qui lui répugnent? Une expérience superficielle ne peut être ici qu'une aveugle et dangereuse routine.

Aveugle, parce qu'elle ne se guide pas sur une longue suite d'essais sur soi-même; dangereuse, parce que ces essais incomplets et mal dirigés, doivent amener de fâcheux résultats. Ajoutons que cette espèce d'empirisme devient inutile, quand la constitution, modifiée par l'âge, les maladies, les habitudes sociales, etc., etc., exige aussi un changement d'action des moyens hygiéniques. Recommencera-t-on alors à chercher, à expérimenter de nouveau le mode prédominant de l'action organique? on voit où cela peut conduire. Revenons-en donc au moyen que nous avons proposé, à l'étude approfondie de soi-même, c'est le chemin le plus sûr, le plus court, et même le plus facile.

CHAPITRE III

ÉTUDES DE TEMPÉRAMENT

Étudier un tempérament; — L'habitude extérieure; — Les fonctions de nutrition; — Le jeu de la respiration; — L'impulsion circulatoire; — Les organes en particulier; — Les maladies accidentelles et les maladies héréditaires; — Les habitudes acquises; — Influence du moral sur le physique.

Étudier un tempérament. — Cette étude compliquée consiste à rechercher les causes organiques et les conditions d'une série d'actes vitaux prédominant chez un individu, ou pour autrement dire, c'est parvenir à connaître la force ou la faiblesse de certains organes et par conséquent des fonctions qu'il est dans leur rôle d'exécuter.

Cette étude conduit à évaluer la puissance organique qu'on a en soi, puissance capable de repousser ou de faire tourner au profit de l'économie les agents qui la modifient. Mais comme cette puissance organique a des limites plus ou moins étendues, une activité plus ou moins grande, il en résulte que ces recherches doivent être faites, non seulement sur un individu pris en général, mais sur chaque individu pris en particulier. Chacun de nous a son type, sa nuance de tempérament, sa spécialité d'*être* qui n'est qu'à lui, ne réside que dans sa propre contexture organique, bien qu'on ait établi avec raison des groupes généraux de tempéraments. Nul homme, comme on l'a dit, ne ressemble exactement à un autre homme par le tempérament, pas plus qu'il ne lui ressemble par la figure ou par le caractère, la physionomie de l'âme. Cela posé, c'est donc ce tempérament individuel, ce mode vital particulier, qu'il faut étudier et connaître. Quoiqu'il y ait ici un vaste champ d'investigation, nous nous bornerons à quelques règles générales.

L'*habitude extérieure.* — La force et la masse du corps ne sont point les garants de la santé; c'est de la proportion des organes et de leur harmonie qu'elle dépend principalement. Ainsi, le volume de la tête, la longueur ou l'épaisseur du cou, la stature plus ou moins élevée, la juste ampleur de la poitrine et de l'abdomen, la force ou la faiblesse des membres, la fermeté ou la mollesse des chairs, la saillie des extrémités articulaires, la couleur de la peau et des poils, les traits de la figure, et notamment l'état des yeux, le timbre de la voix, les gestes, le marcher, etc., tels sont les sujets principaux de cette division.

Les *fonctions de nutrition*. — La digestion et le cercle entier de ses phénomènes. Ce point est capital. Quiconque digère mal ne peut espérer ni une santé stable, ni une longue vie. Toutes les probabilités sont contre lui.

Le *jeu de la respiration*. — Une poitrine large ou resserrée, à son mat ou très sonore, une haleine courte ou un souffle étendu, doivent être pris en considération. Le caractère d'une bonne poitrine, en général, est de pouvoir monter assez rapidement une colline ou un escalier, bien plus encore, si en montant, on peut parler ou chanter, la règle est infaillible.

L'*impulsion circulatoire*. — Les mouvements du cœur, la lenteur ou la précipitation du pouls, son irrégularité habituelle ou extraordinaire, la nature du sang, plastique ou fluide, pâle ou très coloré, ne doivent pas être oubliés.

Les *fonctions de relation*. — Rechercher avec soin qui prédomine du système contractile ou du système sensible; quel est le mode habituel de la sensibilité; quels sont les agents qui l'excitent avec plus de facilité et d'intensité. C'est sur ce pivot que roule presque toute la vie; de là son extrême importance pour la santé.

Les *organes en particulier.* — L'étude générale de la constitution ne suffit pas; il est indispensable d'examiner un à un les organes les plus importants; il faut tâcher de découvrir le plus faible, le plus irritable, le plus fatigué, parce que celui-là est à coup sûr le plus menacé. Rappelez-vous que tout organe qui donne au *moi* la conscience de son existence, est un organe malade ou qui ourdit une maladie devant éclater tôt ou tard. Cet organe exige donc une surveillance particulière; car, dans la république organique comme dans l'ordre social, c'est le cri du faible qui appelle sur lui l'attention protectrice du pouvoir.

Les maladies accidentelles et les maladies héréditaires. — Quelles sont celles qu'on a éprouvées même dans l'enfance, celles qui menacent sans cesse d'envahir l'économie, enfin les modifications qu'elles ont pu imprimer à la constitution. Telles sont les questions auxquelles il faut s'attacher à répondre.

A quelques exceptions près, on hérite du tempérament des auteurs de ses jours; par conséquent, on est enclin aux mêmes maladies, aux mêmes affections. Napoléon mourut de la même maladie que son père.

Il y a plus, il est démontré que quand les parents dont on est issu ont poussé loin leur carrière, il en résulte une grande probabilité de longévité pour les enfants, toutes choses étant égales d'ailleurs.

Les *habitudes acquises*. — Analyser avec soin les changements qu'elles ont apportés au tempérament. La loi physiologique des habitudes et ses conséquences hygiéniques seront examinées plus loin. En attendant, nous signalons leur force immense sur le corps humain ; rien ne le modifie plus sûrement, plus profondément. On a dit qu'elles formaient une seconde nature ; un philosophe prétend même que la nature n'est qu'une première habitude.

Influence du moral sur le physique. — Autant cet examen est essentiel, autant il présente de difficultés. Calculer avec précision, s'il était possible, le degré d'influence des idées, des sentiments, des passions sur l'économie, serait en effet le *summum* de la philosophie médicale. Quoi qu'il en soit, il faut tâcher de résoudre approximativement le problème, et le résoudre avec courage et franchise, sans vanité, sans fausse mesure, sans illusions. Il importe de descendre dans le sanctuaire du for intérieur, d'y examiner à nu le cœur et l'esprit, ces puissants ressorts de la vie, dont l'influence est si grande sur la santé et le bonheur. Ainsi qu'on ne connaît les désordres de la tempête que quand le calme est rétabli, de même on ne peut guère apprécier les impétueuses commotions de l'âme que lorsque la raison a repris le timon. Ajoutons que le diapazon de la sensibilité variant dans chaque individu, on remarque également d'énormes différences dans les effets produits par l'activité morale. Chez l'un, l'âme ébranle à peine le corps, la passion ne s'élevant qu'à une faible hauteur. Touchez le pouls, les pulsations en sont égales, le cœur bat à l'aise dans la poitrine, le sang est resté froid. Chez un autre, au contraire, le cœur bondit ou s'arrête, les nerfs se crispent, les muscles se contractent involontairement, la bile coule à flots, les cheveux blanchissent, etc.; quelquefois même l'impression est telle, que la mort frappe en même temps que l'idée de douleur ou de plaisir extrême a pénétré dans le cerveau.

Il faut encore remarquer que toute passion, dans son paroxysme, double et triple les forces organiques. Il n'y a pas de corps faible avec un sentiment très exalté; mais alors plus les forces s'élèvent, plus rapidement elles se consument, la réparation étant rarement aussi complète que la déperdition (1).

L'essentiel est de bien saisir le caractère dominant

(1) Que d'exemples ne pourrait-on pas citer à l'appui de ces principes! En voici un assez remarquable. Une jeune dame, faible, nerveuse, délicate au plus haut degré, pouvait à peine soutenir son existence. Son enfant est atteint d'une maladie grave ; pendant un mois, elle lui prodigue jour et nuit les soins les plus attentifs, les plus assidus. Jamais, pendant ce temps, elle n'éprouva le

du tempérament; ce point obtenu, le reste est facile, car tout ce qui tient à l'homme dérive d'une seule source; une même force *a voûté le crâne et l'ongle de l'orteil.* Ce n'est pas sans quelque raison que Lavater dit avoir reconnu, en présence de Zimmerman, le caractère d'un homme « à la tournure de son coude. » Tout est donc homogène dans un individu donné, la forme, la couleur, les cheveux, la peau, les veines, les nerfs, les os, la voix, la démarche, les manières, le style, le geste, les passions. Il y a une sphère d'activité dans laquelle se meuvent les facultés, sphère corrélative à l'action organique, en raison de l'harmonie, principe inépuisable de toutes les existences possibles, et de l'unité, qui fait que le corps humain, admirable synthèse, répugne comme l'univers à toute décomposition.

Mais les investigations dont nous avons parlé étant faites sur le tempérament et ses particularités, il faut conclure, et faire en sorte d'avoir sans cesse présent à l'esprit le tableau fidèle de la constitution et des forces dont la nature nous a doué. Voilà le guide qu'il ne faut jamais perdre de vue; car la sagesse bien entendue consiste à savoir ce que l'on est, ce

moindre accident; jamais sa santé ne parut plus ferme et plus brillante. Enfin l'enfant se rétablit. « Que je suis heureuse! » s'écrie cette bonne mère les larmes aux yeux. A l'instant elle éprouve une défaillance, tombe et meurt : le principe de vie était entièrement consumé. (*Note de R.-P.*)

que l'on peut et ce que l'on doit faire. Ce n'est pas tout, il est indispensable de se livrer à un nouvel examen au bout d'une période de temps donnée, afin de juger les modifications survenues pendant cette époque. C'est l'estime du vaisseau qu'il s'agit de relever : plus sa course a été longue et orageuse, plus sa structure doit être ébranlée, fatiguée; assurez-vous-en. Mais c'est perdre son temps, objectera-t-on, à des études frivoles et presque honteuses pour un homme d'esprit, surtout s'il se pique de philosophie. Croyez-nous, on paye cher une pareille méprise de l'amour-propre. D'ailleurs, ces recherches exigent plus d'attention et de soin que de temps, surtout quand on est aidé par un médecin instruit et pénétrant. Pesez à la balance de la raison les avantages de cette méthode avec les résultats de son oubli, et prononcez.

En résumé, la connaissance de soi-même est la première base de la santé; or, se bien connaître soi-même, c'est savoir avec précision ce qu'on a été, ce qu'on est et ce qu'on peut devenir; c'est le mérite d'apprécier avec justesse, sa vie, son être, d'en approfondir tous les secrets, d'en juger les habitudes, d'en peser les résultats, d'en estimer le bien et le mal. Il faut donc s'environner, se pénétrer de tout ce qu'on connaît d'utile, de sain, de nuisible, de bon à sa propre économie, sans oublier pourtant que le trop de soins conduit à la susceptibilité, par conséquent à des soins de plus en plus exigeants, minutieux, impraticables, et finalement impuissants, à l'insupportable pli d'une feuille de rose. La santé est une plante délicate qui a besoin de culture, mais à laquelle sont indispensables le soleil, la lumière, et l'air pur.

CHAPITRE IV

DES EFFETS D'UNE BONNE MÉTHODE HYGIÉNIQUE; PREUVES A L'APPUI

Par des soins bien réglés, on peut obtenir un bon tempérament; — Exemples : Newton, Fontenelle, Voltaire; — Autres exemples : Auguste Hobbes, Michel Ange, Buffon, Daubenton; — Règles tirées de ces divers exemples.

Par des soins bien réglés, on peut se faire un bon tempérament. Un homme se plaignait à Auguste de l'indigence où le goût du plaisir l'avait réduit. *Vous vous êtes éveillé bien tard,* lui répondit l'empereur. Ne pourrait-on pas faire cette réponse pleine de sens aux hommes qui longtemps oublieux de leur santé, s'aperçoivent enfin qu'elle est ruinée sans ressource et que leur existence est à jamais flétrie. Un peu de réflexion sur eux-mêmes, un léger degré d'attention et de persévérance, et ils auraient évité des maux infinis. Loin de là, la fumée de la gloire, les soins de la fortune, les hochets de l'ambition, voilà l'éternel objet de leur culte, l'unique but de leurs pensées, de leurs travaux, de leur veilles, de leurs sueurs. Mais la nature est inflexible; tôt ou tard ces insensés recueillent ce qu'ils ont semé ; et comme dit un poëte espagnol, ils entassent pour l'avenir des soupirs et des chagrins. La santé imite rarement la fortune, elle ne se donne guère à des gens qui en font un mauvais usage, mais elle reste volontiers avec celui qui en sent le prix; elle exige peu et donne beaucoup. Nous avons la conviction que si la plupart des penseurs employaient à la conserver, la *dixième* partie des soins qu'ils apportent au plus mince de leurs ouvrages, très rarement auraient-ils le chagrin de l'avoir perdue. Bien plus, quand les forces sont affaiblies, on peut encore longtemps les ménager et les soutenir. Il y a un art de digérer avec un mauvais estomac, de se conserver, de vivre, malgré certaines maladies, comme un pilote conserve son vaisseau au milieu des écueils. C'est ainsi qu'on se compose à la longue une constitution artificielle, une espèce de tempérament philosophiqne, si l'on peut ainsi s'exprimer. Mais pour y parvenir, il est important de bien juger ce qui reste de vigueur ; il faut que tout soit mesuré au poids de la raison, sanctionné par l'expérience, ratifié par le tempérament. Le célèbre ministre de Lionne, mourut par excès de diète, tout en voulant suivre le régime du Vénitien Cornaro.

Exemples : Newton, Fontenelle, Voltaire. — On

a cité, avec raison, beaucoup de grands hommes dont la carrière fut longue, malgré les excessifs travaux auxquels ils se sont livrés; mais il fallait en même temps examiner jusqu'à quel point ils ont poussé l'art de vivre et de soutenir leurs forces. Nous ne craignons pas de l'assurer, tous ont adopté un régime conforme à leur manière d'être et au but qu'ils se proposaient d'atteindre. Une chose digne de remarque, c'est que la plupart étaient d'une faible constitution. Quoique mal trempés, les ressorts de la vie ne se sont rompus que bien tard, parce que l'ordre de leurs mouvements fut toujours rapproché autant que possible de celui de la nature. Par là, ces hommes illustres ont obtenu deux avantages inappréciables : le premier, de conserver leur santé, le second, de mettre le sceau à leur gloire en achevant leurs immortels ouvrages. Citons quelques exemples remarquables, pris parmi les octogénaires (1). Un des premiers qui se présente est Newton. Le nommer, c'est rappeler une des plus

(1) La plupart des historiens et des biographes abondent quand il est question des ouvrages, des principes, des systèmes, des actions d'éclat, du costume officiel, mais ils se taisent quand il s'agit de ce qu'on appelle le négligé de la vie domestique, précisément ce qui révèle l'homme, en écartant le masque du personnage. *Guetter* les grands hommes aux petites choses, comme dit Montaigne, est pourtant le seul moyen de les bien connaître. Il n'y a peut-être que les lettres particulières écrites dans l'intimité, qui puissent donner la clé de certains caractères.

(*Note de R.-P.*)

vastes intelligences qui ont honoré l'humanité. Mais malgré les hautes facultés dont Newton fut doué, à quelles études immmenses ne s'est-il pas abandonné! dans quel abîme de méditations n'a-t-il pas plongé son esprit pour y découvrir la vérité et la mettre en lumière! quelle tension cérébrale! quelle continuité d'exaltation nerveuse! Il y avait des instants, au rapport de ses biographes, où sa pensée était tellement élevée et perdue dans l'abstraction, qu'on l'aurait dite séparée de son corps. Quelquefois en se levant de son lit, il se rasseyait tout à coup, saisi par quelque idée dominante, et il restait là des heures entières à moitié nu, suivant toujours la pensée qui l'occupait. On connaît son mot sur le secret de ses grandes découvertes, *en y pensant toujours;* c'est ce qu'il appelait encore une pensée patiente qui triomphe de tout. Eh bien! malgré de pareils travaux et l'espèce de prostration morale qui en fut le résultat, Newton a vécu quatre-vingt-cinq ans, sa santé fut rarement altérée, il ne se servit jamais de lunettes, et ne perdit, assure-t-on, qu'une seule dent. On croit rêver en lisant de pareilles choses; cependant les faits suivants donnent l'explication de ces phénomènes.

Newton était né faible, délicat, et il le savait; il ménagea donc ses forces autant qu'il put, les réservant pour les sujets de ses études. Sa vie fut toujours simple et son régime sévère; il ne vécut presque que de pain trempé dans un peu de vin, pendant ses expériences sur l'optique. On prétend que son habit était toujours de même tissu, quelle que fut la saison. Aussitôt que ses occupations le lui permettaient, il prenait de l'exercice. Doux, affable, modeste, le calme de sa figure, la simplicité de ses manières, contrastaient singulièrement avec sa haute réputation. Mais ce qui influa davantage sur son bien-être, c'est qu'on ne lui a point connu de passion ; celle même de la gloire était en lui très modérée. Ayant éprouvé quelques tracasseries, il se repentit de s'être fait connaître et d'avoir sacrifié à une vaine ombre, son repos, *rem prorsùs substantialem*, selon ses expressions. Aussi ne fut-ce qu'après la mort de Hooke, son rival et son ennemi, qu'il publia la totalité de ses travaux. Nommé membre du parlement, la fièvre de l'ambition ne le tourmenta jamais. Soit timidité, soit prudence, comme on l'a remarqué, il ne parla que deux fois : l'une, dans une affaire de peu d'importance; l'autre, pour se plaindre qu'il y avait un carreau de vitre cassé, ce qui refroidissait beaucoup l'atmosphère. Malgré l'importance de ses recherches, il savait suspendre son travail quand il se sentait par trop fatigué. Il y a plus, c'est que les dix dernières années de sa vie, il cessa même, comme je l'ai dit, de s'occuper de mathématiques.

Fontenelle tint, pendant cinquante ans, le double sceptre des sciences et des lettres; il travailla constamment, passa sa vie à la cour du régent avec les grands, les gens de lettres et les savants de son temps. Il fut homme de lettres et homme du monde, ami de tous les plaisirs, de toutes les jouissances; cependant sa santé resta presque inaltérable. Il a beaucoup écrit; son bonheur fut aussi constant que sa vie fut longue, et il a vécu un siècle. Quel fut donc son secret? économiser son existence, étendre avec art sur toute sa vie, la portion de bonheur qui revient à chacun de ses instants; en un mot, mettre en pratique ce qui n'est souvent chez les autres qu'en théorie. Il dut en partie sa longue vie à sa sagesse, sans rien retrancher sur ses plaisirs, sachant toujours écouter la nature, en se gardant bien de lui imposer des efforts. Une chose qu'il se dit de bonne heure à lui-même, est qu'on doit regarder la santé comme l'*unité* qui fait valoir tous les zéros de la vie; il fit donc son possible pour la conserver, et il y parvint, toutefois sans s'assujettir à un régime superstitieux. Sa complexion était faible; il avait la poitrine très délicate, l'estomac bon, et il se conduisait en conséquence. Se réfugiant dans la tempérance, cet asile protecteur de la santé, il porta la sobriété jusque dans la sagesse même. Aussi, depuis sa naissance jusqu'à sa *difficulté d'être*, n'éprouva-t-il qu'une seule maladie, à l'âge de cinquante ans; il diminua dès lors sa nourriture et ne prit, par jour, qu'une seule tasse de café.

Sa vie de chaque journée était réglée d'avance, et

il s'écartait rarement du plan tracé depuis longtemps. Les heures de ses repas, de son travail, de son sommeil, de ses récréations, de ses lectures, étaient arrêtées avec soin et précision. Tour à tour, mondain et solitaire, toujours maître de lui, toujours tranquille dans le tourbillon du monde, il avait imprimé aux phénomènes de son organisation un mouvement tellement égal, uniforme, régulier, que ce mouvement se perpétuait ainsi de jour en jour, d'année en année. Fontenelle existerait encore, si chaque pas fait dans la vie n'en était un vers le tombeau; aussi sa mort survint-elle sans douleur, sans effort : la pendule avait cessé d'osciller.

Loin de macérer son corps pour augmenter l'énergie de son esprit, folle et dangereuse prétention, ce philosophe ménageait les forces du premier pour augmenter celle du second. A cet égard, ses maximes étaient assez simples : ne manger que modérément, et, s'abstenir tout à fait de nourriture si la nature y répugnait; ne pas composer quand le travail déplaisait; ne passer aucun jour sans travailler, et ne jamais travailler un seul jour avec excès; enfin, rester toujours gai, car sans cela, disait-il, à quoi servirait la philosophie? Sa surdité même ne le rendit point triste. On sait que quand on parlait devant lui, il demandait seulement le sujet de la conversation, ce qu'il appelait *le titre du chapitre.*

Ce système de vie, dira-t-on, devait peu coûter à

Fontenelle, d'un caractère personnel, d'une constitution froide. On a tant répété ces assertions, qu'on a fait un odieux égoïste de cet homme célèbre; l'exagération est ici formelle et palpable. Sans doute Fontenelle n'avait pas une imagination ardente, un tempérament fait pour les grandes passions. Mais l'homme qui sut vivre avec les grands sans les flatter bassement, qui fit du bien secrètement à ses ennemis, tout en jetant sans les lire, leurs écrits satiriques, dans un grand *bahut*, qui jamais ne donna « le plus petit ridicule à la plus petite vertu, » qui seul refusa courageusement sa voix, quand il fut question d'exclure de l'Académie française le vertueux abbé de Saint-Pierre, avait-il donc un cœur aussi insensible et aussi personnel qu'on le dit? C'est une contradiction choquante et inadmissible. Fontenelle fut bon par principes, et sa sagesse était aussi bien le fruit de sa raison que de son tempérament. Son petit *Traité du bonheur* modèle en ce genre, indique à tous la route qu'on peut suivre à son imitation.

Veut-on un exemple plus frappant encore que les précédents, de la puissance d'un plan hygiénique bien conçu? C'est celui de Voltaire. Il ne s'agit, comme on doit le croire, ni de ses ouvrages ni de ses opinions; nous ne considérons ici cet homme célèbre que sous le rapport purement médical. Personne n'ignore que le jeune Arouet était né si faible, qu'on n'espérait pas qu'il vécût, et il conserva toute sa vie l'empreinte de cette frêle organisation primitive. Ce n'est pas sans raison que lui-même s'étonnait d'exister, assurant qu'il avait passé sa vie à mourir. Par les progrès de l'âge, Voltaire acquit un tempérament bilieux sec, ardent, volcanique. Il eut cette irritabilité maladive si commune chez les penseurs, et la cause chez lui de ses impatiences, de ses chagrins, de ses violences. Aussi ne jouit-il jamais d'une santé merveilleuse, sa Correspondance en fait foi. C'est toujours le vieux, l'éternel malade; il écrit de son tombeau, il n'est plus qu'une ombre, dans peu de jours on couvrira de terre son squelette parisien, etc. Ses souffrances n'étaient pas jouées, elles ont été longues et réelles. A vingt-neuf ans, il fut atteint d'une petite vérole extrêmement grave (1). Une affection scorbutique qui lui fit perdre de bonne heure toutes ses dents, le tourmenta beaucoup; il fut sujet aussi à des coliques

(1) A cette époque, en 1723, on ne connaissait pas encore bien la vraie méthode de traiter cette maladie par les rafraîchissants et même par la soustraction du sang, dans certaines conditions. Beaucoup de médecins recouraient aux cordiaux et aux toniques; mais *Gervasi*, médecin de Voltaire, n'employa que la saignée et la limonade, méthode dont le malade se loue beaucoup, et à laquelle il dut en effet son salut. J'ai souvent pensé que si Gervasi eût sacrifié à l'ancien préjugé médical, c'en était fait de Voltaire. Que l'on calcule maintenant les conséquences de cette mort prématurée. La direction des idées du XVIIIe siècle eût sans doute été différente, la révolution française n'aurait peut-être pas éclaté, etc., etc.

(*Note de R.-P.*)

opiniâtres. « En composant, dit-il, je tenais mon ventre à deux mains, et ensuite ma plume. » D'autres maux, tels qu'un érésipèle qui reparut souvent, une sciatique opiniâtre, un rhumatisme goutteux, des ophtalmies répétées, ne lui laissaient que bien peu de relâche. Qu'on ne s'étonne donc plus de ses plaintes réitérées sur l'état de sa santé. Cependant, malgré des maux continuels et sans cesse renaissants, Voltaire remplit l'Europe de son nom, écrase tous ses rivaux, exerce une influence despotique sur les idées de son siècle; il publie soixante-dix volumes, écrit en deux jours, et à quatre-vingts ans, les *Filles de Minée*, fait deux ans plus tard, la tragédie d'*Irène*, et parcourt presque entièrement une carrière de dix-sept lustres. Il se vante même d'avoir survécu à tous ses contemporains les plus robustes, et même à ses médecins. De quelque côté que soit vu cet homme, était-il donc dans sa destinée de paraître extraordinaire? Notons quelques détails sur sa vie privée. Son esprit vaste et facile s'appliquait à tout, aux plus petits, comme aux plus grands objets, et sa santé, son bien-être physique, ne furent pas oubliés. Quoiqu'il assure le contraire, il n'était certainement pas de ces gens de lettres qui disent : *J'aurai du régime demain;* loin de là, il s'en traça un excellent, et il y resta fidèle. Selon son expression, « il faisait son corps tous les matins, » et il le faisait capable de résister aux fatigues d'un travail opiniâtre. Jeune ou vieux, chez lui, à la table des grands ou des rois, jamais il ne s'écarta des règles d'une stricte modération. L'abus du café l'ayant fatigué, il le mélangea de chocolat, préparation excellente qu'on devrait généralement adopter. Il assurait d'ailleurs que les aliments et les boissons qui servent de remède, avaient seuls prolongé sa vie, et il en donnait pour preuve, que ne pouvant plus digérer, il prit pour tout aliment, pendant une année, de la bouillie faite avec la fécule de pomme de terre et du jaune d'œuf, substances en effet très digestibles et très nourrissantes. Hémorroïdaire et sujet à la constipation, il lutta toujours contre cette fâcheuse disposition, sachant très bien quelle était son influence sur la santé. Les plus doux laxatifs furent employés par lui, mais il donna la préférence à la casse, d'après le conseil de Tronchin. On connaît ce vers de Delille :

> La casse prolongea les jours du vieux Voltaire.
>
> (*Les trois règnes.*)

Condenser par la méditation les forces de l'esprit, c'est en augmenter prodigieusement le ressort, mais malheur à celui qui en abuse.

Voltaire recourait à trois moyens pour contrebalancer les funestes effets de cette pratique : l'exercice corporel, qu'il aimait beaucoup, les distractions du monde et le changement d'objet dans le travail. Il y avait, dit-on, cinq pupitres dans son cabinet sur lesquels étaient commencés cinq ouvrages différents. Se sentant fatigué du travail de l'esprit, il trouvait le temps d'être architecte, agriculteur, jardinier ou vigneron. Il courait de son cabinet à son théâtre, à ses plantes, à ses vignes, à ses tulipes; de là il revenait à ses études, à ses travaux littéraires. Si pour lui la solitude avait des charmes, il ne rejetait pas non plus les plaisirs de la société, où la vivacité et le piquant de son esprit lui ménageaient toujours des triomphes. Aux Délices ou à Ferney, il passait souvent de son cabinet dans le salon de sa nièce. C'est alors que plusieurs personnes se trouvaient sur son passage, afin de pouvoir dire un jour : *Je l'ai vu.* Avide de toute espèce de gloire littéraire, Voltaire eut des envieux, des ennemis, et l'on sait qu'il fit une guerre acharnée aux uns et aux autres, mais ce ne fut pas toujours sans altérer sa santé. Cette vive sensibilité qui lui rendait insupportable toute critique, ébranlait continuellement son système nerveux, éminemment irritable; la bile âcre et caustique qui coulait de sa plume, réagissait douloureusement sur sa propre organisation. Toutefois, ce n'était que dans les premiers instants, car l'équilibre ne tardait pas à se rétablir (1). D'une

(1) Dans une lettre à son ami Thiriot, il se peint avec la plus frappante vérité :

Sans respect pour les grands et sans crainte du sort,
Patient dans mes maux et gai dans mes boutades,

part, cette organisation était souple et d'une singulière mobilité; de l'autre, comme nous l'avons déjà remarqué, il n'y avait point en lui de sentiments durables et profonds ; il s'appliquait même, et peut-être avec raison, à les effacer de sa mémoire. « Je trempe, disait-il, avec les eaux du Léthé, le bon vin que je bois à la santé de mes amis. » Il avait fait le matin la chasse au Pompignan, il se mettait au bain, se faisait lire les journaux, disait quelques plaisanteries, et tout était fini.

Pendant sa vieillesse, Voltaire redoubla de soins pour se conserver. On faisait du feu en tout temps dans son appartement, et il se couvrait d'excellentes fourrures de Russie. Pendant la rigueur de l'hiver, il prit le parti de ne plus sortir de chez lui ; il restait même au lit jusqu'à cinq ou six heures du soir. Ce lit, d'une extrême propreté, était couvert de livres. On voyait auprès, une table élégante sur laquelle se trouvait toujours de l'eau fraîche, du café au lait ou au

Me moquant de tout sot orgueil,
Toujours un pied dans le cercueil,
De l'autre faisant des gambades,

voilà l'état où je suis mourant et tranquille. (Correspondance, 1731.)

Toujours riant de ses maux, il écrit à d'Alembert :

« Votre estomac, mon cher ami, mon cher philosophe, ne peut pas être en pire état que ma tête. Ma petite apoplexie, à l'âge de quatre-vingt-trois ans, vaut bien vos déjections à l'âge de quarante ans. Mettons l'un et l'autre dans le même plat, vos entrailles et mes méninges, et offrons-les à la philosophie. » (9 mai 1777.)

chocolat, des marques de papier blanc et une écritoire, d'après de pareils soins, on peut présumer que cet homme célèbre eût fourni une carrière centenaire, s'il n'avait pas lui-même manqué à ses préceptes. Agé de quatre-vingt-quatre ans, il quitta le pays où il avait conservé si longtemps son repos, son indépendance et sa santé; il vint à Paris au milieu de l'hiver, et c'est avec raison qu'il dit à son vieil ami d'Argental : *J'ai interrompu mon agonie pour venir vous embrasser*. En effet, débile, usé par l'âge et les travaux, il ne put supporter les fatigues du voyage, encore moins les émotions vives et répétées qu'il éprouva à Paris. Des douleurs aiguës au col de la vessie et une rétention d'urine s'étant déclarées, il prit quelques doses trop fortes d'opium pour obtenir un peu de repos et de sommeil; mais il ne tarda pas à succomber. Ainsi vécut et mourut cet homme qui, pendant soixante ans, fatigua la renommée de son nom, qui fut loué et critiqué au delà de toute mesure, qui eut des statues, une apothéose, tout un peuple pour courtisan, et que des personnes superstitieuses, mais sensées au fond de leur superstition, ont cru n'être que l'esprit du démon ayant revêtu la forme humaine.

Autres exemples : Auguste, Hobbes, Michel Ange, Buffon, Daubenton, etc.

Les exemples seraient sans nombre pour démontrer cette vérité, que beaucoup d'hommes illustres auraient succombé de bonne heure, s'ils ne s'étaient astreints à un régime conforme à leur constitution et à leurs travaux. Quelques anciens ont aussi très bien connu l'art de conduire loin une santé. Après une longue énumération des infirmités d'Auguste, Suétone dit : « Ainsi, toujours débile, il ne supportait aisément ni le froid ni le chaud, *quare quassato corpore, neque frigora, neque æstus facile tolerabat.* Cependant, ajoute l'historien, il soutenait cette santé fragile par beaucoup de soins, *verùm tamen, infirmitatem magnâ curâ tuebatur.* » (*Aug.* — 82). Auguste vécut, en effet, soixante-seize ans.

Parmi les modernes, remarquons encore le célèbre architecte Wren. Son tempérament était très délicat; il semblait même dans sa jeunesse, disposé à la consomption ; mais par un plan de vie sage et réglé, il vécut jusqu'à quatre-vingt-onze ans.

La mère de Hobbes, effrayée, accoucha avant terme, et l'enfant était d'une extrême faiblesse : Hobbes vécut pourtant quatre-vingt-douze ans, et il écrivit quarante-deux ouvrages. Mais sa vie est un modèle de sobriété, de chasteté et de ménagements pour sa santé.

Quoique épicurien, Saint-Evremond ne se livrait qu'avec prudence à l'étude et aux plaisirs ; aussi à quatre-vingt-huit ans écrivait-il à Ninon de Lenclos : « Je mange des huîtres tous les matins, je dîne bien, je ne soupe pas mal ; on fait des héros pour un moindre mérite que le mien. »

Michel-Ange était en tout l'opposé de Saint-Évremond. Ayant reçu de la nature le plus beau génie et le tempérament le plus robuste, il conserva l'un et l'autre par une vie très frugale, une extrême continence, l'art de travailler sans trop fatiguer le corps. On connaît la multitude de ses chefs-d'œuvre, et sa vie a été de quatre-vingt-dix ans.

M. de Buffon n'eût pas des mœurs aussi austères que Buonarotti, mais il était d'une grande sobriété; l'exercice corporel le délassait de ses longs travaux de cabinet. Devenu vieux, il faisait chauffer dans l'hiver tous ses appartements à seize degrés, et il n'en sortait plus sous aucun prétexte pendant près de six mois. Le modeste Daubenton, son collaborateur, suspendait tout à coup ses travaux pour peu que sa tête se trouvât fatiguée; il s'amusait même à lire et à faire des romans, c'est ce qu'il appellait *mettre son esprit à la diète*.

On sait tout le soin que Kant apportait à sa santé. Qui ne connaît sa vie régulière, son régime exact, ses précautions minutieuses, ses règles d'hygiène, pour éviter de tomber malade? Un de ses biographes a écrit que la grande horloge de la cathédrale n'accomplissait pas sa tâche avec plus de régularité qu'Emmanuel Kant. Toujours levé à cinq heures et couché à dix, il prenait constamment de l'exercice dans la journée, ayant soin même de respirer par le nez, afin d'échauffer l'air qui pénétrait par les poumons. Jamais il ne mettait de jarretières, pour ne pas gêner la circulation. Le boire, le manger, le travail, l'exercice tout était réglé avec la même ponctualité. Il avait soin surtout de chasser toute idée qui aurait pu troubler son sommeil. Chaque soir, en se couchant, il s'enveloppait méthodiquement de sa couverture, et il se demandait : *Y a-t-il un homme qui se porte mieux que moi?* Ne frappons pas de ridicule ces minutieuses précautions : avec elles, Kant a vécu près d'un siècle, sain de corps et d'esprit : il est devenu l'un des chefs les plus honorés de la philosophie, ses travaux sont immenses, sa gloire et son nom impérissables.

Comparez maintenant la vie, la santé, la longue carrière de ces grands hommes à celles de beaucoup d'autres qui n'ont pas su ou voulu ménager leurs forces, diriger, exalter ou modérer à propos le feu qui était en eux. Pascal, Molière, Mirabeau, Byron, etc., furent malheureusement dans ce cas. Nous avons déjà parlé brièvement des premiers; quant au dernier, qui donc ignore l'étrange fougue de son caractère et de ses mœurs, sa bizarre manière de vivre, tantôt se plongeant dans toute espèce de voluptés matérielles, tantôt affectant une frugalité excessive. Dépasser tout, outrer tout, au physique comme au moral, était systématiquement son but et l'objet de sa vanité. Il eut des vertiges, des crises nerveuses, une sorte de débilité qu'il attribuait toujours à de la plénitude. « Depuis son arrivée en Grèce, il s'était constamment abstenu de toute nourriture animale, ne vivant que de pain et de beurre, de fromage, de légumes et de fruits. Poursuivi d'ailleurs de la frayeur d'engraisser, depuis sa première jeunesse, il se mesurait presque tous les matins le tour des poignets et de la taille; et quand il croyait voir accroissement d'embonpoint, il prenait une forte dose de médecine. » (*Mémoires de Lord Byron*, t. V, p. 422.) Pour éviter cet embonpoint, qu'il appelait une *hydropisie d'huile*, il souffrait la faim, ou bien il la faisait passer en avalant une oublie imprégnée d'eau-de-vie. Quel régime! quelle conduite pour un homme débilité, nerveux, vivant à Missolonghi, climat humide et malsain! Aussi Byron fut-il fauché par la mort à la fleur de son âge.

Pour objection à cette masse de preuves, on cite des personnes qui ont peu vécu, malgré un régime fort exact, et d'autres dont la carrière a été longue, bien qu'elles aient fait beaucoup d'excès. Est-il donc nécessaire de répondre que c'est toujours le très petit nombre qui se trouve dans ce cas? D'ailleurs, tel qui n'a pu parvenir qu'à cinquante ans, en se conduisant avec art et sagesse, n'eût peut-être pas dépassé trente ans, en vivant au hasard des circonstances; et tel autre, au contraire, a atteint à peine sa soixantième année, qui eût vécu un siècle, s'il n'avait pris le dangereux parti de s'abandonner à la vie sans la raisonner, sans l'observer, sans en calculer les chances. D'ailleurs, on acquiert en assez peu de temps ces douces et bienfaisantes habitudes tant recommandées par les sages qui se sont occupés du bonheur des hommes. « Si pour vivre longtemps, dit Adam Ferguson, il suffit de mener une vie active, sobre et régulière, le moyen est encore meilleur que le but, et si nous manquons celui-ci, nous jouirons au moins des grands avantages que doit nous procurer celui-là. »

Autre erreur : Vivre hygiéniquement, c'est vivre *trop régulièrement*; c'est asservir, c'est flétrir l'existence, c'est en rétrécir le cercle. Non, certes, la vraie médecine ne l'entend pas ainsi; elle rejette de ses préceptes l'exactitude et la précision tyranniques; elle brise la balance de Sanctorius; elle ne veut pas qu'on vive par doses réglées. Ses principes, toujours larges, généreux, sont fondés sur une immuable expérience. Elle voudrait convaincre tout penseur prudent et éclairé de l'indiscutable vérité des axiomes suivants.

Règles tirées de divers exemples. — Il faut s'attacher à maintenir les fonctions organiques dans un degré d'action qui contribue le mieux à leur harmonie, et par conséquent à déterminer et maintenir une constitution saine et vigoureuse.

Faire avec soin l'inventaire et l'estimation de ses forces, est la chose la plus importante de la vie; se bien persuader qu'en les employant outre mesure, on les détruit à jamais, tandis qu'elles se renouvellent en les ménageant.

Le travail de l'intelligence étant évidemment celui qui coûte le plus à l'économie, ne doit être pris que sur l'*excédent* d'une vigueur qui ne se produit que par intervalles; et quelque favorisé qu'on soit de la nature, il faut bien se garder de dire : « Là où il y a tant, il doit encore y avoir davantage. »

Toutes choses égales d'ailleurs, un régime doux, une vie réglée, des habitudes simples et modestes, mettre de la tempérance en tout, même dans ses études et dans ses travaux, sont autant de chances pour la santé, trésor dont la folie seule méconnaît le prix.

Indépendamment de cette règle générale, chacun doit étudier, connaître et pratiquer ce qui convient le mieux à son tempérament et aux spécialités qui lui sont inhérentes.

Dans toute position sociale, quelle qu'elle soit, il y a une direction plus ou moins juste, un emploi plus ou moins judicieux et salutaire de ses facultés et du régime que l'on adopte.

Il convient aux gens de lettres, artistes, savants, plus qu'aux autres hommes, d'examiner la question du bien-être physique avec cette attention forte, cette vivacité pénétrante et passionnée qu'ils apportent à une foule d'autres questions.

S'il est bon enfin de s'efforcer d'acquérir une gloire honorable, on doit avoir aussi le courage de s'en passer; il est des cas où il faut savoir dire : A d'autres l'arène! et à moi le repos, *valete musæ, et valete curæ*.

CHAPITRE V

LES AGENTS MODIFICATEURS DE L'ÉCONOMIE

Veiller sur les agents modificateurs de l'économie pour l'établissement et la durée de la santé; — Préceptes essentiels à suivre; — En quoi consiste l'habitude.

Veiller sur les agents modificateurs de l'économie pour le rétablissement et la durée de la santé.—Tant que la vie subsiste, il existe entre la puissance organique et les corps qui nous entourent, une action et une réaction continuelles. Si la force de celle-ci est en rapport avec l'influence des modificateurs, l'économie se soutient et se fortifie; il est même possible de dépasser quelquefois les limites ordinaires de la réaction, pourvu que la force vitale ait toute sa plénitude d'énergie, car *tout est sain aux sains*. Au contraire, si la réaction cesse d'être en équilibre avec les modificateurs, l'harmonie organique est troublée, intervertie : telle est l'origine de nos diverses maladies. Ces modificateurs sont innombrables; ils comprennent en effet tout ce qui agit sur l'homme. Le *mens*, ou l'être pensant, en est souvent un des plus actifs. Ainsi, agents physiques, agents mécaniques, agents chimiques, agents moraux, tous concourent à varier l'action vitale, à modifier, à altérer nos organes, quelquefois à changer presque entièrement le tempérament primitif. Par cette même raison, tout en nous ou hors de nous, peut être cause de maladie ou de guérison, selon les circonstances extérieures ou intérieures.

Bien que le moral, comme nous venons de le dire, soit une cause énergique de modification de l'économie, lui-même subit pourtant, dans certains cas, l'influence des corps extérieurs, mais par l'intervention des organes. Ceci est un principe d'hygiène et de physiologie qui ne se conteste pas. Pour être bons, soyez sobres : la médecine, comme la sagesse, a depuis bien longtemps confirmé la justesse de cette vérité.

On doit sentir maintenant combien il importe d'imprimer une direction convenable à l'action de ces puissants agents, d'étudier l'influence particulière de chacun d'eux, de rechercher sur quels appareils d'organes leur action se porte spécialement, comment il convient d'établir une exacte balance entre leur mode d'agir et les conditions de l'organisme, c'est-à-dire apprécier les rapports des causes avec les effets, régler les forces vitales dans l'intérêt de la conservation individuelle, afin de parvenir à cette régularité de mouvements, à cette aisance de fonctions qui caractérisent, qui constituent et maintiennent la santé. Que la vie s'exerce sans douleur, qu'on soit heureux d'être, voilà le point de perfection à atteinpre, *porro unum est necessarium*. La santé par dessus tout, est-il d'autre théorie du bonheur ? Celui qui se livre à la fougue de ses appétits physiques, ou qui commet des excès dans les travaux de l'esprit, est un insensé, une victime que les maladies attendent. La nature est aussi inexorable que le destin ; elle ne remet rien, il faut toujours acquitter la dette ; et qui paye plus tard, paye souvent plus cher.

Cette direction des moyens hygiéniques dépend à la vérité des différences individuelles, des tempéraments, des âges, du sexe, des habitudes, du genre de travail ; mais il est des préceptes fondamentaux applicables à toute économie vivante. Ce sont ceux dont il s'agit ici, et que nous allons exposer. Ces préceptes ont une base tellement solide, si bien appuyée sur l'expérience des siècles, qu'ils défient toute critique. Quiconque fait cas de la vie et de la santé, doit sans cesse les méditer.

Préceptes essentiels à suivre. — Les agents qui modifient l'organisme sont conservateurs ou destructeurs de l'économie, soit par leur nature, soit par leur mode d'action.

Quand on s'observe soi-même, on se dit : Je vis, et bientôt je ne vivrai plus. A telle époque de mon existence, je vis plein de force et de vigueur, à telle autre époque, les maladies, que je bravais, me menacent et m'assiègent; mon corps dépérit, il se flétrit, il s'use et décline, et cependant les éléments restent les mêmes, rien n'a changé autour de moi. D'où viennent ces différences! Précisément de la force virtuelle organique, dont l'exercice de nos fonctions démontre l'existence, et qui, selon les époques de la période d'activité ou de vie, a plus ou moins de puissance ou de réaction. Donc les agents modificateurs sont tout à la fois conservateurs ou destructeurs, selon le degré d'activité organique. Ainsi, toujours et partout, la vie est aux prises avec la mort. Toutefois, ces agents extérieurs finissent par triompher, car la force organique, loin de se maintenir, cède peu à peu et finit même par disparaître dans l'individu. Ceci explique comment la mort est la dernière conséquence des actes de la vie, comment il se fait que chaque instant nous y conduit. Hippocrate a dit: « La nature de l'homme ne peut pas résister à la puissance de l'univers (1). »

Plus les agents sont éloignés de la nature organique et vivante, plus ils surmontent les efforts de la puissance vitale.

Voilà pourquoi les substances inertes ne fournissent point d'aliments à l'homme et aux animaux.

(1) Hippocrate, *Œuvres*, traduction Littré I, IX, des jours critiques, nº 1.

L'estomac ne peut avoir sur elles, une action efficace tandis qu'il s'exerce avec avantage sur les êtres organisés, et particulièrement sur ceux qui se rapprochent de sa nature. Un médecin anglais fait observer avec raison « Que dans les molécules qu'il s'assimile, un animal ne choisit jamais que lui-même. » Tout être vivant s'organise sans cesse, car la vie consiste dans la vivification et dans l'organisation constante de la matière. Mais plus cette matière diffère de l'animal, plus elle est soumise longtemps à l'action élaboratrice de l'organisme. Ainsi, les végétaux exigent un plus grand travail de la part de l'appareil digestif que la chair des animaux, on en sent la raison. Les remèdes tirés du règne minéral, ont par ce motif une action d'autant plus forte ; c'est pourquoi on ne les donne qu'à petites doses, et avec précaution aux personnes faibles.

L'homme, forcé de s'assimiler ou de rejeter certains agents, avait besoin d'un régulateur infaillible pour reconnaître ceux qui lui sont utiles et ceux qui lui sont nuisibles.

La nature l'en a généreusement pourvu ; c'est le double levier du plaisir et de la douleur. En effet, n'est-ce pas en vertu d'une grande et belle loi zoonomique que chaque besoin est accompagné d'un sentiment pénible ? La douleur est donc essentielle à notre existence ; c'est l'élan du principe conservateur qui indique au *moi*, ce qui manque ou ce qui blesse, ce qu'il faut ôter ou ajouter. Le besoin est-il satisfait, un sentiment de bien-être qui succède aussitôt en est l'indice le plus formel. Telle est l'unique source du plaisir et de la douleur, et, pour le dire en passant, le moule primordial de toutes les passions ; car les besoins factices de l'homme et leurs tristes conséquences en sont les suites inévitables.

Remarquons, en outre, que la nature a proportionné le plaisir qui résulte de la satisfaction des divers besoins à leur importance. Ainsi, l'alimentation, qui tient directement à l'existence, est au-dessus d'une foule de besoins secondaires. Bien plus, comme dans l'ordre général des choses, la conservation de l'espèce est infiniment plus importante que celle des individus, la nature a invité, a forcé même presque tous les êtres organisés à l'acte de leur reproduction, par l'attrait irrésistible du plaisir le plus vif dont elle ait embelli leur courte existence. C'est ainsi qu'elle tend toujours au but que la providence a marqué.

Les forces organiques se maintiennent, et même s'augmentent par un exercice soutenu. Elles se détériorent de deux manières : par un repos trop prolongé, ou par une activité trop grande.

Cette loi vitale est très remarquable. Puisque toutes les influences extérieures tendent à modifier ou même à détruire l'économie, un moyen certain de se maintenir en santé semble être d'abord de se soustraire le plus possible à l'action même de ces agents ;

mais il n'en est rien. Si la nature nous a de toutes parts environnés d'ennemis, n'a-t-elle pas mis en nous une force qui en tempère et repousse l'énergie qui en fait le contre-poids au moins pendant quelques années? Ainsi, les puissances extérieures qui tendent à nous conserver, doivent être constammen en action pour constituer la vie et maintenir la santé. Les organes n'ont d'activité et de forces réelles qu'autant qu'ils trouvent de résistances à combattre et à surmonter.

Les conséquences de cette loi physiologique sont innombrables, et donnent la solution de diverses questions hygiéniques.

Voilà pourquoi ceux qui se livrent à la mollesse, à l'indolence, sont moins vigoureux, moins vivaces, moins doués de longévité que l'agriculteur, le soldat, le marin ; comment la moindre fatigue les énerve, les abat, et comment ces voluptueux enfants de la paresse rencontrent précisément ce qu'ils cherchent à éviter avec tant de soin, les infirmités, les maladies. Toute leur sollicitude se borne à éloigner les agents contre lesquels la nature nous a destinés à réagir; à se soustraire à leur action. Dès lors, ils se dépouillent volontairement des armes qu'elle-même leur a fournies. On ne savoure pas intuitivement la vie. Physiologiquement parlant, la vie est un combat ; et plus la réaction est forte, plus la victoire est assurée. *Ignavia corpus hebetat, labor firmat, illa maturam senectutem, hic longam adolescentiam, reddit* (1).

Toute action organique, ainsi que toute excitation, doivent être cependant comprises entre certaines limites qui varient d'après la constitution individuelle.

Voulez-vous fortifier les organes? exercez-les; voulez-vous les maintenir dans un état de vigueur naturelle? ne les excédez pas; en un mot, employez, développez, mais n'usez pas vos forces. Il y a, en effet, des limites d'excitation qu'on ne dépasse jamais impunément. Mais comment les reconnaître? Le voici : en ayant soin de remarquer, que le travail imposé à chaque organe ne soit pas hors de proportion avec sa puissance de réaction, qu'il n'y ait après ce travail, ni fatigue extrême, ni prostration, ni épuisement. A la vérité, tout cela est individuel. Tel homme exerce ses organes musculaires ou le cerveau pendant quatre heures, et n'en est que plus dispos; tandis que deux heures du même travail excéderaient un autre individu. Il en est de même pour toutes nos fonctions. La sphère d'activité de chacune d'elles est en raison exacte de la constitution ou du tempérament : c'est là ce qu'il convient d'étudier.

Cependant, on peut poser comme principe général qu'il vaut mieux rester en deçà les limites que de les dépasser; que la violence et la continuité des excitations, sont plus dangereuses à l'économie que leur

(1) Celse, *de re medica.*

privation ou leur diminution, parce qu'il est plus aisé d'activer les forces que de les réparer. Le renoncement absolu aux jouissances vives et répétées, est, à tout prendre, la seule garantie contre les désordres organiques qui en sont la suite. Hippocrate a dit : *Labor, cibus, potus, somnus, venus, omnia mediocria sunto.* Car souvenez-vous que la puissance organique peut être augmentée, diminuée, ménagée ; qu'il est possible de prolonger la durée de son activité, mais qu'une fois complètement épuisée, il n'est aucun moyen de la régénérer. De là cette règle éternelle, que la modération est la base de la morale, le principe de la santé, la source du bonheur, qu'il faut toujours ménager le *vouloir* pour ne pas faillir au *pouvoir*, et qu'après tout, la sagesse n'est qu'un corollaire de physiologie.

Si pourtant, il y a nécessité d'une excitation violente sur certains organes, une des misères de l'état social, il faut chercher à en diminuer le danger, soit par d'autres réserves dans le régime, soit par des intervalles de repos plus ou moins prolongés.

Chaque organe a une somme déterminée de force relative à ses fonctions ; mais il n'en emploie habituellement qu'une partie.

Un homme, renfermé dans un cabinet, lit, pense, médite, compose ; après quelque temps, il quitte le travail ; mais sain et dispos encore, il sent que ses facultés ne sont pas épuisées, et qu'il pourrait *à la ri-*

gueur continuer d'appliquer son esprit. Il en est de même des plaisirs de la table, de l'amour, de l'exercice du corps, quand on veut tout goûter selon la mesure du sage, en économisant le mouvement vital, en ne cherchant pas, comme les insensés, à faire du plaisir toujours une affaire et jamais un besoin. Cette loi de l'économie a de l'analogie avec la distinction que Barthez faisait entre les forces agissantes et les forces radicales. Qu'on ne perde donc jamais de vue ce principe de haute physiologie applicable à l'hygiène, que la force active départie à chaque organe, et qui se dépense habituellement, *vires in actu*, n'est qu'une partie d'une force plus considérable, mais dont l'existence ne se manifeste que dans certaines circonstances, *vires in posse*. Or, quelles sont ces circonstances? Un surcroît extraordinaire d'excitement; des stimulations trop répétées, trop continues, comme dans des travaux excessifs, des jouissances sans mesure et sans interruption. Il y a donc dans l'action des excitants et la réaction organique, un *minimum* et un *maximum* d'action entre lesquels se trouvent une infinité de nuances et de mouvements oscillatoires. Au-dessous du premier, comme au-dessous du second, l'équilibre se rompt, et la santé n'existe plus.

Plus les organes sont doués d'énergie, plus ils ont besoin d'être excités; au contraire, plus ils sont débiles, moins ce besoin se fait sentir.

Ce principe n'a pas besoin d'explication, quelle que soit l'importance des conséquences qui en résultent. L'homme robuste et l'individu faible, l'enfant, le vieillard, le jeune homme, doivent exercer leurs organes dans des proportions différentes et toujours relatives à la puissance de réaction. Il en est de même de chaque organe en particulier; plus il y a de faiblesse, et moins l'excitation doit être forte.

Toute modification organique, produite subitement, porte à l'économie une atteinte plus profonde que si elle avait eu lieu graduellement en la supposant plus forte.

Ce principe d'hygiène est d'une importance majeure. En effet, tout excès est ennemi de la nature humaine, mais bien plus encore quand cet excès se fait brusquement et à contre-temps. Pourquoi cela? c'est qu'une excitation forte et subite, rompant tout à coup les rapports de nos forces avec leurs excitants naturels, oblige ces forces à s'élever sur le champ au-dessus de leur type naturel. La sensibilité a été saisie, surprise pour ainsi dire, et la contractilité se trouve hors de proportion avec l'agent qu'elle doit modifier. Exemples : Il y a des poisons et des miasmes délétères qui tuent subitement et sans fièvre; il est évident qu'alors les forces organiques n'ont eu ni le temps ni le pouvoir de réagir. L'estomac d'un convalescent ne reprend ses forces que graduellement. Ceux qui passent sans précautions de nos climats dans les régions équatoriales, ne s'acclimatent souvent qu'au prix de souffrances et de graves maladies, mais on s'accoutume peu à peu à ces climats. Contraignez un individu habitué à une vie molle et efféminée, à braver tout à coup de rudes travaux et les inclémences des saisons; forcez un homme constamment occupé de travaux matériels à s'enfermer dans un cabinet ou un atelier de peinture, ne les verrez-vous pas tous les deux languir et succomber en peu de temps?

Posons donc comme principe invariable d'hygiène, que pour bien apprécier l'effet d'un agent modificateur, d'un stimulant quelconque, il faut avoir autant égard à la rapidité avec laquelle il agit, qu'à l'énergie même de son action. Voulez-vous obtenir les meilleurs effets d'un bon régime? établissez-le de manière que ces effets soient progressifs, mais sans interruption. C'est ainsi que l'hygiène produit d'étonnants résultats, de véritables transformations; mais l'impatience ne veut pas toujours attendre ces résultats, ou bien elle se refuse longtemps à les apercevoir. Cependant qui oserait nier la progression de l'aiguille d'une montre, parce que ce mouvement ne peut être perçu par le regard?

Pour que l'action des agents modificateurs produise quelque effet sur les tissus vivants, ces agents doivent être en contact avec les organes pendant un espace de temps déterminé par leur nature.

Les sensations fugitives ne laissent pas de traces dans l'économie, soit en bien, soit en mal. Un projectile lancé avec une grande force ne frappe la rétine d'aucune impression. Si l'on traverse un pays marécageux, dont l'atmosphère est chargée d'effluves dangereuses, on n'en éprouve aucune atteinte fâcheuse. Une impression momentanée, quand elle n'est pas extrême ou subitement destructive, est donc bientôt effacée, soit qu'une autre la remplace, soit que l'énergie de la réaction en fasse bientôt disparaître la trace. Pour produire des effets réels, il faut une proportion remarquable entre la durée de la cause agissante et l'action de nos organes. La prolongation d'un certain degré d'excitation cérébrale est indispensable pour méditer, composer, et la sève poétique ne coule à pleins bords qu'à cette condition.

Ajoutons qu'en vertu de cette loi, les résultats des moyens de l'hygiène bien combinés, mais adoptés pendant trop peu de temps, ou les inconvénients d'erreurs passagères de régime, n'entraînent avec eux, ni un avantage réel et marqué, ni un préjudice digne de quelque considération. Dans ce dernier sens, on dit que les meilleures folies sont les plus courtes.

C'est donc, l'action prolongée de la cause ou agent, quel qu'il soit, qui donne de la valeur ou de l'importance à tel ou tel régime, ou de la gravité aux erreurs commises à cet égard. Bien entendu que cette gravité est encore relative à la constitution de l'individu, ou à l'action continuelle ou interrompue de la cause modifiante; et cette dernière circonstance est des plus importantes. En résumé, tout homme réfléchissant sur l'hygiène qu'il lui convient d'adopter, doit considérer dans chaque excitant contre lequel ses forces doivent s'exercer : 1° l'intensité de cet excitant; 2° la durée de son action; 3° la continuité ou la périodicité de cette action.

Lorsqu'un excitant a fait une impression telle qu'il y a réaction organique, cette impression se continue quelque temps, bien que la cause ait cessé d'agir.

Cette règle confirme la précédente. N'est-il pas, en effet, démontré que quand on a senti l'impression d'un corps d'une qualité fortement prononcée, cette impression est telle qu'elle subsiste quelque temps après la cessation de la cause? Les saveurs, les odeurs qu'on appelle *fortes* et *pénétrantes*, en donnent une preuve vulgaire. Si l'on fait tourner rapidement un corps incandescent, on aperçoit un cercle de feu. Il est évident que l'impression faite instantanément sur un des points de la rétine, se continue jusqu'à ce que l'excitation se renouvelle. Ce qui se passe dans les organes des sens a également lieu pour tous les autres. Certaines doses de médicament données périodiquement et souvent à des intervalles éloignés, produisent néanmoins des effets permanents et de grandes modifications dans l'économie. Maintenant, il est aisé de faire l'application de ce principe à l'hygiène.

Quand un stimulant actif est appliqué, un certain temps sur un tissu vivant, le système sanguin de ce tissu accroît son énergie vitale; ce tissu reçoit plus de sang que dans l'état ordinaire.

Excite-t-on une partie extérieure du corps, soit par des frictions, soit par l'application d'un corps brûlant ou de toute autre manière, cette partie ne tarde pas à prendre une teinte rouge plus ou moins foncée. Cet effet est le même pour tous les organes de l'économie. Lorsqu'on se livre à une méditation prolongée, la tête s'échauffe, le teint s'anime, comme nous l'avons déjà fait observer. Nous trouvons ici l'origine de toutes les congestions sanguines, soit naturelles, soit anormales, principalement du cerveau.

L'abord fréquent du sang dans un organe, est-il graduel et pourtant permanent, il s'y fait alors un grand afflux d'éléments nutritifs, cet organe se fortifie, accroît son volume et l'énergie de son action. Mais si cette augmentation d'action et de nutrition est au delà d'une juste proportion, si l'organe, en même temps, est toujours tenu dans une activité extrême, dans une sorte d'*érection pathologique*, il suit nécessairement de ce mouvement fluxionnaire et congestif, ou des inflammations aiguës à disgrégation moléculaire, soudainement désorganisatrices des tissus, ou des inflammations chroniques qui les détruisent d'une manière lente mais irrémédiable. Les ramollissements du cerveau, etc., les maux de tête violents, l'insomnie, l'apoplexie, l'aliénation mentale, etc., ces cruelles ennemies des penseurs profonds, n'ont pas d'autre origine, non plus que les inflammations de la poitrine, de la gorge, les crachements de sang, chez les orateurs, les chanteurs; les phlegmasies de l'estomac et du bas-ventre, chez les gastronomes, etc. La balance de la circulation doit donc être maintenue de manière que chaque organe ne reçoive, s'il est possible, que la quantité de sang nécessaire à sa nutrition et à ses fonctions.

Tout organe qui a été malade, enflammé ou irrité, conserve pendant un temps plus ou moins long, après la guérison, un état particulier de sensibilité, de faiblesse irritative.

C'est précisément cet état qui constitue la convalescence. Quand il est méconnu et qu'on ne proportionne pas la mesure des excitants à la faiblesse organique, il y a *rechute* et par suite une altération organique plus profonde. Un œil récemment guéri d'une inflammation ne peut supporter, de quelque temps, l'intensité de lumière à laquelle on l'exposait autrefois. Il s'irrite, larmoie et rougit au contact d'un rayon de lumière un peu vif. Il en est de même de tous les organes, jusqu'à ce que l'équilibre soit rétabli entre la sensibilité et ses excitants naturels : ainsi l'inflammation appelle l'inflammation, la douleur répond à la douleur.

Toute impression nouvelle quelle qu'elle soit, et sur quelque organe qu'elle agisse, est d'abord vivement sentie, mais à moins que son activité ne soit extrême, elle s'affaiblit en continuant, et l'organe cesse d'y être sensible.

Voici le même principe présenté d'une manière plus concise : l'*application réitérée d'un stimulus, tend à diminuer l'intensité des effets qu'il produit.*

Cette importante loi physiologique, n'est autre que L'HABITUDE, en donnant à ce mot la plus grande extension possible. Les applications en sont tellement nombreuses en physiologie, en pathologie, en hygiène, et même en morale sous le rapport de la civilisation, des mœurs, de l'éducation, qu'il serait impossible d'en faire le tableau complet. Contentons-nous d'en exposer quelques-unes relatives au sujet qui nous occupe.

Remarquons d'abord qu'en médecine, on est forcé d'augmenter certaines doses de médicaments actifs, souvent encore de les suspendre, parce que leur action deviendrait nulle.

Les impressions agréables, vivement senties, ramènent bientôt à l'indifférence. Toujours du plaisir, n'est plus du plaisir. On commence l'usage des liqueurs spiritueuses, du tabac, de l'opium par de faibles doses, et l'on finit par d'énormes quantités. Tel homme supporte à peine une heure de méditation, qui passe ensuite des jours entiers à réfléchir et à méditer. Le même phénomène s'observe pour la douleur. Toute impression pénible, douloureuse, s'efface et disparaît à la longue, la cause même persistant. L'économie s'habitue, se conforme, dans une foule de cas, à un état de malaise; elle s'arrange, elle compose pour ainsi dire avec le mal; autrement dit, la sensibilité s'use jusqu'à ne plus porter d'impression au moi. « L'assuéfaction endort la vue de nostre jugement. » (Montaigne.) Un homme ayant eu la fièvre pendant plusieurs années, se crut malade, le jour où il fut guéri. Tel individu ressent à peine un corps étranger placé dans ses organes, et dont la présence lui était d'abord insupportable. Si un calculeux avait tout à coup dans sa vie, une pierre comme on en extrait tous les jours, il ne pourrait la supporter vingt-quatre heures, et néanmoins il l'endure pendant des années. Ainsi l'âme se lasse de ses plaisirs et s'endort sur des épines. On dirait que nous naissons avec des organes sans aucun penchant déterminé, mais qui étant aptes à toutes les impressions, en reçoivent les dispositions qu'ils auront un jour. Toutefois, les oscillations de l'échelle sensible, quelles que soient leurs variations, finissent toujours par revenir à zéro pour le moi, état désigné moralement sous le nom d'*ennui*, ou diminution de la vie. Il est certain que si la sensibilité toujours excitée, se reproduisait sans fin, sans mesure et sans altération organique, nous aurions trouvé le *souverain bien*. Encore faudrait-il que le même effet n'eût point lieu pour les sensations douloureuses. Cet état n'est donc pas fait pour l'homme. Il n'y a point d'impression vive, physique ou morale, qui ne s'émousse à la longue. Et cependant il arrive souvent que l'économie *accoutumée* à un stimulant dont elle ne perçoit l'action que confusément, ne peut plus en supporter la privation. On conçoit de là, l'importance de régler ses habitudes, de manière qu'elles tournent toujours au profit de la santé, d'autant plus qu'elles finissent par confisquer à l'homme sa propre volonté. Plier et enlacer sa vie dans des habitudes de tous les jours, est un des principaux points de tout esprit sage et prévoyant. Un homme, en dernière analyse, n'est que le résultat de ses habitudes, il est ce qu'il s'est fait. Aussi, disait un ancien : « Il me semble que placé sur le duvet de mes habitudes, je n'ai presque pas besoin de me donner la peine de vivre. » Il y a plus, le bon sens et la vertu, n'ont de garantie que dans la constance des principes, et celle-ci dans l'inébranlable fermeté des habitudes. On a été plus loin : un philosophe affirme, ainsi que je l'ai remarqué, que la nature n'est qu'une longue habitude, ce qui est une pure exagération de termes et d'idées, car les habitudes trouvent dans l'organisation des bornes qu'elles ne franchissent pas; elles peuvent modifier profondément cette organisation, mais non jamais la changer *ab intimis*, surtout quand l'empreinte originaire est ferme et profonde. Quoi qu'il en soit, rien de plus utile ou de plus pernicieux que l'habitude. C'est une fatale impulsion, c'est un appui solide, c'est un baume salutaire, c'est un poison qui tue. Ne savez-vous pas qu'on ne se défait que très difficilement d'une habitude vicieuse! Comme la robe du centaure Nessus, on ne l'arrache point sans douleur et sans violence.

Quand la sensibilité d'un organe a été presque épuisée, elle se ranime ou par l'augmentation du stimulant habituel, ou par de nouveaux excitants.

L'instinct et le penchant vers le plaisir, n'ont pas tardé à se servir de cette loi physiologique, et trop souvent pour en abuser.

De l'eau, du vin, du café, de l'eau-de-vie, produisent sur l'estomac des effets plus continus, qu'un seul et même excitant; chaque substance en effet excite l'organe, selon sa nature. Le meilleur moyen de stimuler, de prolonger l'appétit, est certainement de varier, de mêler les aliments acides, sucrés ou fortement assaisonnés (1).

(1) Voyez *Nouveau dictionnaire de médecine et de chirurgie pratiques*, art. Aliments, alimentation par Oré. — Fonssagrives, *Hy-*

C'est aussi en vertu de cette loi, qu'on explique l'espèce de délassement qui se fait sentir en changeant d'occupation. Plusieurs gens de lettres ne reposent leur esprit qu'en l'appliquant à de nouveaux sujets; il est certain que la diversité des travaux ravive en quelque sorte la pensée. Sanctorius a donc raison quand il dit : *Studium absque omni affectu, vix horam perseverat..... Cum unico affectu, vix quatuor horas; cum affectuum mutatione..... Die noctuque perseverare potest.*

Ainsi ce désir continuel de changer, de varier, cette ardeur de sensations nouvelles, cette soif du nouveau, « n'en fût-il plus au monde, » qui travaille l'homme usé par une excessive civilisation, trouve dans la loi physiologique que nous examinons, sa base réelle et physique. Si l'on veut surexciter un organe ou un appareil d'organes, l'homme, tout-puissant qu'il se dit, n'a cependant que deux moyens pour y parvenir, ou bien augmenter la dose de l'excitant, ou recourir à de nouveaux stimulants. Mais remarquons que dans le dernier cas, il est, comme dans le premier, des bornes qui ne se franchissent pas impunément. Au delà d'une certaine mesure, les forces s'épuisent aussi bien par la variété que par la continuité des excitations; et c'est là ce qui trompe la plupart

giène alimentaire des malades, des convalescents et des valétudinaires, Paris, 1867.

des hommes. Ils croient échapper au danger par la variété des impressions, fatale erreur ! Parce que l'art d'un cuisinier habile tient sans cesse l'estomac dans un état d'irritation qui simule l'appétit, croit-on que les forces de ce viscère augmentent en proportion? non sans doute. Ces sensations diverses ne se neutralisent point l'une par l'autre ; il y a seulement une somme d'excitation ajoutée à une autre. Ce que nous disons s'applique également à l'action cérébrale. Ici, nous signalons un des plus dangereux écueils de la volupté.

« Défiez-vous de la *trahison* de vos plaisirs, » Montaigne vous en avertit.

Mais comment concilier, dira-t-on, ce désir d'excitations nouvelles avec la loi des habitudes?

En quoi consiste l'habitude. — La nouveauté irrite nos désirs, et nous sommes enchaînés par l'habitude ; de là, il arrive que nous nous trouvons faiblement touchés par la possession, et très vivement contrariés par la privation. Cette contradiction n'est qu'apparente. Le principe ne varie pas, celui d'éprouver le plus de sensations et d'émotions possibles, car la *sensibilité* est l'étoffe dont la vie est faite. Un homme s'est accoutumé à un stimulant quelconque, il ne peut plus s'en passer ; la sensibilité réclame impérieusement son excitant habituel. L'en prive-t-on? l'organe, et par suite l'économie, ressentent une espèce de malaise, de *besoin* qui cesse aussitôt que l'excitant a été appliqué de nouveau : voilà l'*habitude*. Il n'est plus possible, ou du moins il est très difficile de s'en affranchir. Mais le même individu recherche cependant les moyens capables de modifier ses impressions habituelles, de les varier, d'en augmenter la vivacité, et presque toujours malheureusement en élevant les doses du stimulant, quel qu'il soit. Ainsi l'homme, retenu par la chaîne de l'habitude et poussé par l'irritation progressive de ses désirs, tend sans cesse à multiplier ses sensations et ses besoins; en un mot, il veut vivre le plus possible, même aux dépens de sa vie. « Serait-il en effet, comme l'a dit Pascal, un monstre de contradiction ? »

CHAPITRE VI

DE L'ACTION DES PRINCIPAUX AGENTS MODIFICATEURS DE L'ÉCONOMIE, DANS LEURS RAPPORTS AVEC LA CONSTITUTION DES PERSONNES QUI SE LIVRENT AUX TRAVAUX DE L'ESPRIT

L'atmosphère; — Les saisons et les climats; — Le séjour à la campagne; — Régime alimentaire; — Les bains; — Les vêtements; — Veille et sommeil; — Exercice et repos : — Les sécrétions et les excrétions.

L'atmosphère. — Il était généralement admis en Grèce, que l'air de l'Attique rendait philosophe. La prodigieuse influence de l'atmosphère sur nos corps, n'avait point échappé aux anciens, et le traité d'Hippocrate, *des eaux, des airs et des lieux*, rend témoignage de cette vérité. En effet, ce fluide qui nous enveloppe de toutes parts, qui agit sur nous mécaniquement par la pression, physiquement par sa température, chimiquement par les gaz qui le constituent et par d'autres influences plus ou moins réfractaires à l'analyse, fait partie de notre substance par la révivification du sang, but de la respiration. Dès lors il est évident que plus ce sang sera pur, plus il influera favorablement sur l'économie et même sur l'intelligence. Aussi ce même Hippocrate a-t-il dit : *Aer sapientiam cerebro et motum membris exhibet* (1). Il ne faut donc pas s'étonner, si les facultés de l'esprit ont été poussées à leur plus haut degré de supériorité dans certains climats, et si après trente siècles, malgré l'étendue de nos connaissances, nous ne sommes encore que les disciples de Platon, d'Aristote, des poètes et des artistes grecs. La forme des gouvernements, les mœurs, la civilisation de l'heureux pays qu'ils habitaient, dépendaient elles-mêmes du climat. Si les hommes du Nord ont conquis le Midi, les opinions du Midi ont toujours conquis le Nord. Soyez convaincus que le génie, cette plante céleste, ne porte ses plus beaux fruits que sous l'influence d'un soleil ardent, d'une atmosphère pure

(1) Hippocrate, *de la maladie sacrée*, Œuvres complètes, traduction nouvelle par E. Littré, t. VI.

et brillante. C'est dans les climats chauds et tempérés que la nature et la vie sont prodigues de leurs trésors : c'est là qu'on crée, partout ailleurs on ne fait qu'imiter, à l'exception des sciences physiques résultat d'une suite d'observations.

D'ailleurs une terre fertile, un ciel doux, délivrent l'homme, dans les contrées méridionales, des soucis du présent, des inquiétudes sur l'avenir, et lui procurent cet heureux calme de l'âme si favorable à l'essor de l'imagination. Mais dans nos climats brumeux, *cœlum nebulis fœdum*, selon l'expression de Tacite, il faut lutter sans cesse contre les intempéries de l'atmosphère ; dès lors l'intelligence perd la moitié de sa force (1). Cette lutte est presque toujours au désavantage des hommes éminemment impressionnables, souvent réduits à un état d'énervation musculaire. L'observation médicale en fournit des preuves chaque année dans nos grandes villes. Le froid, l'humidité, les brouillards, les vents impétueux, les rapides changements de température, les pluies abondantes,

(1) Pour combattre avec avantage la mélancolie, les pays de lumière, Humboldt dit dans son *Cosmos :* « La lumière du ciel suivant les différents degrés de sa durée et de son éclat est aussi » en relations mystérieuses avec l'intérieur de l'homme, avec l'excitation plus ou moins vive de ses facultés, avec la disposition » gaie ou mélancolique de son humeur : c'est ce que Pline l'ancien a exprimé par ces paroles *cœli tristitiam discutit sol, et* » *humani nubila animi serenat.* »

(Note d'Ed. C.).

des hivers sans fin, des étés incertains, orageux, des exhalaisons insalubres, quels ennemis pour un organisme délicat, nerveux, irritable, souffrant, épuisé! Aussi, voit-on là plupart de ces êtres débiles, éprouver à chaque instant de violentes secousses, des maladies plus ou moins graves, dont la cause remonte presque toujours à l'état de l'atmosphère. Dans les grandes chaleurs de l'été, la sensibilité s'exalte, mais la contractilité diminue; voilà pourquoi dans cette saison, les organes digestifs manquant d'énergie et de vigueur, prédisposent aux flux du ventre, aux dysenteries, aux cholérines, etc. L'état atmosphérique agit également sur l'intelligence; il y a vraiment des jours où l'esprit ne sent pas juste : *sapiens dominabitur astris*. Les pensées quelquefois faciles, abondantes, s'arrêtent tout à coup, les sources de l'imagination s'ouvrent et se tarissent d'après les degrés du baromètre ou du thermomètre. L'arrivée des équinoxes ou des solstices, influe plus qu'on ne croit sur les chefs-d'œuvre des arts, sur les affections, les événements de la vie, les catastrophes politiques (1).

(1) L'histoire rapporte que le chancelier de Chiverny avertit le président de Thou que si le duc de Guise irritait l'esprit d'Henri III, pendant la gelée, qui le rendait furieux, il le ferait assassiner, ce qui arriva en effet le 23 décembre 1588.

On sait toute la part qu'avaient les saisons sur le génie de Milton et sur ses travaux.

« Il me semble que j'ai l'esprit fou dans les grands vents. » (Diderot.)

Demandez aux poètes, aux artistes, à tous les penseurs, si chez eux, un vif sentiment d'énergie, d'alacrité qui fait désirer le mouvement, l'action, le travail, ou bien un certain état de langueur, de malaise inconnu, indéfinissable, ne se lient pas à l'état atmosphérique (1).

Les saisons et les climats. — Posons donc en principe qu'un climat tempéré, une saison douce où règne le *sibilus auræ tenuis* de l'Écriture, un air pur, toujours renouvelé, constituent non seulement la première des jouissances physiques, mais une des

(1) Il règne à Londres où l'atmosphère humide et terne pèse dans les mauvais jours, sur la ville, comme une calotte de plomb, une affection lypémanique qui conduit souvent au suicide. On connaît le nom de cette maladie singulière et fatale, c'est le *Spleen*. D'autre part, Babinet fait l'observation suivante : « Les vents d'est du printemps, dit-il dans ses Études et lectures, qui au commencement d'avril tourmentent si cruellement les constitutions nerveuses au moment où ils réjouissent la capitale de la France, poussent au suicide les habitants de Londres habitués à une atmosphère plus humide. »

Note d'Ed. C.

« Je suis toujours plus religieux un jour de soleil. » (Byron.)
L'influence de la lumière et de la chaleur solaire était surtout très remarquable sur l'auteur de *Gilblas*, à une époque avancée de sa vie. Il s'animait par degrés, à mesure que le soleil approchait du méridien; il semblait avoir conservé la gaieté, l'urbanité de ses beaux ans, la vivacité de son imagination; mais au déclin du jour, l'activité de son esprit et de ses sens diminuait graduellement, et il tombait bientôt dans une sorte de léthargie qui durait jusqu'au lendemain.

conditions indispensables de la santé (1). Si les circonstances le permettent, que le médecin se hâte de conseiller le séjour à la campagne, aux personnes faibles et d'une vive sensibilité, dont l'exaltation immodérée, les jouissances, les travaux, les passions, les maladies ont usé, dévoré la vie. Elles y trouveront deux biens inappréciables, la paix et la santé. Car, retremper le corps et rasséréner l'âme, voilà le double but qu'on en obtient presque toujours. La pureté de l'air, l'aspect de la verdure, et aussi ce charme mystérieux de la campagne, auquel nul homme, quelque besoin qu'il se soit fait de la vie active des cités, ne se soustrait jamais entièrement, prédisposent déjà au bien-être. Le repos de la nature a je ne sais quoi qui se communique à l'esprit; dès lors se calme cette irritation habituelle, cette impatience maladive, propres à ceux qui exercent fortement l'intelligence. Un certain apaisement des troubles du cœur se manifeste; la sensibilité y est moins excitée, moins provoquée; si les passions grondent encore, elles y perdent certainement de leur ardeur, de leur âpreté; il semble qu'on y parle de ses ennemis avec moins de ressentiment, de la chose publique avec plus de sang-froid, de la fortune avec plus d'indifférence. On ne voit plus que dans le lointain ces formes menteuses,

(1) Voyez Michel Lévy, *Traité d'hygiène publique et privée*, 6e édition, 1879. — Jules Rochard, *Nouveau Dictionnaire de médecine et de chirurgie pratiques*, article Climats.

ces anomalies sociales, véritable tourment journalier pour certains esprits. L'économie participe bientôt à cet état de bien-être, ou plutôt la santé s'améliorant, il en naît plus de satisfaction morale. Les organes gagnent de la force, du mouvement, de la plénitude d'action; les nerfs se détendent pour ainsi dire, le cerveau s'épanouit, le sang se rafraîchit, la transpiration est plus égale et plus active; le corps devient agile, vigoureux; on le sent imprégné de chaleur et de lumière, pénétré de cette puissance électrique dont les irradiations actives transforment et vivifient les éléments. La santé a passé dans le sang avec l'air où l'on est plongé et dont on se sature. Enfin, le temps semble moins rapide, la vie plus permanente; on vit plus, on vit mieux, on vit, pour ainsi dire, de sa propre vie, car le principe en est rallumé et doucement activé. Que si on n'a pas observé ces étonnants effets, quel médecin balancerait à dire de la campagne, ce que Sydenham pensait de l'équitation, que si un médecin pouvait faire un secret de ce moyen de guérison, sa célébrité et sa fortune seraient bientôt immenses. Un habile docteur à qui l'on demandait le meilleur moyen de se bien porter, répondit : C'est de se tenir en plein air aussi longtemps qu'on le peut sans fatigue.

Le séjour à la campagne. — Pour retirer du séjour à la campagne tout le bien qu'on en attend, plusieurs précautions sont indispensables. La première est de bien choisir le lieu d'habitation, c'est-à-dire, que l'air y soit pur, car son altération le rend de moins en moins propre à la sanguification, et ce *pabulum vitæ* devient alors un *aliment* de mauvaise nature, aliment dont on se nourrit cependant à chaque instant, à chaque seconde. Il faut encore que l'habitation soit exposée à l'influence solaire. Rien de mieux pour la santé que cette influence, car, selon le proverbe italien, « où le soleil n'entre pas le médecin entre. » Faut-il admettre que les rayons solaires modifient les qualités de l'air, en rendant l'oxigène plus assimilable à notre organisme, ou bien encore que la lumière agit fortement et imprègne l'économie de principes vivifiants? Peu importe ; l'essentiel est que l'air soit pur, le reste donné au luxe est indifférent. Petit jardin, simple chaumière, selon le vœu d'Horace, sont infiniment préférables à un château dans un pays humide et insalubre. L'humidité surtout, soit chaude, soit froide selon le climat, est la pire chose qu'il y ait, la plus incompatible avec la santé, surtout quand la constitution est délicate. Le malheur est qu'on ne voit plus ces appartements élevés dans lesquels nos pères respiraient à pleins poumons. L'air et la lumière ne se distribuent plus qu'au mètre et au centimètre. Dans ces nouvelles maisons tout est sacrifié à la spéculation, à un confort intérieur, mesquin et petit, qui arrange et divise la vie par compartiments, comme si on habitait un nécessaire de voyage.

La seconde précaution, est d'exercer modérément le corps et d'abandonner tout travail de tête. A quoi bon aller aux champs, si l'on emporte avec soi, les livres et les soucis, si l'ambition, si les tracas de la vie sociale, vous poursuivent sans cesse, si l'on ne veut pas vivre pour vivre, pour savourer la volupté du repos.

La troisième enfin est de prolonger son séjour à la campagne le plus possible. La complète aération du sang, le besoin de mettre en rapport la température atmosphériqne et la température organique, n'ont de résultat salutaire qu'à la longue. La nécessité exige-t-elle le retour à la ville? Eh bien, reprenez les travaux de l'esprit, mais modérément en les interrompant par ceux de la campagne. La vie rurale et littéraire tout à la fois est peut-être ce qu'il y a de mieux pour l'homme. Voilà le seul moyen d'être *raisonnablement* heureux, puisque c'est là tout ce que la sagesse nous permet d'atteindre ici-bas.

Toutefois, lorsque l'hiver se fait sentir, il faut regagner la ville, à moins qu'on ne soit déterminé à habiter les champs. Dans ce dernier cas, on doit éviter le froid avec beaucoup de soin. Toutes les qualités extrêmes sont nuisibles aux personnes délicates et nerveuses, mais le froid par dessus tout. Ce fut à la suite d'un froid rigourenx que Beethoven perdit l'ouïe. Le froid est l'ennemi des nerfs, vérité presque aussi ancienne que la médecine. Une température basse, fait non seulement une impression douloureuse sur la peau, mais elle engourdit et paralyse les extrémités nerveuses. Elle arrête le mouvement excentrique cutané; de là des stases sanguines, des maux de tête, des oppressions, des crachements de sang, des inflammations plus ou moins intenses.

Le monde ambiant et l'intervention de ses modifications, comprend aussi les mouvements de l'atmosphère. Les vents, leur direction, leur violence, les corpuscules qu'ils transportent, leur température, doivent être pris en considération. On sait tous les effets du *plumbeus auster* sur l'économie. Il n'est pas jusqu'aux simples courants d'air, aux vents coulis si dangereux et si perfides dans certaines occasions, qui ne méritent également une exacte surveillance. Mais, faut-il s'entourer d'éternelles précautions ?

Lebegue de Presle, ce médecin ami de Rousseau, compte jusqu'à 327 accidents qui peuvent arriver dans un seul jour ; comment les éviter ? Mieux vaut cent fois ne pas s'en préoccuper, et se laisser aller au gré du destin. Sans doute, si votre constitution est robuste, inattaquable : encore ne sais-je; mais si elle est faible vous souffrirez, vous languirez, vous succomberez. Or, c'est aux faibles principalement que cet ouvrage est consacré. Leur but doit être non seulement d'éviter les maux, mais encore de fortifier leur constitution. Un des meilleurs moyens pour y parvenir est le séjour et le travail à la campagne. Le goût de l'habitation à la campagne se répand depuis quelque années de plus en plus, et les médecins y applaudissent; grand nombre de personnes fuient la ville. On fait mille objections plus ou moins fondées pour éviter l'emploi de ce puissant moyen hygiénique. Une des principales est le défaut de fortune ; cet obstacle n'est souvent que trop réel, mais avec des goûts simples, des désirs modérés, on l'écarte avec facilité. Il est plus certain que de malheureux gens de lettres attachés à la glèbe administrative, à l'enseignement, à des emplois, à des travaux indispensables, sont condamnés à respirer la méphitique atmosphère des villes. Qu'ils s'échappent donc le plus possible, qu'ils rompent leur liens, qu'il aillent aux champs secouer la poudre des bureaux , ou déposer le joug académique ; ils y trouveront une inexprimable douceur à respirer sans contrainte.

Printemps et liberté! s'écriait Volney, aussitôt que les premiers beaux jours se faisaient sentir. « Il m'arriva, une fois à Compiègne, dit Marmontel dans ses Mémoires, d'être six semaines au lait pour mon plaisir et en pleine santé. Jamais mon âme n'a été plus calme, plus paisible, que durant ce régime. Les jours s'écoulaient avec une rapidité inexprimable; mes nuits n'étaient qu'un doux sommeil ; et après m'être éveillé le matin pour avaler une ample jatte de lait écumeux de ma vache noire, je refermais les yeux pour sommeiller encore une heure. La discorde aurait bouleversé le monde, je ne m'en serais point ému. » Eh bien! il est des hommes que ce bonheur ne séduit nullement; ils préfèrent le réduit enfumé, la rue bourbeuse qu'ils habitent, aux grandes scènes de la nature, aux jouissances un peu paresseuses de la contemplation. Vivre dans une atmosphère attiédie, tempérée, respirer le parfum des fleurs, humer la fraîche rosée, l'air pur et vif du matin, se laisser doucement aller au courant de ses pensées, *rêver au bruit des eaux, de la lyre et des vers*, éprouver en un mot, ce je ne sais quoi qui fait le charme de la vie champêtre, est pour eux le premier des plaisirs insipides. Ils aiment mieux le tracas de la ville, le bruit et le mouvement, les agitations, les intrigues de coteries, en un mot, ils ont besoin de la foule. Ils ne s'aperçoivent pas si la nature est riche et féconde, si le ciel est pur, si les fleurs répandent leur parfum; le théâtre de la vie humaine vu de près, dans sa réalité, où quelquefois ils tiennent un rôle dans la pièce, est le seul moyen de remplir leur existence.

Racine aimait peu la campagne; il a vécu de longue années, rue des Maçons et dans la triste rue des Marais, au faubourg Saint-Germain.

Mme de Staël avait aussi le mal de la capitale; en exil sur les bords de la Loire, que de fois n'a-t-elle pas regretttć le ruisseau de la rue du Bac; elle aurait préféré, disait-elle, cent louis de rente, rue Jean-Pain-Mollet, à Paris, à cent mille livres à Copet.

Mais que dire de ceux que la chaîne de l'ambition enlace de toutes parts? Jamais ils ne comprennent ce bonheur paisible de la campagne, cette quiétude de situation qui se communique à la pensée, aux sentiments, aux organes, aux nerfs, au sang, aux muscles. Il y a un art de s'exiler avec soi-même, et cet art, ils l'ignorent entièrement. C'est une belle chose, disent-ils, que la tranquillité, mais l'ennui est de sa famille. Lorsqu'on vit habituellement en effet dans un tourbillon de passions et d'idées irritantes, on ne s'aperçoit guère si la nature est riche et féconde, si l'air est doux, le ciel pur. Un homme d'État ambitieux et maladif, l'avouait naïvement. Quand je suis à la campagne, disait-il, je me sens mieux, je respire à merveille, mon cœur est *desserré*, selon le mot de Mme de Sévigné, mais le démon de l'ambition me presse nuit et jour de son aiguillon. Il faut que je retourne m'enivrer de pouvoir, largement m'abreuver à cette coupe de déceptions et de mensonge.

Il est pourtant des individus qu'un médecin doit éloigner des solitudes de la campagne. Ce sont les imaginations ardentes, exaltées, les sensibilités romanesques, dont les sympathies inépuisables, la soif inquiète d'émotions et d'enthousiasme ne sont jamais satisfaites. Ces individus se font un monde à eux, et souvent leur esprit se perd dans l'immensité de l'univers, en voulant le comprendre et le mesurer. Il y a chez eux une fermentation cérébro-intellectuelle dont on doit beaucoup se méfier. Il est urgent de leur interdire les lieux solitaires, qu'ils recherchent si avidement, bien plus encore si le climat est irrégulier, le terrain bouleversé, les sites alpestres. C'est à eux de craindre le *fond des bois et leur vaste silence*, car la brûlante pensée qui agite leur cerveau, bien loin de se calmer, y acquiert au contraire la plus énergique activité. Eloigner d'eux-mêmes de tels malades, rompre la série d'idées qui les entraîne et les absorbe, enlever le trop plein du cerveau, de l'intelligence, voilà l'indication à remplir. Quant aux moyens à employer, un travail matériel soutenu, des occupations graves, une certaine complication de choses positives, d'affaires instantes, journalières, comportent le régime le plus convenable. Le monde, ses folies, ses distractions à la fois étourdissantes et insipides, auraient peut-être plus d'efficacité encore ; mais comment faire entendre cette vérité à des hommes qui précisément ont pris le monde en aversion ? Cette difficulté est souvent insurmontable pour le médecin philosophe.

Régime alimentaire. — Une vérité depuis longtemps non contestée, c'est le mauvais état de l'estomac des personnes nerveuses, irritables, exerçant fortement l'intelligence. On sait que la cause de cette disposition organique se trouve d'une part, dans le défaut de *contractilité* de tous les tissus, notamment du canal digestif; de l'autre dans l'excès de *sensibilité* des viscères, excès toujours entretenu par la continuelle tension des forces cérébrales. La puissance digestive est presque toujours en raison inverse de la puissance intellectuelle.

Cependant l'estomac est le protecteur de la santé, et cette dictature gastrique se maintient dans tout le cours de l'existence (1). Par la digestion et l'effort du mouvement vital qui en est la suite, chaque jour est pour ainsi dire une vie différente et renouvelée. Puisse donc tout homme dont la contention d'esprit est devenue une habitude, un besoin, ne pas perdre de vue l'importante remarque que nous faisons ici ! Quelques penseurs ont à cet égard une utile prévoyance; mais le grand nombre néglige les plus simples règles d'hygiène, et presque tous se plaignent de leur estomac, des angoisses d'une digestion pénible et incomplète. Très peu savent apprécier l'inestimable valeur d'un estomac sain, à moins que la santé ne soit tout à fait perdue; mais alors, vœu inutile! regrets superflus! Sont-ils jeunes, l'insouciance est complète; la fortune contraire les oblige à des privations souvent cruelles, la jeunesse supplée à tout. Plus âgés, ils ignorent ou feignent d'ignorer

(1) Voyez Dalton, *Physiologie et Hygiène des écoles*, traduit par Acosta, Paris, 1870, page 89. — *Nouveau dictionnaire de médecine et de chirurgie pratiques*, art. ESTOMAC. Paris, 1871, tome XIV, p. 136. — Gros, *Mémoires d'un Estomac*, 2e édition. Paris, 1875. — Fonssagrives, *Hygiène, Alimentation*, 3e édition. Paris, 1881.

que l'art de la cuisine n'est que l'art de *s'indigérer* le plus souvent possible. Leurs occupations même aident beaucoup à ce funeste résultat. Après un repas souvent copieux, un doux repos, un exercice léger, la tranquillité de l'esprit, seraient indispensables pour faciliter la digestion ; point du tout le temps presse, l'heure s'avance ; c'est un ouvrage qu'on a hâte de finir, un travail qui languit, un article de journal qu'on attend, un discours de commande, un tableau négligé qu'on veut avancer, des épreuves à corriger, une correspondance à faire, etc., c'est le moment d'une inspiration qu'on croit heureuse, une idée qu'on ne veut pas laisser échapper. Dès lors, on se remet à l'œuvre, on se laisse emporter au charme du travail. Ce genre d'excès se produit d'abord impunément quand on est jeune, que la santé est d'ailleurs bonne ; on ne se trouve pas plus mal de ce régime; on sourit même des avertissements du médecin, si par hasard on en cause avec lui. Il est probable que les nôtres n'auront guère plus de succès. Cependant quelques légers accidents se manifestent tôt ou tard ; ils disparaissent d'abord avec facilité ; ils reviennent ensuite avec plus d'intensité. Il s'observe alors des dégoûts, des pesanteurs, des tiraillements à l'estomac, un appétit irrégulier, des coliques, une disposition hémorrhoïdaire, des flatuosités importunes, une sorte de malaise abdominal indéfinissable. Tantôt de sourdes inflamtions détruisent l'organisation de l'estomac, en se propageant jusqu'au foie ; tantôt des inflammations, des gastralgies à divers degrés, des crampes d'estomac, irritent et fatiguent ce viscère ; les digestions restent pénibles, incomplètes ; il y a alternativement diarrhée ou constipation : enfin, après de longues souffrances et quelques intervalles de mieux, il arrive tel symptôme qui annonce une irrémédiable lésion de l'appareil digestif. Quelle existence ! A quoi servent un nom, les fumées de la gloire, les hautes qualités de l'esprit ? Y a-t-il compensation ? Voltaire ne le croyait pas, car en parlant du président Hénault, comblé des dons de la nature et de la fortune, il ajoutait : *Mais il n'a rien, s'il ne digère.*

Les infirmités ne surgissent pas sur le champ ; on n'acquiert pas distinctement la notion corrélative de la cause à l'effet. La jouissance est présente, et le mal absent, preuve certaine que le médecin a tort, qu'il exagère, qu'il surfait sans cesse. Tout le monde n'a pas les yeux d'Addison, qui voyait la goutte, la fièvre, l'hydropisie en embuscade sous chaque plat.

Le grand œuvre de la digestion, la transsubstantiation alimentaire, est une opération importante, complexe, réclamant l'activité pleine et entière des forces digestives, à partir de la mastication, qui en est le premier acte, le commencement d'assimilation de l'aliment ; en un mot, il s'agit d'une fonction qui tient radicalement aux forces de l'économie, puisqu'elle en est la source. La matière *viable* que l'organisme extrait de la matière inerte, ne s'obtient que par une complète normalité de l'appareil intestinal ; c'est donc sur cet appareil qu'il faut constamment veiller : mais la plupart des gens de lettres, des artistes, des hommes d'État, etc., s'abandonnent ici, comme en beaucoup de choses, à leur train de vie ordinaire, ou à l'impulsion générale qui domine de leur temps. Quelques-uns affectent une excessive sobriété ; ne boivent que de l'eau et fuient un bon repas. Rien de mieux pour un esprit que de se faire esprit le plus possible ; mais tout en évitant un excès, ne tombe-t-on pas dans un autre ? Les forces de l'estomac, en général, ont besoin chez eux d'être soutenues ; il faut exciter modérément l'appareil digestif et les vaisseaux absorbants de cet appareil, vaisseaux si énergiquement nommés *racines intérieures* par Boerhaave. Un régime aqueux, trop ténu, non substantiel, produit, entretient ou augmente l'atonie, la susceptibilité du canal alimentaire. Le plus grand nombre des gens de lettres, comme les gens du monde, penche en général vers les excès de table (1). N'a-t-on pas fait de la gourmandise une science qui a ses préceptes et ses règles ? Un célèbre gastronome n'a-t-il pas posé en principe « qu'on a laissé la *faim* au vulgaire, parce qu'elle est funeste à

(1) Voyez Michel Lévy, *Traité d'hygiène publique et privée*, 6e édition, Paris, 1879, tome I, page 757.

l'art, en s'accommodant de tout, et qu'on s'est réservé l'*appétit*, qui appelle la science à son secours pour être stimulé. » Dégradant sybaritisme ! honteuse gastrolâtrie ! d'autant plus perfide que l'âge n'en corrige pas, qu'elle se cache même sous certaines formes agréables pour se faire accepter. De gaieté de cœur, le plus spirituellement du monde, on contracte d'affreuses maladies, dont la moindre est une obésité fatigante qui engourdit les facultés, obscurcit l'âme en rendant plus épaisse son envelpppe matérielle. Le gros ventre fait le gros entendement. En effet, dit Vaughan, comment croire que les vapeurs qui s'élèvent d'une grosse et vaste panse, ne forment point un brouillard de stupidité entre le corps et la lumière de l'esprit (1) !

Le calcul en a été fait : un homme opulent, enclin à la bonne chère, prend quarante fois plus d'aliments qu'il n'en a rigourcueement besoin. Il faut le croire, la nature comme la fortune fait aussi des ingrats. Comment ne pas la remercier chaque jour d'être exempt de maladies après de tels excès ? car rien ne leur est plus favorable qu'un état continuel de pléni-

(1) Il y a pourtant des exceptions, parmi lesquelles il faut compter Diderot. Malgré la fougue de son imagination et les travaux de la méditation, son embonpoint était passable. On sait que Marivaux en ayant fait la remarque à une dame, celle-ci lui répondit : « En effet, ces philosophes ne ressemblent pas mal aux bécassines, qui s'engraissent dans les brouillards. »

tude et d'ingurgitation abdominales. Quant à nous, nous ne cesserions de redire aux personnes dont la santé fait l'objet de ce livre, le judicieux principe de Sanctorius : *Qui comedit magis quam oportet, alitur minus quam oportet*. Elles éviteront en le pratiquant, par une sobriété conforme à l'état de leur estomac, une foule de maux pénibles et les facultés de l'intelligence se maintiendront en force et en activité. C'est une vieille et excellente maxime, toujours répétée par le bon sens, la philosophie et la médecine, que la tempérance est la mère nourrice du génie. Les muses sont chastes, ajoutez encore qu'elles sont sobres. Cette tempérance a pour but et pour effet, de rendre la tête froide, les idées nettes et le jugement sain. La faculté de l'aliment passe au cerveau, a dit un ancien, vérité répétée depuis par le médecin Lancisi : *Quale est alimentum, talis est chylus; qualis chylus, talis sanguis, qualis tandem sanguis, tales sunt spiritus.* Il y a ici un enchaînement de causes physiques et morales dont on ne peut nier l'influence. « Jamais homme aymant sa gorge et son ventre, ne fist belle œuvre. » (Charron.) Que des gens d'esprit proclament par plaisanterie *Gasterea* pour une dixième muse, mais qu'ils se gardent de sacrifier sur ses autels ; autrement les maladies arrivent promptement, et la gloire s'enfuit. La vie n'est pas longue, quand on ne vit que d'indigestions. L'historien Mézerai en faisait naïvement l'aveu ; la goutte qui le tourmentait si fort, lui venait de la *feuillette* et de la *fillette*.

Toutefois le reproche ordinaire ne fera pas défaut. Faut-il avoir sans cesse la balance à la main, doser son pain et son vin, compter ses morceaux? Voudriez-vous, dira-t-on, renouveler la loi de Sparte, qui imposait une amende quand l'embonpoint dépassait une certaine mesure? A Dieu ne plaise! la médecine, comme la sagesse, est un guide et non pas un tyran. Toutefois il est des règles générales qu'aucun individu n'enfreint jamais impunément, le lecteur en jugera. Voici les principales :

1° Connaître exactement la force, l'énergie, les répugnances, les prédilections, et même jusqu'aux *caprices* de son estomac. Une expérience journalière et réfléchie doit éclairer sur ce point important. Manger ce qu'on digère bien, rejeter ce qui incommode, voilà la règle suprême, le sommaire de tous les préceptes (1).

2° Apaiser la faim, et ne jamais l'irriter : Ah! que de maux ce simple précepte, bien observé, éviterait à l'humanité!

3° Que la quantité d'aliments soit toujours proportionnée à la puissance digestive. La force organique est d'autant plus active, qu'elle s'exerce sur une

(1) Voyez Michel Lévy, *Traité d'hygiène publique et privée*, 6e édition, Paris, 1879, t. I, p. 750.

moindre quantité de matière; c'est-à-dire qu'elle agit en raison inverse des masses; ce que l'estomac ne peut pas digérer est un véritable poison.

4° Manger de peu et peu; c'est le régime philosophique par excellence, car les béatitudes gastronomiques se paient trop cher. Cependant, il faut toujours avoir égard à la disposition particulière de son estomac. Louis Cornaro avait fini par une sobriété telle, qu'il ne mangeait plus à chaque repas qu'un jaune d'œuf; *encore*, dit sa petite-nièce, en faisait-il à deux fois sur la fin de sa vie (1). Mais Lessius et autres imitateurs du célèbre Vénitien ne purent jamais supporter un pareil régime (2). Au reste, tout est relatif, bien qu'on ne doive jamais trop solliciter l'estomac. Ici comme ailleurs, il faut se *contenir* et *s'abstenir*, triste lot de la philosophie, mais qui éloigne bien des maux.

5° Gardez-vous de confondre l'appétit de l'estomac avec l'appétit du palais; ce dernier n'est que trop souvent factice. Ce qui plaît au goût, ce qui flatte la sensualité est parfois très dangereux à l'estomac. Le *quod sapit, nutrit*, est un chant de sirène dont il

(1) On sait que Cornaro publia quatre traités de diététique. Il écrivit le premier à l'âge de quatre-vingt-six ans, le second à quatre-vingt-huit, le troisième à quatre-vingt-dix, et le quatrième à quatre-vingt-quinze. *De la sobriété, conseils pour vivre longtemps*, traduit de l'italien par Charles Meaux Saint-Marc. Paris, 1880.

(2) Lessius, *Le vrai moyen de vivre cent ans dans une santé parfaite*, traduction française, Paris, 1880.

faut se méfier. La bonne cuisine a cela de dangereux, qu'elle fait trop manger ; or, l'écueil est ici bien près de la sensualité.

6° Éviter toute distraction forte, importune, pendant le repas. Convive aimable et gai, soyez à votre aise ; éloignez toute idée pénible ; ce que l'on mange au sein de la joie, produit à coup sûr un sang pur, léger et nourrissant ; que le poison de la vanité ne gâte pas les mets les plus sains ; mais surtout laissez voguer en paix le vaisseau de la chose publique.

7° Consulter le besoin et l'habitude pour le nombre des repas. En général, pour bien digérer, il faut que l'estomac ait complètement achevé la digestion du repas précédent. Cependant il est à remarquer que les estomacs faibles, délicats, ont besoin de manger peu et souvent : ce qui prouve la fausseté de ce vieux dicton : *Semel comedere, angelorum est; bis eodem die, hominum ; frequentius brutorum.*

8° Faire un choix d'aliments convenables, sans exclusion, rafraîchissants, calorifiants, légers, substantiels, toujours selon la tolérance gastrique. Encore une fois, l'aliment qu'on digère le mieux est le meilleur. Qu'est-ce que la digestion ? c'est une fonction qui consiste dans l'affinité de *soi pour soi*, dans l'attraction des éléments similaires ; c'est la reproduction des organes par la puissance même de leur action. Or, ce qu'il y a de mieux est de s'abandonner à l'instinct de l'estomac, quand du reste cet organe est bien sain, bien constitué. « Les fraises et la crême me rendent triste, dit madame Du Deffand ; » dès lors elle se gardait d'en manger (1).

9° Le besoin une fois satisfait, la borne est posée, l'excès se trouve au-delà : il faut même, dans certains cas, avoir le courage d'*immoler son appétit* à sa santé. Si vous gorgez l'estomac, si vous le condamnez sans cesse à de rudes épreuves, il y aura une réaction à craindre. Les dîners de Platon, comme on sait, étaient fort médiocres le jour même, mais le lendemain on les trouvait délicieux. Ce proverbe arabe : La tempérance est un arbre qui a pour racine le contentement de peu, et pour fruit la santé et le calme, est assurément incontestable, comme un axiome né d'une longue expérience.

10° Si par circonstance on mange plus qu'on ne doit, il faut se restreindre les jours suivants. John Sainclair fait mention d'un homme de lettres très distingué, qui étant obligé de passer de temps en temps quelques semaines à Londres, se trouvait toujours incommodé des grands repas auxquels il était

(1) Le choix des aliments est d'autant plus important que les plus petites quantités répétées influent à la longue sur l'économie. Par exemple, un médecin a calculé que celui qui avale dans la journée de 10 à 12 grammes de sel de cuisine, en a introduit dans son corps plus de huit livres au bout de l'année ; à soixante ans il en aura employé sept cent vingt livres. Ainsi rien n'est indifférent sous ce rapport.

(Note de R. P.).

invité. Il imagina d'y remédier en se faisant une règle de jeûner tous les dimanches, et de ne prendre ce jour-là d'autre nourriture qu'un œuf poché, ce qui lui réussit. L'empereur Vespasien faisait diète *un jour* par mois; c'est une excellente coutume.

Nous terminons ces préceptes très généraux, en faisant observer que beaucoup d'hommes studieux, méditatifs, poètes, artistes, etc., ont quelquefois un appétit assez vif, tandis que la digestion est ensuite laborieuse : cela provient du défaut d'équilibre entre la sensibilité de l'estomac et la tonicité contractile de ce viscère. La première, souvent exagérée, donne le sentiment de la faim, tandis que la véritable puissance digestive réside dans la seconde. Il en est de même pour les convalescents; la force de leur estomac ne répond jamais au tourment de leur appétit.

Ce que nous avons dit de la nourriture, en général peut s'appliquer aux boissons alimentaires. Celle dont l'estomac s'accommode le mieux doit avoir la préférence sur les autres, et les goûts sur ce sujet sont infiniment variés. Cependant il en est une que nous ne pouvons passer sous silence, c'est le *café*.

A ce mot de *café*, je ne sais quel souvenir confus d'idées riantes, de sensations agréables, vient doucement agiter l'imagination des penseurs (1). Selon eux,

(1) Rousseau dit à Bernardin de Saint-Pierre, en traversant les Tuileries, où l'on sentait une odeur de café : « Voici un parfum que j'aime beaucoup; quand on en brûle dans mon escalier, j'ai des

que peut-on penser, que peut-on écrire sans cette liqueur active, exhilarante, qui excite le cerveau, fait fermenter les idées, et laisse en paix la raison? C'est par elle seule que, *sans ivresse*, on se croit heureux, aspirer son doux et délicieux arôme est déjà une jouissance. Un homme d'esprit à l'aspect d'un tableau de maître ou en lisant de beaux vers, s'écriait avec transport : ça sent le café ! » Personne n'ignore combien les poètes ont célébré cette délectable boisson, et l'hyperbolique qualification de *liqueur intellectuelle* qui lui fut donnée. Quelques médecins ont même partagé cet enthousiasme. Barthez disait du café, qui l'échauffait : « Il me *débêtise*. » Zimmermann ne pouvait s'en passer, et par modération, il n'en prenait que quatre tasses par jour : mais aussi quelle santé, quelle fin! Le malheur est que l'habitude une fois prise on ne peut plus s'en passer, malgré les maux qu'on en ressent et qu'on cherche à déguiser. « J'ai vu, dit Michel Lévy, des personnes qui avaient entrepris de se sevrer de café, s'affaisser chaque jour sous le poids de leurs

voisins qui ferment leur porte, moi j'ouvre aussitôt la mienne..... C'est tout ce que j'aime des choses de luxe, *les glaces et le café.* » Voltaire, Frédéric II, Napoléon, une foule d'hommes célèbres, ont fait excès de café. Écoutons ce dernier, déjà malade, et consultant le docteur Arnott : « Le café fort, et beaucoup, me ressuscite. Il me cause une cuisson, un *rongement* singulier, une douleur qui n'est pas sans plaisir. J'aime mieux souffrir que de ne pas sentir. » (Extrait de pièces, etc., t. IV, p. 414).

(Note de R P.).

digestions, tomber dans une sorte de mélancolie, perdre leur activité intellectuelle. Je me suis pressé de leur rendre la liqueur vivifiante, dont l'arôme seul, aspiré à longs traits, leur était une ineffable jouissance (1). » Les Indiens disent de l'eau-de-vie : « C'est *boire du feu;* » ce feu brûle leurs entrailles, cependant ils continuent d'en avaler.

Depuis Fontenelle, on répète par moquerie que le café est un poison lent. Eh bien ! qu'importe qu'il soit lent, si c'est un poison en effet. Son mode d'action est certainement, infailliblement celui d'un poison, toutes les fois qu'il n'est pas en rapport avec une organisation donnée. On ne saurait nier que le café soit, en général, un stimulant énergique du système nerveux, qu'il active la circulation, qu'il échauffe le sang, qu'il le détermine au cerveau, qu'il agite, qu'il produit l'insomnie, qu'il irrite l'estomac et ôte l'appétit, qu'il occasionne des tremblements, qu'il maigrit, etc. ; en un mot, qu'il excite les forces, mais ne les répare pas. Demandez maintenant s'il est un poison ou non (2). Son effet principal est de pousser à l'extrême la constitution nerveuse et d'affaiblir l'énergie musculaire. C'est là son danger, et

(1) Michel Lévy, *Traité d'hygiène et privée*, 6e édition, Paris 1879, t. I, page 881.

(2) L'exagération est évidente et Reveillé-Parise a eu tort de conclure d'après quelques exemples comme il l'a fait.

(Note d'Ed. C.).

danger d'autant plus perfide, qu'on ne l'aperçoit pas. On l'a déjà dit, le café tue en caressant. Quelquefois cependant, il produit sur les nerfs une action immédiate et bizarre, une sorte d'anomalie de la sensation. « Lorsque j'ai pris beaucoup de café, disait le philosophe Lichtenberg, je m'effraie de tout, et même de certains bruits, avant de les entendre. Nous avons donc d'autres organes de l'ouïe que les oreilles. » On répond que l'habitude neutralise les mauvais effets du café; ne peut-on pas en dire autant du vin, des liqueurs fortes? et cependant l'expérience démontre le contraire. Puis viennent les citations de personnes qui ont vécu longtemps en prenant du café. Certes, il ne serait pas difficile non plus de trouver de vieux ivrognes. D'ailleurs, il faudrait également nombrer les personnes qui ont succombé à la suite de ces divers excès, établir des termes de comparaison, des tables de longévité, etc. Cependant, la vraie médecine n'étant point absolue, ne bannit pas entièrement l'usage de la fève de Moka. Il est même certains tempéraments qui se trouvent bien de son emploi : ce sont les personnes lymphatiques, disposées à l'obésité, ayant besoin d'excitants artificiels. Si donc votre esprit est naturellement engourdi, paresseux, enfoncé dans la graisse, noyé dans la sérosité, excitez-le par le café, puisez vos inspirations dans cet Hippocrène. Mais, au nom de votre santé, éloignez de vos lèvres la coupe enchanteresse, si la nature vous a doué d'une organisation irritable, nerveuse, vibratile, si l'imagination est inflammable, bien plus encore quand il y a tendance aux congestions sanguines cérébrales, disposition hémorrhoïdaire, susceptibilité gastrique, etc. Plaignons du reste le penseur qui a besoin de ce stimulant artificiel : à coup sûr son esprit manque par lui-même de vigueur et d'étendue. Les grands hommes de l'antiquité ne connaissaient pas le café, et cependant leur puissant génie a-t-il failli ? ne sont-ils pas encore nos guides et nos modèles ?

Bains. — Zacharie Platner a fait autrefois un petit traité intitulé : *De morbis ex immunditiis.* (Leipsick, 1731.) Et il faut avouer, que ce livre pouvait encore être utile à cette époque, aux savants et aux érudits. Maintenant, les choses ont bien changé ; rien n'est plus rare aujourd'hui que ces *cuistres noircis d'encre et coiffés de poussière*, dont Voltaire se moquait à bon escient. Des habits propres, même élégants, du linge fin, l'usage des bains, des soins de propreté, et même un certain luxe, distinguent nos savants de ceux des siècles précédents, et il faut les en féliciter.

L'usage des bains surtout, devenu plus général, a influé d'une manière très avantageuse sur le bien-être physique des hommes fatigués par les contentions de l'esprit. Ils y ont trouvé le triple avantage de la propreté, de calmer l'irritation nerveuse qui leur est particulière, enfin de tempérer la chaleur du sang. Ce dernier effet est d'autant plus certain, que si l'on en croit Falconnet, une personne plongée dans un bain pendant une heure, absorbe à peu près trois livres d'eau. Ces bains sont donc très salutaires; mais, comme il arrive toujours, on a donné dans l'excès, en voulant faire des bains ordinaires, une panacée universelle. Un docteur a été même jusqu'à prétendre qu'à force d'amollir, d'assouplir les organes, de rendre les ressorts de l'économie pliants et doux, les bains tièdes pourraient tripler la durée de l'existence (1). De quoi n'abuse-t-on pas? La vérité est que le bain comme tout modificateur de l'économie, est nuisible ou salutaire selon les circonstances (2). En général, un des grands inconvénients des bains est de rendre la peau, en la décalorisant, très impressionnable aux influences atmosphériques.

(1). Un grand inconvénient de l'abus des bains chauds, c'est de diminuer l'élasticité de la peau, par cette sorte de macération dans laquelle elle est entretenue. Cet abus ne s'observe que chez les femmes. Voici ce qui en résulte. La peau ne présentant pas un obstacle suffisant à l'envahissement de l'embonpoint, celui-ci peut se produire jusqu'à prendre des proportions considérables. Le remède à cette difformité commençante, c'est l'emploi des bains à basse température, c'est-à-dire des bains frais ou froids. Ils auront pour résultat de rétablir l'élasticité normale de la peau, d'arrêter le progrès de l'embonpoint ou de l'obésité et même de la réduire. (Note d'Ed. C.).

(2) Voyez Michel Lévy, *Traité d'hygiène publique et privée*, 6e édition. Paris, 1879, tome II, p. 39. — *Nouveau dictionnaire de médecine et de chirurgie pratiques*, art. Bains.

Ils ont une propriété analogue à celle de la sueur, c'est de faire de la peau un conducteur du calorique et de l'électricité. Une sage précaution sera donc non de s'en abstenir, mais de n'en user que rarement, si la constitution est faible, lymphatique, si on est sujet au douleurs de rhumatisme, aux catarrhes, enfin si la saison est froide, humide, la température variable. Le bain chaud est spécialement nuisible aux tempéraments nerveux, mais il n'en est pas de même du bain frais et froid. Ce dernier est un puissant moyen de diminuer *l'hyperesthésie* ou sensibilité extrême, si remarquable chez les penseurs. Cependant pour en obtenir de bons effets, il faut noter avec soin les points suivants : 1° que le tempérament ne soit pas trop faible ; 2° qu'il n'y ait point de disposition aux congestions sanguines intérieures; 3° qu'on n'y reste que peu de minutes, plus ou moins, selon les effets produits ; 4° enfin qu'à la sortie du bain, il se produise à la surface tégumentaire une réaction de chaleur et de sueur avec sentiment intérieur de bien-être et d'allégement. En général, le bain est froid, jusqu'à 18 degrés centigrades (1), frais à 20 degrés, tiède à 32 ; mais ces diverses températures sont toujours relatives à la sensibilité individuelle.

Vêtements. — Que les vêtements soient simples et commodes, plus ou moins chauds d'après les sai-

(1) Voyez Michel Lévy, *Traité d'hygiène publique*, t. II, art. BAINS.

sons et les climats, voilà peut-être le seul précepte général qu'il convient de donner. N'oubliez pas non plus de consulter les habitudes; elles sont ici très variables. Les uns se couvrent peu, les autres adoptent une méthode contraire. Un célèbre peintre flamand, Breughel, ne portait jamais que des habits de velours, quelle que fût la saison et la température. Aussi l'appelait-on *Breughel de velours*, pour le distinguer de son frère, connu sous le nom de *Breughel d'enfer*, à cause de ses tableaux.

Comme la plupart des individus doués du tempérament nerveux, ont peu de forces physiques, qu'ils recherchent avec soin la chaleur, il est bon que leurs habits soient tout à la fois légers et chauds : la ouate, remplit parfaitement ces deux conditions. N'oublions pas la flanelle, une sorte de vertu magique réside dans ce tissu. La flanelle remplace pour ainsi dire l'instrument appelé *strigil* chez les anciens, mais d'une manière plus douce et plus constante. Elle conserve le calorique animal, elle excite doucement la peau, enfin elle absorbe promptement la sueur, trois précieuses qualités que nul autre tissu au monde ne possède réunies. Mais, dit-on, il ne faut pas s'y habituer; d'accord, si vous êtes certain de votre santé : cette habitude est d'ailleurs simple et commode; préférez-vous donc celle d'être toujours malade, toujours souffrant? L'essentiel est d'être vêtu chaudement. On ne saurait dire en effet à quel point les gens de lettres, les artistes, les hommes de cabinet, en un mot, tous ceux qui exercent fortement la pensée, sont frileux. Voltaire faisait faire du feu dans sa chambre en toute saison. Napoléon, cet homme de fer, en apparence, faisant la guerre au repos, au sommeil comme à l'Europe, lui qui avait bravé en 1812, les glaces de la Russie, ne pouvait en réalité et habituellement supporter le froid. La duchesse d'Abrantès assure dans ses *Mémoires* « qu'il faisait allumer son foyer dans le mois de juillet, et ne comprenait pas que l'on ne fût point saisi comme lui au moindre vent de bise. » « Je crains autant le froid qu'une *gazelle*, » écrit Byron à un de ses amis.

Boileau fit la campagne de Franche-Comté, et quoique la chaleur fût extrême, il était lourdement vêtu, répétant toujours que ce n'était rien en comparaison de Fagon. Louis XIV lui en fit la remarque. « Sire, repartit le satirique, j'ai toujours ouï dire, que le chaud était *un ennemi incommode*, mais que le froid était *un ennemi mortel.* » Il est inutile de dire que l'âge apporte en cela de grandes modifications. L'essentiel est de ne pas trop retarder ni trop hâter les précautions. Soignons-nous bien, prenons garde, un soin de plus, une année de plus, mais ne devançons pas la marche du temps.

Quant à la forme même des vêtements, que dire à cet égard? Soyez de votre pays, de votre temps, de votre âge. Le seul précepte d'hygiène à observer, est que ces vêtements ne soient ni étroits, ni gênants. La liberté de la circulation, et le complet exercice de la pensée en dépendent. L'abbé Galiani, ce spirituel étourdi, prétendait, qu'il était douteux qu'on pût avoir du génie en portant perruque, en frisant ses cheveux, en les enfermant dans une bourse, et il attribuait à cet usage, notre infériorité à l'égard des anciens. Cette assertion, démentie par Rousseau, Buffon, Malesherbes, Turgot et tant d'autres, a cependant un côté vrai. Un vêtement incommode distrait l'attention, un habit qui gêne le corps, gêne aussi l'esprit.

Veille et sommeil. — Une des plus puissantes modifications imprimées à l'économie est sans contredit, celle du sommeil et de la veille. Quiconque exerce ces fonctions régulièrement, assure et raffermit sa santé. Ce n'est donc pas sans fondement que le sommeil habituellement profond, compte parmi les probabilités d'une longue vie. Les brûlantes veilles des hommes méditatifs, contribuent peut-être plus que tout autre excès, à tendre, à fatiguer, à user les ressorts de l'existence. Le premier et le plus constant résultat de ces veilles, est d'augmenter l'irritabilité, l'ardeur inquiète et mobile, la sensibilité exagérée et maladive, caractéristiques de la constitution nerveuse. Les insomnies sont le tourment d'une infinité d'hommes studieux. Aussi que de regrets, que d'efforts infructueux ne font-ils pas pour recouvrer le sommeil, trésor qu'ils ont quelquefois perdu avec une inconcevable légèreté. Dans la jeunesse ou dans la force de l'âge, ils prolongent impunément leurs veilles, faisant ce qui peut s'appeler des *tours de force*, tout en bravant les conseils de la prudence. A leurs yeux, le sommeil est un exacteur tyrannique, qui exige la moitié de la vie ; mais plus tard, quand l'âge vient, que le sommeil fuit leurs paupières, ils l'invoquent et le conjurent de toutes manières ; c'est alors un Dieu bienfaisant, auquel ils feraient volontiers sur ses autels, le sacrifice expiatoire de leur célébrité. Ces vœux sont le plus souvent superflus. Une fois que de longues habitudes ont été contractées, que le cerveau a été stimulé, échauffé par ces impressions réitérées et sans mesure, que l'économie est montée sur ce ton, on perd ses droits à un sommeil calme, franc, réparateur, en un mot, aux *délices du vrai dormir*. Il faut renoncer alors aux bienfaits du plus puissant moyen de ralentissement, de restauration et de conservation de la vie.

S'il est vrai, que le sommeil est une sorte de mort intermittente pour les facultés de l'intelligence, il s'en faut bien qu'il en soit ainsi pour les fonctions intérieures. Loin de ressembler à la mort, il donne au contraire à la vie une impulsion toute nouvelle. Que de fonctions s'exercent pendant ce repos vivifiant ! La détente est la réparation nerveuse, la perfection de la digestion, le complément des nutritions l'activité des absorptions, l'égale répartition du sang, l'abaissement de la température de ce fluide et de l'économie, abaissement si propre à calmer l'état d'agitation de la journée, qu'on pourrait nommer la *fièvre du soir*. Pesez ces avantages du sommeil, et vous apprécierez sa bienfaisante influence sur l'économie. *Somnus, labor visceribus*, dit Hippocrate, vérité physiologique incontestable.

Les atteintes énervantes des veilles prolongées ont lieu de deux manières : par le défaut de réparation des forces et par la permanence de l'excitation cérébrale. Tel homme pense, médite, compose, une partie de la nuit, qui sera encore longtemps à réfléchir, à composer, malgré lui, quoique d'une manière confuse, quand il sera couché. Oh! s'il ne s'agissait que de fermer le livre, de poser la plume ou le pinceau pour s'endormir ensuite profondément, le danger serait moins grand; mais le mouvement est imprimé avec force, la série d'idées se continue, et plus elles sont grandes, vives, pénétrantes, plus le cerveau agit pendant leur production. De là, ce trouble qui ne se calme qu'à la longue; le sommeil fuit à tire d'ailes, on ne s'endort que tard, et ce prétendu repos ne laisse au réveil qu'un sentiment de brisement dans les membres et d'abattement dans l'esprit. Girodet, déjà cité, ne peignait que la nuit; souvent il se couchait à trois heures du matin, et à sept, il n'avait pas fermé l'œil ; sa main se reposait, son imagination allumée peignait encore. Il arrive aussi qu'à force de veiller, le cerveau s'excite par la plus légère cause, de façon qu'il est difficile alors d'obtenir un peu de sommeil. Byron ne pouvait dormir de la nuit, après une soirée, surtout agréable, ce qui contribuait à l'éloigner du monde. C'est un grand point pour la santé de pouvoir en quittant ses vêtements, déposer aussi tous les soins, toutes les agitations, tous les soucis du jour. *La nuit porte conseil*, dit le proverbe, cela est possible; mais dans ce cas, la santé court bien des risques, si on recourt souvent à ce moyen d'entretenir la veille, lorsqu'il serait utile de se livrer au sommeil.

Beaucoup de personnes n'ignorent pas cependant le danger des veilles prolongées; mais ou elles se font illusion sur leur propre santé, ou bien elles restent sous le charme de l'habitude, de l'entraînement. Plus d'un penseur ressemble à Varignon, se proposant à chaque instant de la nuit de cesser son travail, mais qui, voyant le jour, était ravi de se dire à lui-même, que ce n'était pas la peine de se coucher pour se lever dans un temps aussi court. Et si l'on recherche les motifs qui déterminent les hommes d'études, à consacrer ainsi les nuits au travail, à enfreindre cette loi de la nature qui veut que le sommeil rétablisse l'équilibre des forces, on en trouve plusieurs d'une importance réelle. Les uns sont persuadés que le travail d'inspiration et de méditation est plus fécond la nuit, tandis que le travail de correction convient mieux le matin; les autres veulent des nuits courtes et de longs jours, afin de prolonger l'existence réelle et positive, la durée de la pensée; ils voudraient la vie sans douleurs et sans mesure. Il en est qui joignent à ce désir l'espérance de soustraire leur nom, par leurs travaux, à la fatale loi de l'oubli qui tourmente les cœurs élevés. Cet instinct de l'infini que nous voulons donner à notre ombre, avant qu'un souffle du temps ne l'efface, semble en effet s'accroître pendant la nuit et dans la solitude. Bien plus encore, si l'espoir de vivre dans l'avenir, vient animer l'artiste ou l'écrivain, il semble alors qu'il vit doublement, et par le moment présent dont il jouit dans toute sa plénitude, et par les instants que son imagination lui représente dans les âges futurs. Il est si doux de se dire : Ce que je pense, ce que j'écris à cette heure, dans cette nuit, sera lu dans le siècle suivant! Quelques-uns, enfin, puisent leurs inspirations dans la nuit même et ses ténèbres.

C'est ainsi que le célèbre Young a écrit son poème, que Verner a composé son horrible pièce du *24 février*. « Ce poème, dit-il, a été tissu dans la nuit; il est semblable au râle d'un mourant, qui, bien que faible, porte la terreur jusque dans la moelle des os. » Le plus souvent néanmoins aucun de ces motifs n'existe; il n'y a ni calcul ni réflexion dans ces veilles fatales; elle sont le résultat des habitudes contractées. Le silence de la nuit, l'obscurité, favorisent les inspirations, l'imagination prend son vol, les idées coulent rapidement, il y a du feu, de l'enthousiasme, le *Dieu est présent*...; comment penser à la marche du temps, et aux besoins de notre chétive humanité?

Nous n'avons pas à faire le tableau des funestes effets des veilles continuelles ; tout lecteur instruit et doué de jugement peut y suppléer. Il ne serait que trop aisé de citer des faits nombreux et terribles à l'appui des préceptes donnés par l'hygiène; la pratique journalière de notre art en fournit qu'on ne croirait que difficilement, car le vrai en médecine est quelquefois peu vraisemblable.

Il est des hommes livrés aux travaux actifs de l'intelligence, qui voulant éviter ces maux cruels, ont cherché à résoudre le problème du *moins dormir possible* sans danger. On en a vu se mettre au lit, y rester plusieurs jours de suite, peur y dormir et y travailler. Un savant du XVIe siècle, Aymar de Plançonnet, adopta la méthode suivante : Étudiant assez peu le jour, il avait réglé avec exactitude le temps du travail de la nuit. Après avoir soupé légèrement, il se couchait de bonne heure, dormait quelque temps, et il se relevait ensuite. Se couvrant la tête d'une sorte de capuchon, il employait de cette manière quatre à cinq heures à une étude suivie. Il disait qu'on peut faire ainsi de très grands progrès, parce que l'esprit ayant été reposé, épuré dans le premier sommeil, et n'étant point interrompu dans le silence de la nuit, concevait les choses avec une très grande facilité ; il ajoutait même que cela contribuait beaucoup à la santé. A la fin de ces quatre heures d'étude, Aymar se reposait pendant deux heures, et après un sommeil doux et tranquille, il mettait au net ce qu'il avait médité pendant la nuit. Le naturaliste Lacépède avait adopté une méthode à peu près pareille ; il ne dormait que quatre heures environ, d'abord de neuf à onze du soir, puis de trois à cinq du matin. Reste à savoir maintenant si l'on peut espérer un sommeil calme, après quatre heures d'agitation cérébro-mentale ; une longue habitude peut seule donner ce résultat.

Le mieux, en général, est de se coucher de bonne heure et de se lever matin. Hufeland l'a dit avec raison : « L'homme ne jouit jamais du sentiment de son existence avec autant de pureté et de perfection que par une belle matinée ; celui qui ne profite pas de ce beau moment, perd la jeunesse de la vie (1). » A cette considération, il faut joindre celle du temps que l'on gagne ; car le travail du matin est loin de fatiguer

(1) Hufeland, *L'art de prolonger la vie ou la macrobiotique*, nouvelle édition française augmentée de notes par J. Pellagot. Paris, 1871, chap. VI.

comme celui du soir, et sans péril on allonge ainsi son existence. En effet, quelqu'un a fait la remarque qu'en se levant chaque jour deux heures plus tôt, par exemple, à six heures au lieu de huit, cela fait, au bout de quarante ans, un total de vingt mille deux cents heures, ou trois ans, cent vingt-un jours et seize heures ; ce qui donnerait huit heures de plus par jour, pour dix années, pendant lesquelles on peut amplement cultiver son esprit.

Quoiqu'il en soit de ces calculs, l'essentiel est de consulter ses forces et son âge. Il ne faut jamais perdre un instant propre au travail, mais aussi accorder à la nature un temps convenable pour la complète réparation des forces. Il en est de même de la forme et de la composition du lit ; dormir laborieusement dans le duvet n'est pas chose très rare, tandis que le contraire s'observe souvent. Les moyens de maintenir et de rappeler le sommeil, s'il est possible, sont la tempérance, la régularité des heures consacrées à cette fonction et le soin de faire chaque jour autant d'exercice que les forces le permettent. Les habitudes prises doivent être également de quelque poids pour la veille et le sommeil, comme en toute autre fonction ; cependant, je le répète, la meilleur est de se lever matin.

J. Westley, fondateur d'une secte religieuse, a même fait de cette règle d'hygiène, un précepte pratique de sa morale. Selon lui, « se coucher de bonne heure, se lever de bonne heure, donne à l'homme *santé*, *richesse* et *sagesse*. »

Exercice et repos. — On ne peut nier les avantages de l'exercice corporel; mais sont-ils aussi grands qu'on le dit? qu'en pensez-vous, docteur? — Ces avantages sont tels, que seuls ils pourraient contre-balancer les inconvénients des travaux forcés du cabinet. — C'est beaucoup; toutefois, je m'imagine que sur cet objet encore les médecins ont exagéré. — Ils exagèrent si peu, qu'on devrait répéter à chaque homme ce que le chevalier Scarboroug disait à la duchesse de Portland : « Ou vous mangerez moins, ou vous prendrez plus d'exercice, ou vous prendrez des remèdes, ou vous serez malade. » Or, le choix n'est pas douteux. — Cependant, les femmes, dont la vie est en général sédentaire, n'en éprouvent pas d'incommodités. — C'est une erreur; les médecins ont mille preuves du contraire, surtout parmi les femmes, des classes élevées. Peut-on, d'ailleurs, établir la moindre comparaison entre un penseur profond, ordinairement cloué à son bureau, combinant péniblement de longues séries de faits, d'idées, de raisonnements, et une femme qui s'agite dans sa maison, parle souvent, et dont l'imagination légère, les idées mobiles, les sentiments fugaces, effleurent une foule d'objets? Ajoutons que les femmes mangent peu, en général, et qu'elles ont les évacuations périodiques qui maintiennent l'équilibre vital. — D'accord; mais dans nos climats, l'exercice en plein air est dangereux les trois quarts de l'année. — Oui, pour des êtres affaiblis, usés par des habitudes casanières, par la vie sédentaire, par l'air chaud, sans ressort et débilitant des villes, mais non pour celui qui, selon la mesure de ses forces, les exerce journellement à l'air libre, les appelle à l'extérieur, maintient ce bien-être, cette harmonie des forces physiques, solide base de la santé. Ne comprendrez-vous jamais que le corps devient tout ce que la volonté le fait et le façonne?— Ces vérités frappent quelquefois; alors je m'exerce, je marche; mais j'éprouve aussitôt un sentiment de faiblesse et de lassitude qui m'oblige à renoncer à la mise en pratique de vos préceptes. — Mon ami, l'homme qui pense n'est pas un animal dépravé, comme l'a dit Rousseau; c'est celui qui pense trop, parce qu'il est hors des lois de la nature. L'organisme humain est composé de ressorts si délicats et si fins, que l'inaction en détruit très aisément la force et l'énergie. Agissez donc, et vous verrez votre puissance d'action augmenter progressivement. Continuez, persévérez, le prix est au bout de la carrière. — Cela peut être; mais quand mon corps est fatigué, je n'exerce que péniblement mes facultés intellectuelles. — Eh bien! laissez-les reposer ces facultés, elles n'en seront que plus vives et plus aptes dans la suite. Et le plaisir de ne pas trop penser, le comptez-vous pour rien? Il en faisait grand cas, de ce plaisir, le philosophe dont je vous ai cité le paradoxe célèbre. Après ses longues promenades, ses délicieuses herborisations, il revenait trouver dans son lit « un repos de corps et d'esprit cent fois préférable au sommeil même. » — Vous conviendrez pourtant que toutes ces promenades font perdre un temps considérable pour l'étude et le travail, le temps, ce trésor du sage! — Quoi! c'est perdre son temps que de rétablir et de fortifier sa santé, d'étendre sa vie, de soutenir la force de l'âme par la vigueur du corps, de se rendre par-là plus capable de supporter les travaux qui doivent nous illustrer! Prenez-y garde, voilà le plus dangereux des sophismes. Les anciens, qui certes n'ont pas négligé la culture morale, n'en jugeaient pas ainsi. L'épithète favorite qu'Homère donne à son héros, est celle d'*Achille aux pieds légers*. Socrate exerçait soigneusement le corps; à Rome, ne disait-on pas, pour caractériser un ignorant, il ne sait *ni lire ni nager?* Rappelez-vous encore que Platon conseillait d'exercer le corps et d'en prendre soin comme l'âme, afin que, semblables à deux coursiers robustes et bien attelés devant un même char, l'un et l'autre puissent concourir à le traîner avec une égale force. — Soit; mais n'est-il pas à craindre qu'à la fin un de ses coursiers ne l'emporte sur l'autre, en un mot, que le corps ne prenne un ascendant trop marqué? — Cette crainte, qui vous préoccupe sans cesse, est chimérique. Est-ce que le développement des forces physiques n'exerce aucune influence sur les facultés intellectuelles? La vigueur du corps ne se communique-t-elle pas à l'esprit? le corps maladif ne rend-il pas l'âme inerte, l'imagination souffrante? Il ne s'agit donc que de maintenir un équilibre favorable à la santé. Que le principe vital organique, cette intelligence de la chair jouisse de toute son action, l'âme parcourt librement son orbite. D'ailleurs, croyez-moi, la maladie et la douleur, sa redoutable compagne, venant vous assaillir, je le répète, malheur à votre esprit, à votre intelligence, si l'organisme est faible, épuisé, sans énergie. L'imagination s'élève bien rarement quand le corps se courbe vers la terre. Restons ce que Dieu nous a faits, éclairons l'esprit, maintenons son activité, mais fortifions les organes, c'est le conseil d'une sage philosophie.

Ce court dialogue montre combien les hommes qui s'adonnent passionnément à l'étude sont ingénieux à trouver des motifs, des prétextes pour négliger les mouvements corporels. Et pourtant, ils en reconnaissent les précieux avantages, ils les avouent; mais l'habitude, la crainte de perdre du temps, un peu de fatigue, les retiennent enchaînés dans leur fauteuil. Or, c'est là précisément qu'on s'épuise sans mouvement, qu'on se fatigue dans l'inertie du corps; on oublie que l'activité est aussi nécessaire à la santé que l'agitation lui est fatale. Il arrive souvent que tel homme vante sans cesse les bienfaits de l'exercice, qui se soucie fort peu d'en prendre lui-même. Il faut que le médecin insiste et persévère dans ses conseils, qu'il ait même recours dans certaines circonstances à des moyens étranges qui se font accepter par leurs bizarreries, près du malade récalcitrant ; témoin, le conseil. — Madame, vous scierez tous les matins une demi-voie de bois, et en outre — chaque matin, de très bonne heure, vous ferez reluire à grand effort de brosse les chaussures de votre mari.

On ne saurait le nier, l'exercice corporel est le plus puissant *diverticulum* des forces sensitives sur les forces motrices (1). C'est un excellent instrument d'énergie, de plaisir et de santé. Il augmente la contractilité ordinairement si faible chez le névropathique, et cette contractilité augmentée rétablit l'harmonie des fonctions. Par l'exercice, la fibre musculaire se fortifie, se raidit, acquiert cette tenacité qui constitue l'être viril, *otium humectat, labor siccat*, dit Celse : il n'y a pas de gymnasiarque qui n'ait observé ces effets. Tout organe qu'on exerce se fortifie, c'est une des lois fondamentales de l'organisme. Ainsi le corps augmente de vigueur en raison des mouvements

(1) Voyez Le Blond, *Manuel de gymnastique hygiénique et médicale*, comprenant la description des exercices du corps et leurs applications au développement des forces et à la conservation de la santé. Paris, 1877.

qu'on lui imprime (1); par une conséquence naturelle, tout exercice musculaire, répété, resserre le cercle des sensations, émousse la sensibilité, régularise son action et combat sa prédominance vicieuse. Bien plus, l'exercice physique détourne les idées fixes et habituelles, en établissant de nouveaux rapports, en variant les sensations; il contraint même le cerveau au repos par la fatigue générale. Voulez-vous un modérateur presque certain des passions vives? cherchez-le dans un travail matériel soutenu. Souvenons-nous que les Athéniens avaient consacré les exercices gymnastiques à Apollon, parce qu'ils adoraient en lui le dieu de la santé, de la force et du courage. Ce qu'il y a de sûr, c'est que les individus parvenus à une grande vieillesse, avaient tous, jusqu'au dernier moment, fait un usage constant et journalier de leurs jambes.

Les lois de l'organisme nous apprennent encore que le mouvement vital le plus favorable à la santé se fait toujours du centre à la circonférence. Or, dans la vie sédentaire, ce mouvement s'opère dans un sens absolument contraire. Ce genre de vie s'oppose donc à la libre circulation du sang, qui stagne dans les grands viscères ; il nuit en outre à la diffusion des forces, à l'égale répartition de l'influx

(1) Michel Lévy, *Traité d'hygiène publique et privée*, 6e édition, 1879, t. II, p. 251.

nerveux, qui reste concentré dans les principaux foyers de la sensibilité. On prévoit dès lors les conséquences de ces phénomènes morbifères. La circulation du sang est la fonction qui gagne le plus par l'exercice. On a calculé que chez les personnes en santé, le pouls dans la position droite est plus fréquent de cinq à quinze pulsations que dans la position horizontale. Mais combien l'accélération est plus grande, par conséquent la circulation plus rapide, plus active, quand l'exercice y contribue dans des proportions en rapport avec le maintien et le développement de la santé.

Quant à cet effet si redouté de diminuer l'activité des facultés intellectuelles, il n'a jamais lieu. Loin de là, ces facultés semblent acquérir un haut degré d'énergie, soit par les intervalles de repos qu'elles éprouvent alors, soit parce que le corps acquiert une vigueur nouvelle. Les grands capitaines de l'antiquité et ceux de notre époque en donnent des preuves manifestes. Le anciens philosophes, on le sait, dissertaient en se promenant sous de beaux ombrages. Cicéron en a fait la remarque : *Quidquid conficio aut cogito, in ambulationis fere tempus confero* (1). Aristote appelait *promenade du matin*, la leçon qu'il donnait après le lever du soleil, et *promenade du soir*, celle qu'il donnait après le coucher de cet astre. Le régime péripatéticien n'est pas à négliger.

(1) Ad Quintil., 3.

Parmi cette foule de préceptes connus sur l'exercice, ne choisissons maintenant que les plus essentiels. Il y a ici trois choses à considérer 1° quel est le genre d'exercice le plus convenable; 2° quel temps y est le plus favorable; 3° dans quelle saison on doit le prendre. Ce dernier point surtout est très important.

On ne doit jamais s'exercer que selon la mesure de ses forces; mais nous disons de plus il faut que cet exercice soit journalier, soutenu. Fatiguer brusquement le corps, puis retomber dans une longue inaction, est la pire chose de toutes. L'exercice doit être modéré, même il ne faut pas craindre un peu de fatigue. L'économie ne s'invigore que peu à peu, il faut donc de la persévérance. Citons un fait médical qui le prouve. Un jeune homme de vingt-cinq ans tomba dans une obésité presque difforme; il éprouva de plus une violente attaque de goutte. Riche, fils unique, sa position l'effraya. Prenant alors son parti, il chercha dans l'exercice le remède à ses maux. Le *lundi*, il jouait à la paume pendant trois ou quatre heures de la matinée; le *mardi*, il donnait le même temps à jouer au mail; le *mercredi*, il allait à la chasse; le *jeudi*, il montait à cheval; le *vendredi*, il faisait des armes; le *samedi*, il allait à pied à une de ses terres, éloignée d'environ trois lieues, et il en revenait le *dimanche*. Certes voilà une semaine bien remplie. Le remède fut si bon, qu'au bout d'un an et demi, ce malade fut transformé en homme dispos, vigoureux, de faible et impotent qu'il était (1).

Surtout point d'idée fixe, point de méditation profonde pendant l'exercice du corps, ce serait une double fatigue; que l'esprit se repose quand les membres agissent. Le mieux est d'exercer alternativement, de relayer l'esprit et le corps, l'un par l'autre.

Qu'on se garde bien d'imiter ces promeneurs à calcul, qui se prescrivent de faire tant de fois le matin et tant de fois le soir, le tour d'un jardin. Abandonnez-vous sans soins, sans soucis, sans but même, à ce doux laisser-aller de rêveries et d'émotions paisibles, à ce je ne sais quoi qui vous conduit ici plutôt que là, sans souci, sans affaires, sans même s'occuper de l'heure; marchez, sans vous proposer autre chose que le plaisir de marcher; faites, en un mot, comme Montaigne, qui n'allait jamais que là où il se trouvait.

L'exercice est tellement important pour la digestion, qu'un physicien déclare qu'un exercice modéré fait la fonction d'un second estomac. Quoi qu'il en soit, on peut dire que l'exercice est l'ami, le protecteur et l'auxiliaire le plus puissant de l'estomac; sans lui rien de plus rare qu'une bonne et complète digestion.

Faut-il prendre de l'exercice avant ou après le repas? Véritable question oiseuse; il n'y a que l'expérience de soi qui puisse servir de guide en cette ques-

(1) Loubet, *Lettres sur la maladie de la goutte*. Paris, 1760.

tion. Je crois pourtant que l'École de Salerne donne un bon précepte, en prescrivant le repos après un repas substantiel : *Post prandium sta* (1). Une conversation vive sans être trop animée, des entretiens agréables facilitent beaucoup la digestion. C'était autrefois le *dessert des gens de lettres.*

Une question plus importante est de savoir s'il y a des exercices propres aux personnes studieuses; je réponds négativement. Il ne s'agit pas de descendre dans la Palestre, d'être expert dans les cinq joûtes; il ne faut qu'activer la circulation par le mouvement du corps, tandis que l'intelligence se repose. L'âge, les forces, les goûts particuliers, la saison, le climat, les localités, doivent être consultés. La promenade à pied ou l'équitation me paraissent très convenables et suffisantes; on peut y ajouter, quand on est jeune, la danse, la course et la natation, la paume et le ballon, jeu si aimé des anciens : *Folle decet pueros ludere, folle senes* (2).

Il est encore un exercice dont on a vu d'étonnants effets pour la santé des hommes affaiblis par les travaux de la pensée, c'est l'horticulture. Un médecin a soutenu, non sans raison, que la plus saine des professions, était celle d'un jardinier *sobre*, et tout démontre cette vérité. L'air pur, l'exercice modéré et pourtant continuel, entretiennent et rétablissent

(1) *L'Ecole de Salerne*, trad. de Ch. Meaux St-Marc. Paris, 1880.

(2) Martial, lib. 14. 7.

les forces. C'est bien alors que la vie paraît pleine et entière, qu'on en jouit, qu'on la savoure. L'esprit participe à cet état de bien-être, car les soins et le matériel obligés de la vie d'un horticulteur lettré, animent l'âme sans la troubler; ils la rendent calme, heureuse, au contraire des inquiétudes de la vie sociale urbaine, qui l'agitent, l'exaltent, l'asservissent en la pressant de toutes parts. Sait-on combien un labeur modéré, uniforme, contient de sagesse et de bonheur, combien il est puissant pour établir la sublime convenance de la virilité du corps et de la force de l'esprit? Toutefois, suffit-il d'avoir le goût du jardinage pour en obtenir de bons résultats? Non, sans doute, si l'on se contente du plaisir des yeux. Il faut mettre la main à l'œuvre, il faut avoir les bras travailleurs, planter, semer, greffer, en un mot, avoir soin de son parterre, de son petit jardin, comme de sa bibliothèque. Homme d'État, qui venez de méditer sur un projet d'où dépend le bonheur ou l'infortune de plusieurs millions d'individus; vous, illustre savant, qui avez mesuré la distance des astres, analysé jusqu'aux éléments des corps, quittez vos pénibles travaux; et vous surtout, noble enfant des muses, qu'une ardente imagination a transporté dans les sphères célestes, maintenant détendez les ressorts de votre esprit, comme ceux de votre lyre, d'autres occupations vous attendent. Revêtu de la veste et du chapeau rustiques, armez votre main du ratean ou de la serpe; il vous faut émonder un espalier, sarcler une allée, butter des céleris, etc., voilà votre besogne, votre nouvelle tâche, ou bien encore, hâtez-vous de cueillir ces fruits vermeils d'arroser ces fleurs desséchées, d'abriter ces tendres plantes que l'aquilon menace, etc. Votre récompense est prête, et vous ne l'attendrez pas longtemps. L'appétit vif, la digestion facile, l'esprit gai, le cœur content, puis un sommeil franc et réparateur, que faut-il de plus pour embellir l'existence? Si vous voulez davantage, imitez Dupont de Nemours, qui eut en tout, la douce passion du bien et du bien faire. « Et pourquoi, dit cet excellent homme, renoncerai-je à l'honneur d'attacher mon nom à quelque agréable variété de poire ou d'abricot; *Martin-Sec* et *Messire Jean* sont encore célèbres; la pêche de *Chevreuse* est le seul titre à jamais durable et toujours honorable de la famille qui eut la duché-pairie; je ne suis pas dégoûté de la vraie gloire. »

Cependant la saison n'est pas toujours favorable aux exercices de la campagne; l'hiver vient, et il faut se réfugier à la ville. Là, il est encore des délassements convenables pour le corps; et le billard, comme on l'a déjà remarqué, est un des plus avantageux. Ajoutons encore la conversation, mais une conversation familière, sans prétention, où, comme dit Montesquieu, il ne faut que son esprit de tous les jours. Au reste, quelque soit l'exercice ou le délassement qu'on préfère, la règle essentielle est qu'il n'exige point une trop grande contention d'esprit. Mallebranche ne se livrait jamais qu'à des jeux enfantins; aussi, quand l'heure de la méditation avait sonné, son esprit vigoureux s'élevait sans peine aux plus hautes conceptions. Souvent Machiavel, dans sa retraite de *San Casciano*, s'amusait avec des paysans avant d'entrer dans le sanctuaire de ses études. Il y en a qui jouent aux boules, aux quilles, au petit palet, qui sautent, dansent et se divertissent, sans autre but que celui d'agiter le corps et les membres. Ne traitons pas ces amusements de puérils : le sévère Lycurgue éleva un autel au Rire; or, qui connut mieux le cœur humain que ce grand législateur?

Le célèbre Sanctorius comptait jusqu'à quatre-vingt mille humeurs faisant partie de l'économie animale; si l'une d'elles venait à se dépraver, la santé se trouvait aussitôt compromise. Cela fait frémir, et l'on ne doit pas s'étonner, si le médecin que nous venons de citer a passé trente ans de sa vie dans une balance pour connaître avec exactitude ses acquets et ses pertes (1), sous le rapport de la transpiration. Il est aujourd'hui prouvé que ce médecin a exagéré; cependant il ne faudrait pas pousser trop loin le scepticisme sur cet objet. Toutes les humeurs émanent

(1) Voyez l'*École de Salerne*, traduction de Charles Meaux Saint-Marc. Paris, 1880, page 302 à 304.

du sang, et toutes influent sur la santé par leur quantité comme par leur qualité, voilà qui est certain.

Sécrétions et excrétions. — Les sécrétions et excrétions méritent donc de fixer notre attention. Toutefois, nous nous garderons de parcourir l'étendue de ce champ immense. Contentons-nous de signaler les points principaux.

Il a été déjà remarqué que la bile, dans certaines constitutions, se secrétait avec une abondance extrême et que la moindre altération de ce fluide influait d'une manière fâcheuse sur la santé. La prédominance hépatique demande donc une surveillance particulière. Faire écouler la bile, quand elle est âcre et abondante, est certainement, quoi qu'on dise, un précepte excellent pour se bien porter. L'hygiène offre ici trois moyens dont le succès est presque infaillible, si l'on ne tarde pas trop à les employer. Manger peu de viande, et même se mettre au régime végétal pendant quelques jours, prendre de l'exercice, enfin recourir à l'emploi des boissons acidulées, mieux encore à celui des fruits rouges et des raisins, si la saison le permet, puis à de légers purgatifs. Que de maux on évite souvent par ces simples précautions, pourvu qu'on sache les prendre à temps et à propos (1)!

(1) Voyez Michel Lévy, *Traité d'hygiène*, 6e édition, Paris, 1879, tome I.

Qu'on ne néglige point surtout la transpiration : elle n'est pas seulement une évaporation d'humidité ; elle est aussi, à d'autres égards, une fonction analogue à la respiration. La peau tout entière respire jusqu'à un certain point. Les pores cutanés *exportent* continuellement de l'économie les produits de cette sécrétion. On conçoit donc le danger de toute suppression de transpiration, quand la peau est en travail de sudation, notamment chez les hommes doués d'une grande sensibilité ; car c'est sur les téguments que les agents extérieurs exercent d'abord leur action. Les précautions qu'exige la pleine intégrité de cette fonction, sont d'autant plus importantes, qu'elle a lieu dans tous les instants de la vie, et ses variations sont telles, que Sanctorius a posé ce principe que nous tenons comme exact et vrai : *Non quâlibet horâ, corpus eodem modo perspirat.* De bons observateurs ont aussi remarqué que la santé paraissait plus ferme dans la journée, quand le matin, dans le lit, avait eu lieu une petite transpiration, sorte de crise qui maintient l'équilibre des fonctions. Un médecin recommandable de notre temps, consacre même un des jours de la semaine à ce qu'il nomme *pousser une sueur.* Ses amis les plus intimes ont peine à le voir ce jour-là, car il est très occupé à pousser sa sueur ; or, il y a plus de quarante ans que ce médecin jouit d'une santé inaltérable. Des exemples contraires sont très fréquents. Descartes donnait des leçons à la reine

Christine, à cinq heures du matin par un hiver très rude ; il succomba à une péripneumonie déterminée par une suppression de transpiration. Scarron trouva le même sort, sous la même influence. Combien d'autres exemples pourrait-on citer de ces catastrophes amenées par la même cause !

L'excrétion des fèces, ou matières fécales, mérite aussi de fixer l'attention. En raison de la force conservatrice qui est en nous, un double mouvement s'exécute dans l'économie : l'un compose sans cesse l'organisme, l'autre le décompose, d'où il résulte que la matière qui toujours s'animalise, parvient enfin au terme le plus élevé, et que là se dépouillant de toute sa viabilité pour la machine qu'elle alimente, elle devient nécessairement un corps étranger que la nature doit rejeter au dehors. Il est maintenant aisé de concevoir le haut degré d'utilité de la défécation dans l'ordre des fonctions. Sénèque disait que le *bene moratus venter*, est un des principes de la liberté de l'homme ; à plus forte raison aurait-il pu y joindre la santé. Ainsi, les deux plus grands biens de l'humanité sont liés à cette fonction. Que rien donc n'en gêne l'exercice, que le ventre soit constamment libre, facile et dispos. Malheureusement l'exécution de ce précepte est assez difficile à obtenir chez les hommes d'un tempérament chaud, sec et irritable, notamment si leur vie est sédentaire. Bonaparte dit quelque part que sa constipation habituelle avait été un des grands déplaisirs de sa vie. Talma se plaignait souvent de la même infirmité, et ce grand acteur finit même par en être victime. C'est donc avec raison que les médecins ne cessent de rappeler l'importance de cette excrétion ; ils le font sans s'arrêter à cette fausse délicatesse que montrent pour cela la plupart des hommes. Bordeu fait à ce sujet une excellente remarque. « L'homme, dit cet illustre médecin, n'existe presque que par cette fonction, et il n'existe presque que pour elle. Continuellement occupé à se vider et à se remplir, il ne peut se dérober à l'espèce d'humiliation qu'inspire une destination pareille. La philosophie détournant la vue de ces objets, suit à cet égards les idées communes, ou cherche à se tromper et à s'étourdir. La médecine franchit courageusement tous les obstacles ; elle prend l'homme *pour ce qu'il est*, et lui prête une main secourable au milieu des misères qu'il voudrait mais qu'il ne peut oublier. »

Terminons en rappelant l'observation déjà faite précédemment, que la constipation dépend quelquefois, chez les individus nerveux et d'une faible complexion, du défaut de contractilité intestinale. Cette espèce de constipation a lieu aussi chez beaucoup de vieillards, chez les femmes hystériques et d'une grande débilité musculaire, etc.

Mais quelle que soit l'importance des excrétions dont nous venons de parler, il en est une qui tient le premier rang : c'est celle de la liqueur séminale qu'on a regardée avec raison comme le principe de l'énergie virile, comme la vie sous forme liquide ou l'âme du sang, selon l'Écriture. Sages de tous les temps, philosophes anciens et modernes, fondateurs de sectes et de religions différentes, tous ont varié sur une infinité de points, jamais sur celui de la continence. Les médecins surtout, plus à même d'observer les atteintes énervantes des excès de ce genre, ont tracé à cet égard des règles d'hygiène d'autant plus rigoureuses que la génération est un des plus saints mystères de la nature (1). Ils ont remarqué, de plus, que les plaisirs vénériens étaient singulièrement nuisibles aux constitutions nerveuses. *Quibus enim nervi dolent, semper Venus inimica*, disait Celse, il y a près de dix-huit siècles. Mais, combien le danger s'accroît encore, si ces mêmes individus se livrent avec ardeur aux travaux de l'intelligence ! Alors, la vie est attaquée de toutes parts, elle se consume avec une étonnante rapidité, c'est par les deux bouts que brûle le flambeau de la vie.

Les gens de lettres, les artistes, doivent donc particulièrement veiller, et veiller avec un soin extrême sur une fonction aussi importante ; il y va non seulement de leur santé présente, mais de leur

(1) Voyez David Richard, *Histoire de la génération chez l'homme et chez la femme*, Paris, 1875.

gloire à venir. C'est à eux à voir ce qu'ils préfèrent, des plaisirs qui énervent le corps, qui obscurcissent la lumière de l'esprit, ou d'une santé ferme, et de la gloire attachée à de nobles travaux. Quoi qu'on dise et qu'on fasse, l'un et l'autre sont incompatibles. Il y a divorce absolu entre l'être intelligent et l'être charnel ; on ne peut sacrifier en même temps à Vénus-Aphrodite et à Vénus-Uranie, c'était un précepte consacré par les anciens. Les muses furent toujours chastes et sobres, on doit les imiter, ou renoncer à leurs faveurs. Il faut en tout que l'esprit se dégage de la servitude matérielle, comme un vin généreux se dépouille de sa lie.

Et cependant, par une inconcevable fatalité, tous les hommes doués d'une extrême sensibilité organique et morale sont enclins aux voluptueux transports de l'amour. Un cœur facilement ému, une ardente imagination, des sens très combustibles, voilà ce qui s'observe presque sans exception ; l'ennemi est toujours là, toujours menaçant, toujours à craindre. Cet ennemi n'est qu'un enfant, mais cet enfant a un bandeau sur les yeux et une torche à la main, frappant emblème des maux qu'il fait, des chutes et des abîmes où il conduit.

On a dit que les hommes célèbres ne portaient pas avec eux la fécondité. Beaucoup d'hommes célèbres ont eu une famille nombreuse. Si quelques-uns sont restés célibataires c'est qu'ils jugeaient que le mariage était incompatible avec leurs travaux et qu'ils craignaient les embarras d'une femme, *cum omnibus suis armamentis*, comme dit Juste Lipse. Il y a des hommes qui, par principe, s'imposent une absolue privation des jouissances sensuelles, pour se prémunir contre toute séduction. Il est certain que la modération même, dans le sujet qui nous occupe, n'est pas toujours sans danger, parce qu'elle met sur la pente qui entraîne de la satisfaction du besoin dans l'abus, et de l'abus dans l'excès. « Aussi, disait un sage, il m'a toujours paru qu'il était plus facile de renoncer tout à fait, que de se modérer. » C'est le parti vigoureux qu'ont pris une foule d'hommes distingués dans les sciences et les lettres, pour éviter les maladies et le repentir, ces deux poisons des voluptés humaines. Pour maintenir en eux ce bien-être, cette aptitude physique qui soutient et élève l'âme, ils ont violemment combattu contre les attraits de la chair. Comment faisaient-ils? dira-t-on. D'une part, ils travaillaient sans relâche, de l'autre, ils fuyaient le danger, ou bien dans l'occasion inévitable, ils se faisaient attacher au mât par des liens de fer. Le chaste Hippolyte saluait de loin les statues de Vénus, acte de haute prudence, également recommandé par la sagesse et la médecine. Il est prouvé que parmi les anciens, beaucoup de ceux qui donnaient de grandes espérances s'interdisaient les jouissances de l'amour. Jeûne et travail, dit un médecin, s ont un puissant talisman contre les attaques de ce mauvais génie.

Si pourtant l'âge, la vigueur de la constitution, un certain feu de tempérament, forcent pour ainsi dire à céder aux aiguillons du désir, que ce soit toujours avec cette modération qui fait *qu'on possède Laïs, sans en être possédé ;* mot profond, conseil excellent, beaucoup plus cité qu'il n'est mis en pratique. Il n'y a au dehors qu'une provision donnée de matière pour le plaisir, au dedans qu'une capacité vitale déterminée pour le recevoir. Il faut donc savoir se conduire dans les plaisirs de toute nature, avec prudence, avec mesure, j'ai presque dit avec sagacité. Notre vieux poète Théophile a raison :

Il y a de l'adresse à bien cueillir les roses.

Toute perte séminale épuise l'économie (1). *Omne animal triste post coïtum.* On demandait à Pythagore quel était le temps le plus opportun pour s'adonner aux plaisirs de l'amour ; il répondit : « Toutes les fois qu'il te paraîtra convenable de supporter une grande perte. »

(1) Voyez Lallemand, *Des pertes séminales involontaires.* Paris, 1836-1842.

CHAPITRE VIII

PHYSIOLOGIE DES PASSIONS

La part des organes dans les causes des passions; — Étude des causes; — Thérapeutique à opposer aux passions.

La part des organes dans les causes des passions. — D'accord sur ce qui tient directement à la morale pratique, deux hommes peuvent être partagés d'opinions sur l'origine même des actes moraux. En peut-il être autrement. L'un donne trop d'influence aux organes et l'autre prétend que son contradictenr n'a pas d'autre guide que les chimères de la philosophie idéale, philosophie qui bien souvent se perd dans la négation des réalités. C'est toujours l'éternelle difficulté de la métaphysique, difficulté difficile à vaincre, jusqu'à ce que l'homme sache enfin ce que c'est que l'homme. Or, philosophes et médecins, sont bien loin de ce but. Toutefois, il ne nous paraît point impossible de rapprocher ces deux doctrines par quelques points de contact. Une étude attentive de l'économie animale peut en fournir les preuves et les moyens. Nous n'avons pas la prétention de résoudre ce problème physiologico-moral, mais nos observations sur ce sujet ne seront pas sans utilité. Elles donneront une preuve de plus que la médecine et la philosophie sont à jamais inséparables.

Le sens physiologique du mot *passion* est clair et positif. Il indique un sentiment violent et concentré sur un seul objet, en même temps qu'il marque dans le système nerveux un état d'excitation vive, de *souffrance*, avec imminence morbide.

La folie a été considérée avec raison comme l'exagération maladive de la passion; elle en est souvent le dernier terme, parce que dans cet état extrême de l'économie, il semble que toutes les facultés soient portées à l'apogée de leur force et de leur action. Que la passion ait son siège uniquement dans le cerveau ou dans l'appareil nerveux ganglionnaire, espèce de cerveau abdominal, toujours est-il qu'elle se caractérise par une exaltation permanente d'émotion, avec convergence des mouvements physiques et moraux vers un but quelconque. Si ce type n'existe pas à un haut degré, il ne peut y avoir que des goûts, des penchants, des préférences. Ainsi, la passion est nécessairement exclusive; c'est un tourbillon d'idées irritantes, plus ou moins fixes, qui s'empare de nos facultés, de nos pensées, de nos sensations, de nos organes, de notre être enfin, pour leur donner une impulsion extrême; c'est un despotisme envahisseur et féroce de l'organisme comme de la raison. On se sent enlevé « tout vivant et tout voyant, » selon l'expression de Montaigne. Remarquez qu'il y a ici une extrême plénitude de vie, et pourtant dans un cercle assez limité. Aussi arrive-t-il que toute passion isole l'individu, le concentre et l'abstrait; il vit en elle, par elle et pour elle. Ces données, établies d'après les lois de l'organisme, font voir comment les passions ont leurs racines dans l'*instinct* et l'*animalité*, comment elles ne sont logiques que dans leur sens, et semblent maîtriser la conscience, comment elles ont pour radical l'amour de soi, comment, si leur direction est fausse, elles tendent à détruire l'ordre social quel qu'il soit, comment enfin, forcé de les combattre sans relâche, le sage entend à chaque triomphe un cri douloureux parti du fond de ses entrailles.

La puissante influence des affections vives sur l'économie n'est que trop connue. Le pauvre corps humain, une fois possédé du démon moral de la passion, est en proie aux plus cruelles agitations, et y succombe souvent. Un désir violent, continu, profondément enclavé dans l'esprit, ne laisse ni repos ni répit au *patient* qui en a reçu l'atteinte. L'état psychologique morbide détermine promptement l'état morbide organique. Une vive douleur de l'âme, passe bientôt dans toutes les veines du corps, s'imprime dans tous les nerfs, se glisse dans tous les muscles. La circulation s'accélère ou s'arrête, les larmes coulent ou se dessèchent, le corps jaunit en peu d'heures, la peau s'enflamme ou pâlit, les cheveux et la barbe blanchissent plus ou moins rapidement. Le vomissement, les tremblements, les spasmes, *les convulsions se déclarent, les muscles se détendent* ou se crispent, quelquefois même la mort frappe avec la rapidité de la foudre. La passion modifie jusqu'à la température du corps. Le désir allume notre sang, l'aversion le refroidit, l'épouvante le glace. Aussi l'expression de *sang-froid* pour exprimer le calme de l'esprit, est-elle d'une parfaite justesse. Mais, comme l'observe un moraliste, il ne faut pas prendre pour le sang-froid une passion profonde et concentrée qui fixe toutes les pensées d'un esprit ardent, et le rend insensible aux impressions extérieures.

Les médecins ont encore observé que bien que les effets des passions soient généraux, chaque affection vive a son point de départ, ou se porte sur un organe particulier. « Il n'est pas une seule des parties de nostre corps, dit Montaigne, qui souvent ne s'exerce contre la volonté; elles ont chacune leur passion propre qui les éveille ou les endort sans nostre congé. » Ainsi le chagrin agit principalement sur l'estomac, l'effroi sur le canal intestinal, l'espérance sur le cœur, la colère sur le foie, etc. Cureau de la Chambre, médecin de Louis XIII, remarque même que la rougeur qu'excite la colère, commence par les yeux, celle de l'amour par le front, et celle de la honte par les joues et les extrémités des oreilles. Cependant tout est relatif aux constitutions individuelles; l'intensité de la passion est fatalement proportionnelle à la sensibilité organique, rien de plus important que cette remarque, il faut toujours y revenir. Tel homme est à peine affecté de ce qui fera le désespoir d'un autre; le trait glisse sur l'un, il perce l'autre d'un coup mortel. Malheureusement, la plupart des hommes illustres sont dans ce dernier cas. Cela doit être; cette riche mesure d'intelligence qui leur appartient, n'a été donnée qu'avec un tempérament ardent, sensible, impressionnable, et par conséquent le plus propre à faire éprouver ce que toute passion a d'entraînant, d'impétueux, d'indomptable. La prédisposition à la *maladie* dont il s'agit est donc innée. Puis viennent les causes déterminantes, c'est-à-dire cette vie d'efforts, de combats, d'élans, de transports, vie toujours active, toujours énergique, car ils aiment, ils désirent avec ardeur, ils sentent avec excès, et ce fond d'irritabilité qui les caractérise, constitue également le terrain volcanique des passions. Dans l'éducation très positive des quakers, on apprend à régler le pouls, à prêcher la raison au sang, excellent précepte de morale; en effet,

> .... Ces artères, ces veines,
> Foyers toujours brûlants des passions humaines (1),

récèlent en partie le secret de la puissance de l'homme, mais aussi la cause de ses égarements.

Le sang est un conducteur d'heureuses ou de

(1) Colardeau.

funestes dispositions de la volonté. L'organe a toujours un rôle *important, très essentiel à connaître*, quand la force morale nous échappe, et que le besoin brutal nous domine, car il se produit une obsession continuelle d'impulsions organiques et instinctives qu'il ne faut jamais perdre de vue. Que l'orgueil humain s'humilie en considérant qu'il suffit parfois d'augmenter ou de diminuer l'excitation de certains organes, d'augmenter ou de diminuer la température ou la rapidité de circulation de certains fluides pour remplir l'esprit d'espérances les plus douces ou le plonger dans le plus profond désespoir, pour faire d'un héros un être nul, ou d'un lâche, un homme courageux, etc. Vous ferez aisément l'application de ces principes à quiconque se lance dans le vaste champ de l'imagination. Et si je ne me trompe, nous trouvons ici la solution d'un grand problème relatif aux hommes supérieurs. Voilà pourquoi ces hommes ont nécessairement un côté commun qui les rapproche de nous, malgré la force et l'intensité du rayon céleste qui brille en leur personne. Là gît la source des choquantes disparates, des mécomptes, des faiblesses qui nous affligent dans leur conduite, et qui plaisent tant à leurs ennemis. Si chez eux l'être d'en haut ne domine pas toujours l'être d'en bas, cherchez-en la cause dans leur belle et fatale organisation, car la même force qui les élève aux nues, les abaisse parfois jusqu'à la fange; par cela même, leurs lèvres ainsi que leur plume ne sont pas toujours au service de la vérité. Souvent on voit briller dans la tête une lumière divine, tandis que la fièvre des passions viles, couve dans certains replis des entrailles : c'est à nous de les plaindre, sans les excuser. Oh! sans doute, il appartient au véritable amant des muses de déposer à leurs pieds toute autre passion que celle de la gloire, d'ennoblir celle-ci par la pureté des motifs, d'être, en un mot, « un honnête homme dans toute la magnificence du mot ». Une mauvaise action, cachée sous des lauriers, n'en est pas moins odieuse. Mais jetons aussi dans l'autre plateau de la balance un tempérament irritable, toujours monté au-dessus du degré physiologique ordinaire, une longue habitude d'exaltation, une très haute idée de soi, de continuels obstacles à vaincre, et la justice sera tempérée sans rien perdre de ses droits. Il est certain que la chaleur d'imagination et l'aplomb d'un bon sens toujours droit, la sensibilité très développée et la raison froide et compassée, sont incompatibles. Il faut le répéter, le tempérament est, jusqu'à un certain point, le *substratum* de la moralité. Maintenant, levez-vous, hommes vulgaires, venez jeter la pierre aux promoteurs, aux ornements de la civilisation, à nos guides et à nos maîtres.

Étude des causes. — Les médecins s'efforcent de remonter à la cause première des passions, cause qui réside dans la constitution de l'être humain; puis, comme un géomètre calcule la courbe tracée par un projectile, ils examinent le point de départ, la force de l'action et le but de l'action. Eh bien! en recherchant scrupuleusement le mobile des passions qui agitent les gens de lettres, les artistes, les savants, on arrive presque toujours à cette conclusion, l'excessif désir d'être loués, dont le support est un immense amour-propre. Le philtre enivrant de la louange a bien *souvent terni la pure auréole du génie.* Les divisions, les querelles, les haines, les rivalités, les actions basses, les crimes mêmes qui ont souillé la vie de quelques hommes distingués, n'ont pas d'autre source qu'un peu plus ou un peu moins d'encens. Ils sacrifient tout, leur santé, leur vie, quelquefois l'amitié, l'honneur même et la vertu pour un peu de cette *âcre fumée de la gloire qui fait verser des larmes,* comme dit J.-J. Rousseau. Le désir de s'enrichir, dans ce siècle de lucre et de luxe, n'est vraiment qu'en seconde ligne. Aussi combien ont fait de leur talent l'ignoble instrument de leurs passions! combien ont prêté leur génie à la haine qui les dévorait! combien ont pris l'envie pour leur inspiratrice! Les plus dignes de nos hommages n'ont pas toujours été exempts de certaines faiblesses : il n'y a pas d'astres sans taches. Bacon fut un magistrat vénal, un ami perfide et un lâche courtisan. Le cardinal de Beausset remarque que Bossuet ayant mis une sorte d'acharnement à attaquer Mme Guyon, à cause de Fénelon, fut entraîné « à se montrer homme une fois dans sa vie ».

Le grand Corneille a souvent manifesté sa tristesse jalouse contre Racine.

Quelquefois la rivalité pousse jusqu'au crime.

Le peintre André del Castagno, Florentin, jaloux des succès de Dominique de Venise, attendit un soir son trop confiant ami, et le tua en trahison. L'infortuné Dominique était si loin de soupçonner l'auteur de sa blessure, qu'il se fit transporter chez son ami André, et il expira dans ses bras. La vérité ne fut connue que par la confession de l'assassin à son lit de mort.

Le Titien devenu jaloux du Bassano, son élève, le chassa de son école. Le poète Murtol, également jaloux de Marini, l'attend au coin d'une rue de Turin, et lui tire un coup de pistolet, qui heureusement manqua ce poète. Plusieurs tableaux de Le Sueur ont été secrètement déchirés par des peintres envieux de son talent.

D'un autre côté, lord Byron éprouva, dit-on, une colère convulsive, parce qu'ayant acheté un objet de mince valeur, il le trouva enveloppé dans le feuillet d'une de ses poésies. L'abbé de Voisenon, ce papillon du Parnasse, ne redoutait sérieusement l'enfer que parce qu'il craignait d'y voir *siffler* ses œuvres. On sait que Swift ayant fait quelques vers les envoya à

Dryden, son parent, pour lui en dire son avis. Celui-ci lui répondit laconiquement : *Cousin Swift, vous ne serez jamais poète.* Eh bien ! le cousin Swift se souvint toujours avec ressentiment d'une pareille franchise. A quel ennemi de ses vers et de ses opinions Voltaire a-t-il jamais pardonné? « Je crois, disait-il, que la chienne d'Erostrate ayant rencontré le chien de Diogène, fit des petits dont Jean-Jacques est descendu en droite ligne. » Jugement bien peu digne d'un philosophe prêchant la tolérance. Les exemples ne se comptent pas.

Cependant, il ne faut pas donner une trop grande extension à cette pensée. Chez la plupart des hommes de génie, d'art et d'études, la corruption morale n'est jamais bien profonde ; en général, la bassesse d'âme accouplée à la puissance de l'esprit, union véritablement adultère, est très rare. On observe souvent de la violence, de la fougue, de l'emportement, de vifs entraînements de cœur, des déterminations peu mesurées, autrement dit des coups de tête ; bien rarement cette méchanceté froide, calculée, tenace, signe certain et indélébile d'une âme fangeuse. Livrés à la discrétion des impressions du moment, l'instant qui suit trouve les hommes de cette catégorie doux et disposés à l'indulgence. Ordinairement sans rancune, ils n'ont pas de *gardoire*, selon le mot de Montaigne.

Louis de Léon, poète espagnol, professeur de théologie, fut jeté dans les cachots de l'inquisition pour avoir traduit le *Cantique des Cantiques*. Il ne fut rendu à sa chaire qu'après cinq ans de persécution et de douleurs. Il ne voulut même pas conserver le souvenir de ce temps affreux ; et le regardant comme retranché de sa vie, il reprit ses leçons précisément où il les avait laissées par ces mots : *Dicebamus hesternâ die...* « Nous disions hier... » Vous pensez bien qu'il ne s'agit ici que des hommes vraiment remarquables ; le bas Parnasse reste dans les conditions vulgaires de l'humanité.

Quant à nous, ce que nous avons observé a été moins à leur détriment qu'à leur avantage. Il y a des exceptions, avons-nous dit, mais ce sont des exceptions, et on les remarque par cela même.

Plutarque qui pour rien au monde ne voulut vendre le bœuf qui avait vieilli à son service ; ce bon roi René, si savant, si ami des lettres, faisant diminuer les impôts en Provence quand le mistral soufflait trop fort ; cet excellent abbé de Saint-Pierre, toujours fidèle à sa devise, *donner et pardonner* ; ce savant naturaliste, le capitaine Desclieux, partageant pendant une traversée longue et périlleuse, sa ration d'eau avec le *cafeyer* qui lui avait été confié, seul plant qui fut l'origine des immenses richesses des Antilles ; ce médecin Brayer, qui, pendant trente ans, apportait chaque mois à son curé, le plus secrètement possible, un sac de mille francs destiné aux pauvres honteux ; ce même Voltaire dont j'ai parlé, qui a fait tant de bien aux paysans de Ferney; ce philanthrope et savant Larochefoucaud-Liancourt, qui, n'ayant d'autre passion que celle du bien, avait six places qui lui rapportaient par an *deux mille écus de dépense*, sont des exemples que je choisis au hasard, entre des milliers d'exemples semblables.

N'oublions pas pourtant celui de Bentham qui, à son lit de mort, toujours fidèle à son système de l'*utile*, légua son corps à la science pour détruire un préjugé. Certes, la leçon publique d'anatomie faite sur son cadavre par le docteur Souttwood-Smith, fut aussi une leçon de morale pratique.

Non seulement il règne chez les hommes d'une haute culture intellectuelle, une tendance manifeste vers le bon, l'utile, le grand, mais c'est à tort qu'on leur reproche de manquer de cette activité pratique qui réalise le bien conçu par une noble pensée. Un naturel ardent, passionné comme le leur, est, à la vérité, le plus grand obstacle à la perfection morale, et cependant nulle part on ne trouvera des âmes plus élevées, des cœurs plus disposés à la vertu, à l'héroïsme, au sacrifice. Cet étonnant contraste est si frappant, qu'il nous a conduit à en approfondir les causes; voici les principales.

La *faiblesse de constitution* en première ligne. Il est certain que les soucis de la cupidité, le matérialisme d'un grossier bien-être, les soins rongeurs de l'ambition, les aiguillons de la concupiscence, ont peu de prise sur de frêles organes, à moins de complète folie. L'instrument manque à la puissance du vouloir ; malgré soi, peut-être, mais enfin on sent le besoin de modérer, d'économiser le mouvement vital. « Vous ne sauriez croire, a dit un homme d'esprit, comme on a l'âme honnête quand on a cinquante ans. » Le sens de ce paradoxe est manifeste pour quiconque sait que la passion est l'expression du type de l'organisation ; l'amour aux jeunes gens, l'avarice aux vieillards. Les exigences de l'organe tendent toujours à conduire la passion à l'acte, tandis que le *moi* réacteur, la contraint à rester enfermée dans le cercle de l'abstraction ; mais la vivacité de la lutte est toujours proportionnée à l'état de l'organisme. Ce motif rabaisse, dit-on, la vertu : cela ne peut être toutes les fois qu'on reste dans la nature et le vrai. D'ailleurs, si l'étude physiologique de l'homme découvre souvent la fragilité de nos vertus, elle nous indique également les moyens de leur donner une base solide. En effet, la justice d'Aristide tenait à son essence, comme la propriété du cercle tient à la nature du cercle. Ce que j'appellerais volontiers *la philosophie organique*, comprend des points importants trop négligés par nos grands moralistes. Ayons foi aux prodiges de la volonté, mais croyons aussi que c'est une partie de la sagesse de bien connaître et d'apprécier les impulsions organiques.

En second lieu, la *sensibilité surexcitée ne peut se contenir longtemps au même degré*. Le grand et terrible effet des passions est dans leur concentration et leur durée. Ces deux conditions, qui sont celles du miroir ardent consumant un seul point qui en est le foyer, ne se rencontrent guère chez des hommes d'une imagination vive à la vérité, mais souvent mobile, onduleuse, changeante, et qui ne connaît pas la fixité. Ajoutons que, hors les objets de leurs études chéries, on voit peu de poètes, d'artistes et même de savants, attacher un intérêt suivi, constant, à ce qui est commun et grossier. Ne cherchez donc point parmi eux ces hommes qui ne veulent que jouir et demander à la vie autant de voluptés matérielles qu'elle peut en donner.

En troisième lieu, il est dans ces hommes un *fond inné d'amour de l'ordre et de la justice*. Ils ont comme un sens inné de la perfection morale; et ce sens, véritable lumière intérieure, leur décèle la part de l'influence souveraine de l'esprit et celle de la puissance fatale de l'organisme. Non, il n'est pas possible que de hautes qualités intellectuelles soient au profit du vice; le bien savoir et le bien agir sont inévitablement cause et effet. Une âme forte, une raison droite et supérieure, tiennent souvent à l'instruction qu'on a reçue. On conçoit qu'il est difficile de descendre des pures délices de l'étude, de la méditation, au plaisir grossier de l'organe. A quoi bon un chef-d'œuvre s'il n'enfante que la folie et l'orgueil, s'il ne préserve l'âme de la gangrène de l'égoïsme ? Le monde des esprits, des vérités, des principes absolus, éloigne plus qu'on ne croit les grandes âmes des intérêts vulgaires. Eh quoi ! réfléchissant sur Dieu, sur l'âme, sur les lois de la nature, sur le beau, le grand, le juste, toujours obligatoire, il n'en resterait rien dans le cœur de ces hommes à part de l'espèce ! Nourris du pain de la science et de la sagesse, la passion leur commanderait en souveraine ! Cela répugne et cela n'est pas. Un poète dans la haute et divine acception de ce mot, et il y a du poète dans tout homme supérieur, devenu un être bas et méchant, est une idée qui ne peut se supporter. Quiconque a reçu mission d'éclairer ou de charmer les hommes, puise dans ce sentiment une sorte de moralité instinctive et profonde, éternelle base des chefs-d'œuvre empreints du sceau de l'immortalité ; le beau prépare l'âme à la bonté, à la sagesse. Les belles lettres, si justement nommées *humanités*, enseignent autre chose que l'art de plaire aux hommes. Il est tel artiste, savant ou littérateur, mourant de faim ou de génie, et dont le cœur est *aussi droit qu'une ligne*, selon l'expression de Mme de Sévigné. Car la puissance qu'acquiert l'idée du devoir et du sacrifice, chez certains hommes de cette trempe, produit des miracles de dévouement et d'honneur. Il y a ici une spontanéité généreuse que les âmes communes ne comprendront jamais.

En quatrième lieu le constant amour de la célébrité. Certes, le besoin de captiver l'attention publique, porté à un certain degré d'exaltation, peut conduire à des actes moraux répréhensibles ; mais, en général il est le principe de nobles actions. Un mérite souillé de vices, un esprit qui *gravite* vers les régions de la lumière, et qui tombe dans la volupté brutale, voilà une anomalie que repoussent les contemporains et que la postérité juge sévèrement. D'ailleurs, le travail soutenu de l'esprit préserve le cœur ; le levain morbide de la passion ne trouve point les conditions nécessaires à sa fermentation. Et puis, quand au prix de labeurs infinis, de patience, de dégoûts et d'ennuis, on a grossi grain à grain son lot de gloire, ne pensez-vous pas qu'on craigne de le ternir ? On peut redire aux hommes célèbres et non vertueux, les foudroyantes paroles qu'un illustre poète adressait à des scélérats puissants : *Tremblez, vous êtes immortels !* Plus d'un a été retenu par cette considération ; on ne consent pas aisément à laisser après soi, un nom escorté d'épithètes flétrissantes.

Finalement, par ce qu'ils ont apprécié ce que valent les hommes et les choses, parce qu'ils savent à quoi s'en tenir sur l'éternelle mobilité du drame social. L'étendue des connaissances conduit nécessairement, lorsqu'elle est dominée par la rectitude de jugement, à une sorte d'indifférence pour ce que les hommes vulgaires craignent ou désirent, tout au moins à ne pas prêter aux petites choses une valeur exagérée. Il en coûte des illusions, c'est certain. Lire trop clairement dans les cœurs, à la lueur de l'expérience, rien n'affaiblit plus l'espoir; mais le plein calme de l'âme a bien aussi son prix. Il y a plus, ces affamés de gloire, qui n'ont d'abord ni paix ni repos, finissent même par juger que cette dernière passion du sage en est pourtant une dont il faut aussi se défier; car, semblable à l'ambition, elle est funeste à la santé, au bonheur. Bientôt même ils s'aperçoivent, avec le temps, que la pyramide à base de granit que chacun d'eux se flatte d'avoir élevée, n'est pas aussi inébranlable qu'ils l'avaient cru. Le génie saturé de louanges, comblé d'honneurs, planant au-dessus des hommes, espérant tromper et duper la mort parce qu'il a l'instinct de l'éternité, sent néanmoins qu'il ne peut sortir du réel; du haut du char de triomphe, l'abîme de l'oubli s'aperçoit dans le lointain. Or, après cela, qu'est-ce ensuite que la vie matérielle avec ses mesquins intérêts, ses misères, ses bassesses, ses importunités? Croyez que la dévorante intensité du désir, cause de tant de passions, est bien tempérée, quand le vrai se fait jour malgré l'épaisseur du voile qui le couvre. Il est donc certain que les progrès de l'intelligence aident au progrès moral, que le génie, considéré sous ce rapport, est la science de la vie, parce qu'il l'éclaire et la conduit.

Toutes ces causes et d'autres, qu'il serait trop long d'énumérer, se combinent, se modifient d'une infinité de manières, d'après les tempéraments, les circonstances, les positions diverses, les jeux de la fortune ; mais le fond reste le même. Maintenant il est aisé d'expliquer pourquoi la plupart des hommes célèbres, très prédisposés aux passions violentes, en sont pourtant rarement atteints, et pourquoi si peu d'aliénés se remarquent parmi eux.

Il est néanmoins des exceptions à cette règle qui en admet si peu, mais malheur à ceux qui les donnent ! la vie se consume chez ceux-là avec une effrayante activité, eussent-ils reçu de la nature un corps d'acier. Mirabeau, ce foudre d'éloquence, ce prodige de vices, en est un insigne exemple ; aussi, épuisé, languissant, disait-il à son ami Etienne Dumont : « Si je croyais aux poisons lents, je ne douterais pas que je fusse empoisonné. Je me sens dépérir, je me sens consumé à petit feu. » Concevez, en effet, la passion exerçant ses ravages sur un individu toujours porté à l'extrême, dont les impressions même légères, retentissent dans toute l'économie ; chez qui l'ardeur de l'imagination, la chaleur du sang, l'éréthisme nerveux habituel, produisent de constantes et implacables irritations ; dont la tête est un foyer où se pressent, s'agitent et bouillonnent des pensées brûlantes, des vœux insatiables, des désirs sans bornes, et dites s'il est possible que la frêle machine humaine résiste à de tels ébranlements. Les passions, comme toutes les maladies, exagèrent l'état que nous avons montré comme l'élément principal de la constitution des penseurs; c'est-à-dire, qu'elles augmentent de beaucoup la prédominance du système sensitif sur les forces motrices. Les affections dépressives, comme le chagrin, le découragement, la crainte prolongée, sont tout aussi dangereuses que les passions plus impétueuses; la douleur morale est un poison subtil qui change de forme et jamais de nature. Chamfort a beau étaler ce paradoxe, que les passions font *vivre* l'homme, et que la sagesse le fait seulement *durer;* il n'est pas moins un paradoxe. Si être agité, tourmenté, stimulé par l'influence organique ou l'égoïsme, élevé jusqu'à l'appétence extrême, sans l'intervention régulatrice de la raison; si lancer des feux éblouissants, aviver sans relâche la flamme de la vie, puis se consumer et s'éteindre rapidement, c'est là vivre, c'est là savourer le bonheur, avouons-le, il ne faut plus s'étonner si l'existence est si rapide, si passagère chez certains hommes. Serait-ce dans ce sens qu'il faut entendre cet ancien oracle « Les favoris des dieux meurent jeunes. » Il est évident que c'est vivre au milieu des angoisses de la mort, sans en avoir la tranquillité. Loin de là, la sagesse combine et prévoit; elle nous force à renoncer à un moindre bien pour un plus grand; elle nous dit de repousser parfois les voluptés, pour écarter aussi les furies.

Choisissez donc, ou *vivre* à la manière de Chamfort, ou *durer* selon la loi de la sagesse. Ce qu'il y a de certain, de positif, c'est l'imminent danger des sentiments violents et continus, quelle que soit leur direction, et particulièrement chez les penseurs, dont l'organisation n'est que trop disposée aux émotions. On doit leur répéter : Soyez en garde contre toutes les affections vives qui s'enracinent dans le cœur ; elles tendent à briser, à user les ressorts de l'existence. Résistez aux attraits qu'elles offrent, aux pièges qu'elles tendent, aux délices qu'elles promettent ; que le feu des passions ne pénètre point, s'il se peut, dans votre organisme, l'incendie n'aurait de bornes que dans la destruction de cet édifice, pétri de substances combustibles. Il ne faut pas croire que la médecine exagère sans cesse. L'expérience dépose journellement en faveur des préceptes de l'art. La pierre philosophale à trouver n'est qu'un jeu d'enfant, au prix du maintien de la santé chez les individus éminemment nerveux, ardents, passionnés tout à la fois ; c'est un problème qui ne peut avoir d'autre solution.

Ces considérations sont purement médicales et physiologiques ; mais il en est d'autres non moins importantes, et prises uniquement dans l'ordre moral. Est-il quelque chose de mieux démontré que l'heureuse influence d'une âme honnête sur le talent ?

et ceci n'est ni un paradoxe ni un lieu commun. L'élévation des sentiments, la pureté des principes, donnent *infailliblement* à l'esprit, une force, une justesse, une portée incalculables. « Telle vie, tel style ; » c'est Sénèque qui l'affirme, et nul plus que lui n'était en droit de proclamer cette vérité. On aura beau chercher des exemples du contraire, ce seront toujours de rares exceptions. La nature des choses s'oppose à ce qu'il n'en soit pas ainsi ; on ne combinera jamais l'or pur du génie avec la fange du vice : en définitive, on ne peint bien que ce que l'on sent. « Soyez vertueux, dit Mme de Staël, sanctifiez votre âme comme un temple, et l'ange des nobles pensées ne dédaignera pas d'y apparaître. »

A toutes les époques de la science, les physiologistes ont considéré les passions comme de véritables maladies. Ce point de vue est fondé sur l'observation. Dans toute passion, en effet, l'harmonie des actes vitaux cesse d'exister. Il y a plus : que la passion soit le mobile des plus belles actions, ou des égarements les plus coupables, elle ne peut régner sans une sorte d'aliénation temporaire, préjudiciable à l'organisme, car c'est la violence de la passion, et non sa direction morale, qui en fait le danger. Remarquez toutefois qu'il ne s'agit ici que de l'individu, et nullement de la société. Les passions funestes aux intérêts de cette dernière, sont une sorte de guerre du moi d'un seul contre le moi de tous. En tout cas, le caractère de la passion reste le même, une perturbation excessive de l'économie, un trouble fatal à son bien-être.

Thérapeutique à opposer aux passions. — Cela posé, on demande : abstraction faite des secours religieux d'un ordre supérieur, mais étrangers à ce travail la médecine a-t-elle des moyens de combattre les maladies dont il s'agit? Y a-t-il une hygiène purgative des passions? Jusqu'à quel point peut-on compter sur les secours de la thrérapeutique?..... Guérir médicalement les passions humaines!..... C'est nous demander si nous sommes des dieux, si le don des miracles nous a été transmis. On a souvent reproché à la médecine son impuissance; précisément parce que nous n'avons que peu ou point de prise sur les passions humaines. Nous en sommes sous ce rapport aux premiers éléments. Cet anévrisme du cœur qui fait périr dans d'horribles angoisses, ces poumons ulcérés, ce squirre au pylore, cet estomac qui ne digère plus, ce cerveau enflammé, ne sont parfois, en dernière analyse, que les effets de l'ambition, de la cupidité, de l'envie, etc. Donnez-nous un moyen de combattre avec avantage ces vautours du cœur humain, et notre point d'appui opérera plus de prodiges que celui que demandait Archimède; nous rendrons l'homme heureux et sain, parce qu'il sera devenu sage. Ce beau rêve platonique, il faut le dire, paraît éternellement condamné à ne jamais se réaliser. Il est facile au moraliste d'étaler ses maximes de devoirs rigoureux; mais le médecin praticien est arrêté par une foule d'obstacles en présence de l'individu qui *pâtit* d'une vive et profonde douleur morale, heureux s'il peut, quelquefois, en diminuer l'âcreté.

Nous le demandons, que deviennent les préceptes de l'hygiène quand l'intérêt parle, que l'or met en éveil les convoitises, que l'aiguillon du désir nous pique et nous presse sans relâche? Le sentiment n'a-t-il pas trop souvent la voix plus haute que le syllogisme? Autrement dit, l'action organique instinctive ou l'égoïsme ne triomphe-t-elle pas presque toujours de l'action morale ou philosophique? Dans un paroxysme de passion violente, posséder l'empire de soi, se maintenir libre de toute influence de la chair et du sang, dans les hautes régions de l'intelligence, voilà un problème qu'il n'est donné de résoudre qu'à certains êtres privilégiés. Plus il y a de sensibilité, de vigueur physique, de capacité de sentiment, plus la victoire est incertaine, à moins de secours énergiques et puissants. L'homme doit apprendre à ne *sentir* qu'autant qu'il convient; mais cela est-il possible? la sensibilité est-elle un vêtement qu'on quitte et qu'on reprend à volonté? la mesure d'émotion, la *métropathie* individuelle, est-elle connue, et la précision peut-elle se produire dans les quantités morales?

D'Alembert, ce froid sophiste, veut que le poète ou l'artiste porte toute sa sensibilité dans ses ouvrages, puis que le reste de la vie coule uniformément; conseil excellent, mais impraticable. Peut-on, en effet, arranger à loisir sa vie, son être, ses idées, son destin ?

Cette même sensibilité, qui fit produire des chefs-d'œuvre à Racine, était tout aussi vive dans les bosquets de Versailles, quand Mme de Maintenon lui dit : « C'est le roi, cachez-vous ». Il se cacha, mais le trait lancé était mortel, et un abcès au foie termina bientôt les jours du grand poète.

« Supprime l'opinion, dit Marc Aurèle, tu supprimes *j'ai été blessé;* supprime *j'ai été blessé*, tu supprimes *la blessure ;* » maxime stoïque bien digne du sage dont elle émane, mais que bien peu savent pratiquer, parce qu'elle est presque surhumaine. Les plus grands génies n'y ont pas toujours été fidèles. Qui donc se place avec résignation au dessus ou au dessous des traits de l'envie ? qui donc a, comme Socrate, le pouvoir de se priver ou de jouir indifféremment ? qui donc enfin conserve toujours la dignité du talent, quand une critique malveillante, impitoyable, souille de son venin l'œuvre qu'on a produite.

Voici une autre difficulté également insurmontable. La *séméïotique* des passions, ou leurs signes caractéristiques, n'est pas toujours facile à saisir. Il serait important de reconnaître le penchant à son origine, parce que c'est en ce moment qu'il faut dresser la digue. Mais souvent la ligne de démarcation du penchant à la passion échappe aux recherches, ou plutôt le patient et le médecin dédaignent de s'en occuper. Depuis la simple émotion *jusqu'au degré d'intérêt qui rend malheureux*, et depuis celui-ci, jusqu'à la passion furieuse, ou au chagrin qui frappe à mort, il y a des nuances infinies. Où sera le commencement, où sera le terme du traitement ?

Viennent ensuite les habitudes ; or, c'est là qu'échouent ordinairement toutes les ressources de l'art, de la logique, du raisonnement et de la sagesse. Le passage suivant de saint Augustin explique admirablement le triste progrès que fait alors le cœur humain. « La volonté, en se déréglant, devient *passion* ; cette passion continuée se change en *habitude* ; et faute de résister à cette habitude, elle se transforme en besoin. (1) » Parvenues à ce degré, les habitudes sont tellement enracinées, qu'elles s'enlacent au principe même de l'existence ; il n'appartient plus qu'à la mort de rompre un tel lien ; l'âme *décorporée* peut seule recommencer la vie sur un nouveau plan.

Sans doute ces obstacles paraissent formidables ; eh bien, il en est encore un qui peut-être les

(1) *Ex voluntate perversa, facta est libido ; et dùm servitur libidini, facta est consuetudo ; et dùm consuetudini non resistitur, facta est necessitas.* (*Confes.*, l. VIII, c. v.)

surpasse tous, qui brise et arrête ordinairement nos efforts ; cet obstacle est la volonté du malade. Un homme atteint de la fièvre invoque les secours de l'art ; il se prête à nos conseils, il aide le médecin. Que le mal augmente, la tête se prend, le délire se manifeste ; le patient refuse alors toute espèce de secours ; il se croit guéri, le voilà sain d'esprit et de corps. C'est un insensé, dira-t-on. Or, qu'est de plus l'ambitieux, le joueur, l'amant violemment épris, le possédé de jalousie ? Leur volonté subjuguée repousse tout moyen tendant à les guérir. La passion se fortifie de toutes les illusions de l'imagination séduite, de tous les sophismes d'une raison rabaissée. Puis les enivrantes images de la possession, la *piperie* de l'espérance, cachent le danger ; en sorte que les déterminations instinctives affaiblissent, énervent sans cesse les déterminations rationnelles. On est satisfait par le mal même qu'on éprouve, il vous dévore et il vous charme. C'est au point que si cet état d'incantation pouvait durer, et s'il ne troublait point l'harmonie de la société civile, il faudrait le conserver, dût-on y succomber. A quoi bon guérir, puisque l'homme n'est heureux que quand il croit l'être, et cela dans toutes les conditions de l'ordre social ! Ce pauvre fou, qui dans sa loge se croit Jupiter, et prend pour l'encens des cassolettes la fumée qui s'élève du triste mets qu'on lui sert dans son écuelle, n'a rien à envier à un puissant monarque. Le malheur est, sauf le cas de folie incurable, que les illusions se dissipent : alors on s'aperçoit, au physique, que l'économie est ravagée par le feu des passions; au moral, qu'on est devenu la proie de l'ennui, état de l'esprit qui ne règne que sur des cendres et des ruines. Dans cette situation critique, on aspire à un soulagement quelconque, on cherche des remèdes, mais en vain, la nature épuisée ne seconderait plus leur action. Un seul reste peut-être, c'est la philosophie stoïque qui le vante et qui l'offre ; ne voyez-vous pas, cachés sous son manteau, la coupe et le poignard ? Diogène avait dit, dans le style de son école, qu'il fallait dans la vie faire provision de philosophie ou de corde ; Épicure croit qu'il faut ôter la disjonctive, faire provision de l'une et de l'autre.

Ainsi donc, direz-vous, la médecine, qui, selon votre opinion, est la plus bienfaisante des professions, avoue son impuissance contre les maladies de l'âme, très souvent principes et source des maladies du corps. Que pouvez-vous maintenant pour l'humanité ? Votre science n'est-elle pas chimérique ? — Dites plutôt que c'est une science limitée : elle ne peut dire, comme la parole divine, *surge et ambula;* mais elle offre des secours à qui en réclame, même pour les infirmités morales. Elle adoucit, elle calme ces infirmités, si elle ne peut en obtenir la cure radicale. Le difficile est de trouver qui veut guérir. Où est cet homme-phénomène, devant qui certainement

Diogène eût éteint sa lanterne? Je suppose pourtant qu'il existe, le voilà qui s'avance, il dépose tout orgueil humain, et il s'écrie : Aujourd'hui, je suis l'esclave d'une passion furieuse, demain, j'en serai la victime : je le sais, je le sens : jamais la passion ne pardonne à qui s'abandonne à elle. O Esculape! je t'implore, conjure cette Némésis; prends pitié de mes maux. Que fera le prêtre du dieu d'Epidaure? refusera-t-il de tendre une main secourable à cet infortuné? gardez-vous de le croire. Mais ces décourageants obstacles dont nous avons parlé! Qu'importe! essayons en vertu de cet ancien axiome de médecine : *Melius anceps remedium quam nullum.* Aidons et protégeons la raison, tâchons du moins d'émousser ce qui déchire, de tempérer ce qui consume.

En rassemblant sur ce sujet ce que l'expérience a de mieux constaté, la pratique, de plus positif, le plan de médecine morale doit porter sur la triple base suivante :

Bien connaître l'état et les conditions organiques, c'est-à-dire évaluer leur force, leur influence, leur direction présente et future, sur le sentiment exalté.

Employer la force morale, luttant directement contre la passion ou l'organisme.

Enfin, imprimer une nouvelle tendance aux idées, aux sentiments, aux facultés de l'intelligence.

Toute maxime de philosophie pâlit, s'efface et

s'oublie, quand le cœur humain est vivement stimulé par une passion. La loi même, la philosophie armée, dit-on, perd de sa puissance dans ce conflit ; l'histoire de la société civile et politique ne le prouve que trop. Pourquoi cette cruelle déception? C'est que les philosophes n'ont presque jamais tenu compte du physique; ils ont vu les effets, sans remonter aux causes, *hominem non sapiunt*. Le corps et l'âme n'ont pas honte l'un de l'autre, leur union forme l'homme. Or, en principe, on n'est *passionné* que du corps; mais le feu qui dévore les entrailles enflamme aussi les ressorts de l'imagination. Portez donc votre attention sur l'économie, et là vous trouverez d'incalculables ressources. Que de force morale dans une activité organique puissante et bien réglée! Combattez directement les tendances ou appétits organiques; tâchez de gouverner les habitudes du corps. L'image abstraite de la vertu ne suffira jamais, à elle seule, soyez-en bien convaincu. Un poëte comique d'Athènes, dit que *le temps et la faim* viennent toujours à bout de l'amour, cela doit être, et l'on voit pourquoi. Voltaire remarque que Charles XII perdit son audace et son courage, dans la fièvre qui accompagna la suppuration de sa plaie. Que de pareils exemples ne pourrait-on pas citer? Modifiez l'organisme, vous influez sur la sensibilité, vous tempérez l'imagination; calmez l'imagination, vous êtes le maître de la passion. Le *moi* ordonne, l'organe surexcité résiste; contraignez ce dernier; enlevez-lui l'excédent de sa force, et la balance sera en faveur du pouvoir moral. La vertu est l'organisme dompté, le triomphe de soi, la consommation de toute philosophie (1). Ainsi, la diète, le jeûne, le régime doux, dans toutes ses nuances, les bains, variés dans leurs formes, dans leur température, les saignées, le froid, le repos, sont des sédatifs dont le succès est presque assuré. Dans les établissements pénitentiaires de l'Amérique, on donne un pudding grossier, fait de farine de maïs et de mélasse. Ce régime est regardé par les inspecteurs, comme un des moyens qui aident de la manière la plus efficace à l'amendement des prisonniers; il renouvelle et rafraîchit le sang, adoucit le caractère, et dispose l'âme au repentir. Par contre, le régime fortifiant, tonique, les excitants physiques et moraux, combinés et gradués selon les circonstances, conviennent, s'il y a débilité de caractère, affections dépressives. Remarquons, en passant, que c'est là ce qui constitue en partie, une bonne éducation. Rousseau veut que tout ce qui est extérieur concoure à ramener à la vertu : c'est ce qu'il appelle *morale sensitive*. Mais bien avant lui, les fondateurs d'ordres religieux, avaient établi à cet égard des règles fixes

(1) « Que notre affaire de chaque jour soit de nous rendre plus forts que nous-mêmes. » *Hoc deberet esse negotium nostrum quotidie se ipso fortiorem fieri* (De Imitatione J.-C.)

et positives. L'esprit triomphe de la chair par le jeûne, par la macération, par le travail. *Castigo corpus meum et in servitutem redigo*, a dit saint Paul aux Corinthiens. Selon saint Jérôme, *venter mero æstuans, facile despumat in libidinem*, et la nature n'a pas changé. Dites à un homme vigoureux, d'un sang ardent, alimenté de substances chaudes et succulentes, d'être chaste ; il vous répondra que l'exécution de ce précepte est au-dessus de ses forces, l'organisme triomphera. Agissez sur celui-ci dans un sens convenable, le sacrifice sera facile. Achille, bouillant, emporté, était nourri de la moelle de lion. La sagesse par l'obligation des organes est ordinairement complète et assurée; c'est la plus solide victoire de l'homme sur lui-même.

Cette modification sera puissamment secondée par l'éloignement de tout ce qui excite l'organisme et torture l'être moral. Éloignez la cause, l'effet cesse. Qu'on se hâte donc de fuir l'occasion. Pourquoi agacer le serpent qui a pris domicile dans votre sein? S'exposer à la double tyrannie de l'organe et de l'occasion, c'est combattre en imprudent, en insensé. Si vous n'ète doué du sang-froid qui maîtrise votre sensibilité, comment oser rester dans une atmosphère brûlante avec un tempérament combustible ? Les vives jouissances de la passion, lui donnent toujours un haut degré d'activité, tandis que l'impossibilité physique du triomphe de cette même passion, en modère et en détruit la puissance. Écartez de l'amant, du joueur, de l'ambitieux, les objets de leur convoitise, la paix renaîtra dans leur âme. Le marasme de l'envie consume cet auteur; eh bien, qu'il cesse d'entendre célébrer son rival, et la santé reparaîtra. Je voudrais que chaque écrivain, chaque artiste, savant ou homme d'État, eût, à l'imitation de Fontenelle, un *grand coffre*, pour y déposer les produits de la calomnie en ce qui le concerne; ce serait un des égouts de sa maison. Il en est ainsi de tout sentiment violent; il faut en écarter la cause, ce sentiment fût-il même agréable, quoique par cela même bien moins à redouter. Il fut conseillé à un homme d'État, éminemment susceptible et nerveux, de s'abstenir longtemps de toute conversation, de la lecture de tout pamphlet, de tout journal politique. Dans les premiers jours, ce régime fut trouvé d'une excessive sévérité; mais, au bout d'un mois à peine, le malade fut étonné du calme qu'il éprouvait; il ne pouvait y croire. Quel avait été le remède employé? Il avait consisté à soustraire le stimulant morbifique. Et si l'on pouvait éteindre les souvenirs, combien la guérison serait plus prompte et plus facile encore! Mais le temps seul possède ce baume réparateur. Aussi, un homme consumé de chagrin, disait-il avec raison : « Montrez-moi le fleuve d'oubli, et je trouverai la fontaine de Jouvence. »

Le second moyen que nous avons prescrit, est la

force morale directe, c'est-à-dire une volonté ferme, soutenue, énergiquement répressive, qui rend inébranlable la conscience du devoir. La part de l'organisation a été largement faite; mais, lui faire sa part, ce n'est pas lui remettre tout entier le dépôt de notre destinée, bien moins encore la placer au niveau de l'esprit. Quoi qu'en disent ceux qui ne voient la force que dans la matière, il y a quelque chose dans l'homme, outre la substance et la quantité : ce quelque chose réside dans l'*unité* mentale, dans le moi, principe de la spiritualité. On assure que l'organe exerce une formidable puissance, ce n'est pas là ce qu'on doit contester; mais cette puissance n'est pas telle qu'on ne puisse l'attaquer et même remporter sur elle des avantages. Elle est parfois ou diminuée, ou limitée, ou subjuguée, ou même anéantie par le moi. Celui-ci domine la douleur physique, fait taire la douleur morale et restreint le désir, quelles qu'en soient la source et la violence. Un homme vif, colère, et qui *se retient*, comprime certainement l'organe, l'instinct et la passion. Il en est de même du jeune homme qui, en présence de la beauté, *commande* à ses désirs et à ses regards. Une multitude d'exemples prouvent qu'une prédétermination de l'esprit peut aller au point de maîtriser un organisme rebelle et le forcer à obéir à la volonté. Il n'est point de chirurgien qui ne sache que certains individus ne jettent pas un cri, pas un soupir pendant les plus cruelles opérations.

L'assasin de Kléber souffrit l'horrible supplice du pal avec impassibilité; M. de Jaucour eut, dit-on, dans un rendez-vous d'amour, deux doigts écrasés par une porte qu'on fermait brusquement, et il ne souffla pas un mot dans cette extrême angoisse. Jeanne d'Albret accoucha de Henri IV, en chantant, etc. Mais, l'enthousiasme, le fanatisme, peuvent un moment exalter l'imagination. Sans doute, ce qui est déjà une preuve de notre assertion. Cependant il est aussi des cas où l'individu est de sang-froid, il a suffi de la force de sa volonté. Sixte-Quint dompta quinze ans un naturel fougueux et emporté. Plusieurs criminels se sont condamnés à mourir de faim, et leur volonté ou le *moi* n'a jamais fléchi devant la douleur et la mort. On objecte que c'est le cerveau qui agit, toujours l'organe : qui le nie? Mais le cerveau agit-il par lui-même, ou bien n'est-il que l'agent d'une force causatrice primitive, indépendante, extra-organique et incalculable? Assurément, ce n'est pas douteux; l'âme issue de la chair, est une hypothèse qui répugne et qui ne s'accepte pas. Il faut penser comme Bossuet, qui dit « que le cerveau est en notre pouvoir. »

Ainsi, tout en accordant beaucoup à l'organisation, le moi n'en est certainement pas le passif instrument. Très souvent par son activité causale, il choisit et n'accepte pas. Possesseur du corps, ce moi, ou *l'homme*, ordonne à son sang de circuler plus lentement, à ses nerfs d'être moins irritables, au cerveau de méditer telle idée plutôt que telle autre. Souvent même, il traite les organes en esclaves, il les tient à l'écart, il les outrage, il méconnaît leur voix et leurs besoins. Bien plus, quand il veut, il les sacrifie, il les voue à la mort. C'est une pensée qui tue, et non l'instrument du suicide ; l'âme assassine le corps, parce que le corps est la chose du moi et de l'homme. Ainsi le suicide, cet horrible abus de la liberté de l'homme, est en même temps la preuve la plus éclatante de cette liberté. Le refus ou l'acquiescement de la volonté décide de tout, quand cette volonté passe du virtuel à l'actuel, selon le langage philosophique ; l'âme conserve donc intacts son libre arbitre, sa force et son autonomie. Ce sont là des faits, et des faits journaliers que personne n'oserait mettre en doute. Que prouvent-ils ? Que le moi par sa force intrinsèque, ou aidé de l'éducation et des secours de la philosophie, de la médecine, commande, régit *souverainement* l'économie ; qu'il a droit de vie et de mort sur le corps, et qu'en définitive, comme on l'a dit, l'homme est *le maître chez lui*. Demandez-vous le but de cette suprématie d'intelligence ? ce but est noble et élevé, le voici : Soumettre la passion ou l'instinct animal exalté, à une volonté forte, réduire cette volonté en acte, enfermer l'acte sous le compas de la raison, ramener constamment cette raison à la loi du devoir, au sacrifice, indépendamment de tout antécédent et de tout conséquent ; c'est bien là, si je ne me trompe, ce que le sage espère et cherche, l'harmonie avec soi-même, l'action consensuelle et sacrée de la volonté avec l'impulsion organique, ce qui constitue *l'angélique humain*.

Je sais bien la grande, l'éternelle difficulté : c'est emporté qu'on est par le mouvement et le désir de vouloir autre chose que ce que la passion veut immédiatement. Mais le voile qui s'est étendu autour de soi, ne garde pas toujours le même degré d'épaisseur : la vérité a aussi ses lueurs, que l'esprit saisit malgré tout. Ainsi que la fièvre, toute passion présente des instants de calme et d'exacerbation : il y a le sang-froid du lendemain. Qu'on saisisse donc le temps de rémission pour faire usage des moyens indiqués, pour attacher et cramponner la raison au gouvernail qu'elle devrait toujours tenir. Dans la violence de l'ouragan, il faut pouvoir dire comme cet ancien marin : O Neptune ! puissant dieu des mers, tu peux me perdre ou me sauver, si tu le veux, mais je tiendrai toujours droit et ferme mon timon.

Enfin, le troisième et dernier moyen consiste à changer la direction des idées exclusives. Quand la foudre menace un édifice, que fait un habile physicien ? Il soutire graduellement la masse d'électricité et il la neutralise en la perdant dans le réservoir commun. Ah! qu'un fil conducteur du feu de nos passions serait une précieuse découverte pour l'humanité! Toutefois on peut en imiter les effets en changeant lentement, successivement, les sentiments qui prédominent. L'épine morale, enfoncée dans le cœur ou le cerveau, exige bien des ménagements pour être arrachée, mais enfin l'art en vient quelquefois à bout. Des émotions, des sensations, une passion différentes, obtiennent un succès inespéré; il n'y a pas dans l'action révulsive morale de plus puissant *contraire*. Une affection en chasse une autre, *tanquam clavo clavum ejiciendum*, dit Cicéron. Pour que le remède n'amène pas de fâcheuses suites, il faut que la passion nouvellement produite, soit moins dangereuse que la première. On ne saurait croire, jusqu'à quel point on peut interrompre, briser un sentiment, une sensation par une autre.

Charles IV, duc de Lorraine, était devenu éperdument amoureux de la fille d'un bourgmestre de Bruxelles. Il pria un jour la mère, en présence de plusieurs personnes, de lui permettre de dire deux mots à la jeune personne: cette sage mère refusa. Le prince offrait alors de ne parler à la demoiselle qu'autant de temps qu'il pourrait tenir un charbon ardent dans la main. Cette condition parut si forte, qu'on y souscrivit. Le duc se retira donc à l'écart avec la demoiselle, prit un charbon ardent, et entama la conversation. Elle dura si longtemps, que la mère jugea à propos de l'interrompre. Le charbon était éteint. Qu'on juge de la douleur qu'une telle témérité devait produire! Le prince l'avait à peine ressentie.

Le point important, mais difficile en beaucoup de cas, est d'exciter un sentiment capable d'affaiblir celui qui domine, soit en soutirant peu à peu le trop plein de la sensibilité exaltée, soit en rompant tout à coup la passion par un événement extraordinaire, inattendu, donnant aux idées une direction absolument contraire. C'est ainsi que Mentor précipita brusquement Télémaque dans les flots pour l'éloigner d'Eucharis. L'essentiel est de produire une diversion mentale quelconque. C'est de cette manière qu'un officier général qui ne pouvait être saigné sans s'évanouir, raconte Bonnet, soutint très bien cette petite opération en faisant battre la caisse auprès de lui.

Le travail corporel soutenu, les voyages, la distraction forcée des affaires publiques ou particulières, la turbulence du monde, l'enivrement de ses plaisirs factices, mais surtout l'étude des sciences et des arts, produisent dans ce cas d'excellents effets. Il n'y a point de plus puissant remède pour les maladies de l'âme, que l'application sérieuse et forte de l'esprit à d'autres objets. Cette médication a pour but de remplacer les agitations convulsives de la passion par une raison calme, planant au-dessus des erreurs et des folies humaines, d'aider, de fortifier le pouvoir de vouloir, dans son rude combat contre l'organisme.

Tels sont, les divers moyens proposés par la médecine, unie à la philosophie, pour établir un bon système de santé morale. Est-il besoin de rappeler l'insuffisance de l'art, ses doutes, ses erreurs, ses revers? Il est vrai l'emploi de ces moyens est difficile, le succès incertain, les espérances sont souvent illusoires; ce n'est pas une raison pour ne pas en tenter l'emploi.

CHAPITRE VIII

DE LA DIFFÉRENCE D'ACTION DES AGENTS MODIFICATEURS DE L'HYGIÈNE

La diversité du tempérament et de la constitution; — Le jeune âge et la vieillesse; — Les professions; — Les climats; — Les saisons.

La diversité du tempérament et de la constitution. — « Tous les corps ne se ressemblent point, » dit Hippocrate, et cette simple donnée renferme les préceptes les plus variés comme les plus importants de l'hygiène; c'est ce qu'il ne faut jamais perdre de vue. Il est impossible, en effet, d'admettre que tous les individus reçoivent en naissant le même degré de vitalité. Dans le tableau que nous venons de faire des causes influentes sur l'économie, nous avons fait remarquer que leur action était d'abord générale, puis relative à chaque individu ; c'est surtout cette dernière qu'il faut spécialement étudier, approfondir. Chacun doit avoir l'expérience de soi, se conduire d'après le principe *a juvantibus et lœdentibus*, ce qui convient et ce qui nuit. Autant il est difficile de trouver un soulier qui chausse bien tous les pieds, autant l'est-il que le même régime convienne à tous les hommes. « Deux de mes amis, dit Galien, eurent un jour une vive dispute sur le miel. L'un disait que rien n'était plus sain, l'autre qu'il n'y avait rien de plus pernicieux ; et tous deux en appelaient à l'expérience, sans prendre garde qu'ils étaient d'un tempérament différent. » Le médecin de Pergame ajoute : « Je connais des gens qui, s'ils passent trois jours sans se fatiguer au travail, sont infailliblement malades ; d'autres qui se portent à merveille, quoiqu'ils ne prennent que peu ou point d'exercice. Primigène, de Mitylène, était tous les jours obligé de prendre un bain chaud, sans quoi il avait la fièvre » (1). Cette réflexion de Galien est très juste ; on en déduit une règle vulgaire en théorie, mais dont l'application donne les résultats les plus avantageux. Cette application est pourtant assez difficile, car elle exige deux choses qui ne sont pas toujours réunies, un discernement exquis et l'observation de soi, constante et réfléchie.

(1) Galien, *de sanitate tuenda*.

Une difficulté qui se rencontre à chaque instant, c'est celle des nuances à saisir. Cette grande sensibilité que nous avons tant de fois remarquée chez les penseurs, comme base de leur constitution, présente en effet de nombreuses différences. Ces différences sont relatives aux constitutions, à l'âge, au climat, aux saisons, aux habitudes, à la profession, aux travaux, etc.

Que dire des constitutions? Rien de plus connu que ces groupes de caractères organiques désignés sous le nom de *tempéraments*. Les anciens en ont fait des types si bien marqués, que ces types ont résisté à toutes les révolutions de la science. Personne n'ignore, en effet, ce que sont les tempéraments sanguin, bilieux, lymphatique, mélancolique : mais ce sont là quatre chefs généraux auxquels se rattachent une foule de subdivisions et de nuances. Or, chacune de ces nuances est une forme organique qui exige des soins particuliers d'hygiène. Un médecin de l'antiquité prétendait avec raison, que la connaissance parfaite des idiosyncrasies, ou spécialités de tempérament, l'égalerait à Esculape; mais, comme l'observent Valesio et Huarte, cette connaissance suppose les lumières d'un être surnaturel. Malgré cette difficulté, on doit, autant que possible, étudier ces variétés de constitution. Certes, sans sortir du sujet qui nous occupe, nous pouvons dire qu'entre le phlegmatique érudit, le froid critique, le tranquille algébriste, d'une part, et le bouillant enfant des muses, l'artiste rêveur, enthousiaste, mélancolique, d'autre part, se mesure une distance infiniment grande.

L'impassible la Fontaine et l'irascible Voltaire adopteront-ils les mêmes précautions hygiéniques? Soumettra-t-on au même régime, l'organisation calme de Dussaulx et le tempérament de feu de J.-J. Rousseau? cela ne saurait être; et pourtant il faut partir de données générales, pour arriver ensuite aux spécialités individuelles. Certaines bases sont à tel point nécessaires qu'on ne peut jamais s'en passer.

Soutenir les constitutions délicates, vivifier sans secousse et sans violence les organisations débiles, combattre par les toniques, l'empâtement, la molle polysarcie du tempérament lymphatique. Au contraire, tempérer les organisations actives, fébricitantes dont le rhytme vital est énergique et rapide. Dans les constitutions éminemment sensibles, éloigner le plus possible cette série d'excitations anormales du système nerveux qui les bouleversent; en un mot, se rappeler toujours que l'état *extrême* de tout tempérament est déjà un état maladif. Tels sont les fondements de l'hygiène des constitutions. Quant aux développements, ils se trouvent dans ce livre.

Le jeune âge et la vieillesse. — Parmi les changements qu'éprouve l'organisme, l'âge mérite surtout une considération particulière. La vie de l'homme a ses *crises* comme les grandes maladies, il convient donc de les observer avec soin et de se régler selon les phénomènes qui ont lieu.

On peut dire, en général, que toute maladie est l'héritage certain de la conduite passée; de là l'importance de songer de bonne heure à un régime convenable à sa constitution. La raison doit être consultée sur ce point comme sur tant d'autres. Mais par malheur, il en est de la vie, de la santé, comme de nos autres biens quand on croit les avoir en abondance. L'économie ne devient exacte que pour ménager le peu qui reste; en d'autres termes, on n'apprend à économiser ses fonds que quand on est presque ruiné. Combien de jeunes gens déjà célèbres, tombent, dès l'entrée de la carrière, pour avoir négligé cette simple règle de bon sens que nous avons traitée, modérer le *vouloir* pour ne pas faillir ensuite au *pouvoir!* Ils ont tout d'abord brisé les ressorts de leur existence physique. Je ne parle pas de ces jeunes et ardentes âmes, que le mal social agite, mûrit et tue avant le temps, mais de celles qui veulent se faire un nom, un avenir, par des travaux assidus. Souvent ces hommes succombent sous le faix de ces travaux, et de ces passions de plus d'une sorte. Pourquoi cela? C'est qu'ils n'ont rien prévu, rien calculé sous le rapport de leurs forces, de leur santé; à vingt ans on croit à peine que la jeunesse a une fin; l'avenir s'étend si loin! Mais la maladie vient et montre qu'aucun âge ne lui échappe. Dans le fait, il n'y a de jeunes que ceux qui se portent bien. On doit se persuader que tout homme jeune encore, plein d'ardeur et de feu, sensible, exaltable, enthousiaste, mais délicat, faible de corps, est voué d'avance à la maladie ou même à une mort prématurée. Il lui faudrait une dose de prudence souvent incompatible avec son âge et son imagination. Quand on possède le double orgueil de la jeunesse et de la santé, un médecin porteur de tristesse et d'ennui est un être dont on comprend à peine l'utilité sociale. Mon corps est sain, mon âme active, dit le jeune poète, que me veulent donc Hippocrate et sa noire séquelle? Puis il se livre à des travaux continuels, quelquefois aussi à des plaisirs immodérés, sa généreuse ardeur ne connaît pas de bornes; il travaille, il veille, il s'épuise, il languit, il meurt souvent sans rien produire, ou bien en ne faisant jaillir qu'une faible partie de ce que son génie recélait.

Lucain, mort à vingt-sept ans, Perse à vingt-huit ans; dans les temps modernes, Pascal, Pergolèse, Mozart, Gilbert, Malfilâtre, Michalon, Byron, Géricault, Hérold, Bichat, etc., sont les noms qui tombent au hasard sous notre plume; mais combien pourrait s'étendre cette liste funèbre! Quelquefois la vie ne s'éteint pas d'abord, mais elle se soutient à peine à travers mille maux. Mendelsohn se livra à l'étude dans sa jeunesse avec tant d'ardeur, qu'à l'âge de dix ans, il fut atteint d'une maladie nerveuse dont il se ressentit toute sa vie. Il éprouvait dans l'âge mûr un tel état de faiblesse, que la moindre tension d'esprit le faisait évanouir. Combien de tableaux Guérin n'aurait-il pas exécutés, si sa santé eût été plus ferme, plus assurée dès sa jeunesse! Aussi disait-il que dans son *Offrande à Esculape*, il avait fait des vœux pour lui-même. Un jeune homme avait juré à l'auteur de ses jours, et sur les restes de sa mère, qu'il serait reçu à l'École polytechnique : il tint parole, mais la forte tension cérébrale à laquelle il se livra pour atteindre son but détermina un complet idiotisme, auquel il succomba en très peu d'années.

Jeune enthousiaste, ce que veut le médecin, c'est d'empêcher que chez vous, le génie ne se flétrisse dans son germe; c'est de faire en sorte qu'une partie de vos rêves puisse se réaliser. Il vous répète avec la Sagesse : Vous voulez vous faire un nom, éclairer, défendre, glorifier votre siècle et votre pays, savez-vous ce qu'il en coûte pour y parvenir? La gloire, la vraie gloire (car de la réputation, en a qui veut) est un bien rude fardeau. Consultez vos forces avant de les employer; mesurez la carrière, la distance et le but, avant de vous lancer pour l'atteindre. Fortifiez donc l'esprit, gardez-vous d'user le corps. Vous possédez ce trésor qu'on nomme la *santé*, sachez l'apprécier et le conserver; sans elle on produit peu et on achève rarement. Dans quelque position que vous vous trouviez, il y a toujours une direction hygiénique plus ou moins bonne à observer, cherchez-la sans relâche. Si vous aimez la gloire, méfiez-vous de la volupté, car il n'y a rien qui lui soit plus contraire. Opposer l'énergie de la raison au feu de l'âge et de la constitution physique est une preuve de bon sens et de force qui suppose déjà en vous, une sagesse dont vos ouvrages seront ensuite l'expression. Il sied bien à l'homme d'être toujours prêt à couper une corde à la lyre de Timothée, mais bien plus encore à la jeunesse, sous peine de voir s'éclipser les illusions d'un bel avenir.

Il est surtout deux points essentiels que les jeunes gens prédestinés à la célébrité ne doivent pas perdre de vue.

Le premier est de ne pas abuser des veilles : si cet abus a lieu, le cerveau, et par suite le corps, contractent alors une telle habitude d'irritabilité, qu'il faut renoncer dans la suite de l'âge à un sommeil calme, c'est-à-dire à ce qui rétablit le mieux les forces. Le moindre bruit, une idée importune, un certain degré de contrariété, une sensation tant soit peu vive, et voilà le sommeil troublé, on ne peut se rendormir. Que faire alors? penser, méditer, se creuser de nouveau l'imagination; puis le mal augmente, car la veille produit la veille, selon l'ancien axiome de médecine. Que d'hommes dont l'intelligence a été très active, se plaignent de cette fatale disposition à l'insomnie! Mais leurs maux ne sont connus que d'eux et des médecins, dont souvent l'art se consume dans l'impuissance.

Le second point est de surveiller attentivement l'estomac, organe par lequel commencent souvent le dépérissement et la vieillesse. Si cette règle est essentielle en tout temps, combien elle acquiert d'importance dans la jeunesse ! Il faut que tout homme livré de bonne heure aux travaux de la pensée, sans s'astreindre à un régime minutieux, sans s'écouter digérer, sache étudier son estomac. Ce singulier viscère est d'ailleurs le plus soumis aux influences morales ; une idée le révolte, et souvent le révolte toute la vie. Il hait, il repousse, il réagit avec violence. Ses bizarreries, ses caprices doivent être connus ; la santé en dépend, car l'estomac met toujours le reste du corps de son parti (1). C'est surtout quand les années s'accumulent qu'on ressent les bienfaits de

(1) Il s'observe en cela d'étonnantes variétés individuelles. Écoutons Byron : « Je puis boire, dit-il dans ses Mémoires, et porte assez bien le vin ; mais il ne m'égaye pas, il me rend féroce, soupçonneux et même querelleur. Le *laudanum* a un effet semblable, et je ne puis en prendre beaucoup sans m'en ressentir. Ce qui me remonte le plus, cela a l'air absurde, mais est vrai, c'est une dose de *sels* (purgatifs) l'après-midi, bien entendu, et lorsque la médecine a fait son effet. Malheureusement, on ne peut prendre de *cela* comme du Champagne. »

Il est évident qu'il y avait dans ce cas, un effet révulsif sur le canal intestinal, qui dégageait le cerveau du poète et lui rendait toute son activité.

(*Note de R.-P.*)

cette prévoyante attention. En toutes choses, la moisson répond aux soins de la culture.

Il y a de belles vieillesses parmi les hommes célèbres, mais on les cite à cause de leur rareté. La vie s'use par son action même; que doit-il arriver quand cette action est poussée aux dernières limites de la possibilité? Aussi que d'hommes d'État, d'orateurs, de savants, de poètes, tombent dans une vieillesse prématurée, surtout s'ils négligent pendant leur jeunesse certains principes vulgaires de tempérance! D'anciens orateurs ou philosophes ont fourni une carrière séculaire et presque sans infirmités; Gorgias, âgé de cent huit ans, le maître d'Isocrate, nous en révèle la cause. « Je n'ai rien fait, disait-il, dont je puisse raisonnablement me plaindre, ma jeunesse ne m'accuse point, et je ne saurais accuser ma vieillesse. » Nicolas Leonicenus faisait à Ferrare des leçons de physique, quoique âgé de quatre-vingt-seize ans. Quelqu'un s'en étonnait et demandait son secret pour vivre presque sans vieillir. « Mon secret est bien simple, » répondit ce savant, j'ai remis une adolescence chaste et pure à mon âge viril. » Un des collègues de Daubenton, lui avait offert lorsqu'il fut nommé sénateur, de le soulager dans son enseignement. « Mon ami, lui répondit-il, je ne puis être mieux remplacé que par vous; lorsque l'*âge* me forcera à renoncer à mes fonctions, soyez certain que je vous en chargerai. » Il avait alors quatre-vingt-trois ans. Mais aussi combien sa vie fut pure de tout excès.

Cependant que faut-il conseiller aux vieillards qui, ayant parcouru la *courbe de la vie*, sans la raisonner ni la calculer, arrivent presque au terme, épuisés, languissants, obligés de boire jusqu'à la lie le peu qui reste de l'existence? On sait ce qu'en dit Montaigne; la médecine est plus compatissante, ses conseils sont pourtant sévères. Elle avertit de s'observer alors continuellement, de soutenir avec art l'organisation qui s'affaiblit de tout point, afin d'entretenir l'excitation vitale dans ce juste degré qu'il faut pour vivre et non pour jouir. Vous êtes arrivé au port, tenez-vous-y; on n'affronte pas les orages de la vie quand on a la main débile, le corps défaillant. Un homme prudent, qui maintenait sa santé par des précautions bien entendues, disait sagement : « Je compte maintenant *avec moi*, autrefois je comptais *sur moi*. » Néanmoins il est vrai de dire que, dans certains penseurs se remarque une force de vie intellectuelle qui les soutient longtemps (1). Pourtant qu'ils ne s'y fient pas trop, car la mort les guette. Combien en succombe-t-il tout à coup, au milieu de leur triomphe et de leur coquetterie de vieillard bien portant. Les

(1) Le sculpteur Puget, âgé de soixante ans, écrivait à Louvois : « Je suis nourri aux grands ouvrages, je nage quand j'y travaille, et le marbre tremble devant moi pour grosse que soit la pièce. » (*Lettre* du 20 octobre 1683.)

moyens d'étayer cette demi-existence se rattachent à certains préceptes fondés sur l'expérience. Le premier de ces préceptes est l'éloignement de toute affaire grave, de tout souci, de toute ambition; il convient, en un mot, de mettre un clou à sa roue. Le loisir n'est-il pas fait pour la vieillesse? n'est-ce pas une préparation à l'éternel repos? Viennent ensuite la plus exacte sobriété, la régularité de la vie, des exercices légers et journaliers, le soin d'exciter doucement l'organisme, de manière à entretenir les forces sans les épuiser. C'est bien ici le cas de ne sentir qu'avec sa raison. Veut-on enfin une règle plus générale encore? il faut diminuer l'intensité de la vie lorsqu'on veut en prolonger la durée. Quant aux applications particulières, que chacun les fasse d'après ce qu'il est, selon sa position, sa fortune et ses goûts.

Il est, par exemple, des vieillards qui fuient la campagne; la turbulente mollesse des villes les soutient et les ranime; ils se plaisent dans ce milieu. D'autres, fidèles à la nature, veulent la contempler, en jouir encore au déclin de leur vie. Tantôt ils se tiennent coi aux rayons du soleil pour y réchauffer leur sang; tantôt, cultivateurs zélés, ils plantent, ils sèment; puis la mort s'approchant, les *trouve oublieux d'elle et bêchant leur jardin.*

Il y a beaucoup de variétés dans les habitudes que contractent les hommes. Il est souvent d'une sage raison de respecter ces habitudes, car l'économie y est faite; l'harmonie des fonctions, voilà la loi suprême. Que si pourtant ces habitudes sont évidemment nuisibles, il faut les combattre, mais avec ménagement et par une méthode dont il sera question plus bas; toutefois les difficultés sont extrêmes. Nous avons connu un artiste qui n'avait d'inspiration que lorsqu'il avait largement dîné. Le *raptus* de sang qui se faisait alors au cerveau, allumait sa verve, mais à chaque instant il était menacé d'apoplexie. On ne put jamais obtenir de madame de Staël, dans sa dernière maladie, qu'elle renonçât à l'opium, qui l'épuisait en la soulagent momentanément. « Je succomberai, disait-elle, mais qu'y faire? mon père m'attend à l'autre bord. »

Les professions. — En raison de la différence des professions, les modifications hygiéniques varient également d'influence. Dans presque toutes, le cerveau est éminemment excité, surtout quand on exerce l'esprit sans modération ; mais il est des circonstances particulières à une profession donnée, et qui exigent des précautions pour ainsi dire spéciales. Le philosophe, l'homme d'État, le médecin, l'orateur, le musicien, le peintre, l'artiste dramatique, etc., sont dans le cas d'exception dont nous parlons. Mais il est aisé de voir la meilleure direction à suivre dans ces spécialités. Le point important consiste à faire concorder cette direction avec les devoirs de la profession; or, il n'y a rien là d'impossible.

Quoiqu'on ne doive avoir qu'une confiance très limitée dans certaines statistiques, c'est le cas cependant d'exposer celle qui a été faite par le docteur Casper, de Berlin, relative à la longévité de certaines professions (1).

Sur *cent* individus pris dans chacune des classes suivantes, il a trouvé que le nombre de ceux qui ont atteint l'âge de soixante-dix ans a été de :

Théologiens	43	Employés inférieurs	32
Agriculteurs	40	Avocats	29
Employés supérieurs	35	Artistes	28
Marchands	35	Professeurs	27
Militaires	32	Médecins praticiens	24

Le petit nombre de ces derniers a de quoi surprendre, si l'on réfléchit que, devant connaître les causes des maladies, ils sont plus à même de les éviter ou de les combattre. Mais d'un autre côté, on doit se rappeler qu'il n'y a peut-être pas de profession qui exige autant d'activité physique et morale que la médecine, qui laisse aussi peu de repos et de tranquillité. Les médecins sont sans cesse exposés à des fatigues

(1) Casper, *De la durée vitale probable chez les individus qui exercent la profession de médecin* (*Ann. d'Hyg.* 1834, tome XI, p. 375) et *Sur la durée probable de la vie de l'homme* (*Ann. d'Hyg.* Paris, 1838, tome XIX, p. 231). — Voyez aussi : Hufeland, *L'art de prolonger la vie ou la macrobiotique*, nouvelle édition par le Dr J. Pellagot, Paris, 1874, p. 176.

continuelles, à l'intempérie des saisons, aux veilles, à l'irrégularité du repos, à l'action des miasmes de toute espèce, à une responsabilité morale insupportable, en un mot, à des influences toujours dangereuses, et qui tendent à saper les forces de la vie. C'est avec raison que la devise suivante leur fut appliquée, *aliis inserviendo consumuntur; aliis medendo moriuntur.* Toutefois il est des médecins qui conservent leur santé avec un art infini. Fontenelle dit de Fagon « sa santé ou plutôt sa vie ne se soutenait que par une extrême sobriété, par un régime presque superstitieux, et il pouvait donner pour preuve de son habileté qu'il vivait. »

Les climats. — En ce qui concerne le climat, ce puissant modificateur de l'économie, personne n'ignore qu'il doit être la base de l'hygiène individuelle. S'il y a un Parnasse du Nord et un Parnasse du Midi qui ne donnent pas les mêmes inspirations, il y a certainement aussi une médecine du Nord et une du Midi dont les préceptes diffèrent. Plutarque défend l'usage de la viande aux savants; c'est bien, dans l'heureux climat qu'il habitait; mais cette règle serait dangereuse dans les pays du Nord. En général, les climats glacés ne sont pas favorables aux êtres doués d'une vive sensibilité; la première félicité de ces régions est de n'y pas souffrir. Le froid est l'ennemi des nerfs, cette vérité est hors de toute contestation. Au contraire, dans les climats chauds, le système nerveux acquiert une activité, une prépondérance qui influent sur tout ce qui tient à la vie; car remarquez que vie et chaleur sont à peu près synonymes. Ainsi, l'imagination a rarement un vol élevé dans les régions hyperboréennes, le *réfléchir* et le *prouver* sont trop en opposition avec le *sentir* et le *jouir*. Les idées rêveuses, mélancoliques, extatiques y sont même assujetties à une certaine méthode. La force physique, oui, la force physique, quoi qu'en ait dit Montesquieu, l'énergie morale, l'imagination comme vigueur de premier élan, la profondeur des méditations, la facilité des impressions, les langues harmonieuses, poétiques, sont les produits des régions méridionales. C'est là que l'homme est dans toute sa force et sa grandeur. Alfieri a donc raison, quand il dit parlant de l'Italie : *La pianta uomo nasce più robusta che altrove.* Il y a, en effet, dans les climats du Midi, une exubérance de vie toute particulière; c'est là que l'homme touche aux extrêmes de la douleur et de la volupté. Les effets contraires ne sont produits que par les institutions politiques. Quoi de plus connu, qu'un gouvernement altère ou rectifie les effets naturels du climat?

Un préjugé assez répandu, c'est qu'il y a plus de longévités ou de centenaires dans le Nord que dans le Midi. Qu'on dise plutôt qu'ils y sont plus remarqués.

En aucun lieu, il n'y a plus de vieillards vigoureux qu'en Espagne, en Italie, et parmi les Morlaques de la Dalmatie. Ne sont-ce pas les philosophes, les orateurs de l'antiquité, tous habitants des pays méridionaux, qui ont fourni les plus longues carrières? On comprend aisément qu'il doit en être ainsi, au moins pour les hommes adonnés aux sciences et aux arts. Les corps usés par le travail intellectuel ne supportent que bien difficilement les rigueurs du froid, les brusques changements de température; demandez-le aux médecins qui exercent leur profession dans le Nord. Les moyens artificiels inventés pour combattre les redoutables attaques des éléments, ne réussissent que bien imparfaitement. Il y a des hommes qui supportent plus facilement que d'autres les intempéries d'un climat quelconque. Mais, en général, si vous êtes délicat, nerveux, susceptible, et si vous voulez en même temps cultiver les sciences et les beaux-arts avec le moins de douleur possible, fuyez les pays aux longs hivers; allez vivre sous le ciel fortuné du midi de la France, de l'Italie, de l'Espagne ou de la Grèce (1). — Mais je ne puis, la néces-

(1) Ces considérations sur les climats, sur les saisons de chaque climat et sur les effets qu'ils produisent en santé comme en maladie, ont pris de l'ampleur depuis quelques années. C'est au point que l'influence des climats a été étudiée de manière à pouvoir prendre une place, et une place sérieuse, dans le groupe des agents thérapeutiques les mieux éprouvés. Bien des livres ont été écrits, après de mûres expériences sur cet attrayant sujet. L'homme qui

sité me tient enchaîné sous un climat rigoureux. — En ce cas, travaillez, cherchez, ne négligez rien pour combattre le froid, l'humidité, le brouillard, les vents glacés, les variations de température ; imitez, s'il le faut, Varillas, qui avait six couvertures la nuit pendant l'été et en ajoutait deux l'hiver, Ménage et le fameux Arnaud, qui en avaient aussi huit, non seulement chaudes, mais pesantes. Ou bien faites comme Buffon devenu vieux, qui, pendant six mois de l'hiver, faisait chauffer son appartement à 18 ou 20 degrés et n'en sortait plus sous aucun prétexte. Aussi vécut-il quatre-vingt-quatre ans, avec une affection calculeuse qui lui mit cinquante-sept pierres dans la vessie. — Mais Buffon, direz-vous, était riche, et la fortune ne m'a jamais souri. — Eh bien ! attendez-vous à de continuelles souffrances, c'est le sort de quiconque est possédé de la folie du génie, et sur ce point, la nature est peut-être plus cruelle encore que la société.

Les saisons. — La série annuelle des saisons, im-

voudra s'instruire sur cette branche de la science y trouvera le détail, les appréciations et même les rectifications, qui ne pouvaient être présentées dans cette courte note. Voyez Carrière, *Fondements et organisation de la climatologie médicale*, Paris, 1869, in-8. — J. Rochard, article CLIMATS, *Dictionnaire de médecine et de chirurgie pratiques*, Paris, 1862, in-18. — Lombard, *Traité de climatologie médicale*, Paris, 1877-1880, 4 vol. in-8 avec Atlas de la distribution géographique des maladies.

(Note d'Ed. C.).

prime aussi des modifications diverses à l'économie, et ces mutations sidérales sont dangereuses ou favorables, toujours selon la disposition même de l'organisme. Il y a tel individu qui supporte mieux l'hiver que l'été, et réciproquement; il faut toujours en appeler à sa propre expérience, et se diriger en conséquence. La saison et l'influence qu'elle exerce sur l'individu, telles sont les deux données d'où il faut partir. Dans le centre de l'Europe, où les saisons se développent avec plus ou moins de régularité, on observe également des maladies pour ainsi dire propres à ces différents changements atmosphériques. Chaque saison apporte sa part de biens et de maux; et si en parcourant le cercle de l'année, l'espèce humaine a reçu des bienfaits, croyez qu'elle a aussi payé son tribut de douleurs. Le printemps, l'été, l'automne, l'hiver, sont pour ainsi dire, quatre climats qu'on habite, pendant le court espace de trois cent soixante-cinq jours. De ces quatre saisons néanmoins, c'est dans le printemps que l'économie éprouve les plus violentes secousses.

On a bien raison de dire que chaque manière de voir tient aux circonstances, aux intérêts, à la profession, et peut-être plus encore à l'intelligence individuelle. Écoutez le poète aux approches du printemps : L'air est doux, le ciel pur, tout est vie, tout est jouissance et bonheur. Il y a, en effet, dans le printemps, une étonnante expansion vitale, il y a un mouvement général des êtres, quelque chose de vivifiant, de créateur, je ne sais quel souffle, quel esprit de vie, *igneus vigor*, qui anime l'existence, et s'irradiant jusqu'à l'âme, échauffe le sentiment, élève et colore la pensée. Alors plein d'enthousiasme, le nourrisson des muses monte sa lyre, et il entonne des chants d'allégresse. Suivez maintenant le médecin, il n'a pas un moment à lui, car de graves maladies se développent pour l'ordinaire dans cette saison. Le choléra-morbus est arrivé à Paris en 1832, à la même époque que le printemps; jamais le ciel ne fut plus serein, l'air ne sembla plus pur, le soleil ne se montra plus brillant.

Le poète s'écrie : Doux printemps, jeunesse toujours nouvelle de l'inépuisable nature, tu fais tout renaître pour tout embellir. Le médecin gémit et dit : Printemps, saison d'agitation, de douleur et de calamités, tu fais tout renaître pour augmenter la somme de nos souffrances. Tous deux ont raison; il semble, en effet, que dans le printemps, les alternatives de mal-être ou de bien-être sont plus marquées que dans les autres temps de l'année, que le perpétuel combat du génie du mal contre celui du bien est plus actif que dans toute autre saison. Les constitutions faibles surtout sont rudement éprouvées pendant cette période, qui mérite bien plus que l'automne l'épithète de *tentator valetudinum*. Or, comme les êtres délicats, chétifs, composent la grande majorité de l'espèce humaine, la mortalité doit augmenter dans la saison dont il s'agit, et c'est ce que démontrent en effet les relevés les plus exacts; la Mort aime le printemps.

Quand l'aquilon furieux dessèche et flétrit les espérances de l'année, la consternation est générale; chacun craint et prévoit des malheurs. Mais on ne s'aperçoit pas que le changement produit par le printemps a frappé aussi une foule de vieillards, et surtout d'enfants, ces tendres fleurs de la nature vivante. Jamais le croup, la rougeole, la variole, la scarlatine, la fièvre miliaire, et autres affections non moins meurtrières, ne sévissent avec autant de violence que pendant cette saison. Tout ami de l'humanité doit donc trembler à l'approche de cette saison, surtout s'il est père de famille. Un surcroît de calorique pénétrant tout à coup l'économie, l'activité de la circulation, les afflux violents du sang, sur certaines parties, l'excitation nerveuse plus forte, la transpiration plus abondante, le mouvement musculaire augmenté, expliquent les ébranlemenss qu'éprouve alors le corps humain. Mais de toutes les causes de maladies produites par le printemps, la plus énergique se trouve dans les variations de la température. La douce influence du soleil se fait sentir, le zéphir, de ses *chaudes haleines*, a tempéré l'atmosphère; dans une belle journée du mois de mai, la nature semble revivre, tout chante l'amour : les cieux et la terre, les oiseaux et les fleurs; mais un orage éclate, tout aussitôt la température devient froide, hivernale; un vent piquant s'élève, les noirs frimas ont reparu. Une constitution *boréale* et une constitution *austrine* se succèdent à très peu d'intervalle, ces mutations brusques ne sont pas chose rare à Paris, dans le printemps.

Charles-Quint demandait à un Espagnol, revenant du nouveau monde, combien de temps il fallait dans ce pays pour passer de l'hiver à l'été. « Sire, répondit-il, autant qu'il en faut pour passer de l'ombre au soleil. » Un tel phénomène peut s'observer dans notre climat, à l'époque du printemps. Aussi a-t-on comparé cette saison à l'hôte dangereux dont se méfia le satyre de la fable, parce qu'il soufflait le chaud et le froid.

On ne parle de l'automne que sous des rapports tristes et mélancoliques, parce que cette saison annonce la fin des beaux jours. Soyons plus justes; l'automne ne mérite pas ces reproches : c'est dans cette saison où l'on vit, pour ainsi dire, de la plénitude de l'existence. En général, il ne se produit ni excès de température ni bouleversements atmosphériques. Les éléments semblent en équilibre, l'homme n'a plus qu'à recueillir et à jouir. Le printemps, comme le tyran de l'année, montre les fleurs, promet les fruits, donne l'espérance; mais ce ne sont souvent que promesses illusoires. Dans l'automne, c'est le contraire, tout est réalité, possession des jouissances prévues.

A l'exception des pays marécageux, jamais la santé n'est plus stable que dans les beaux jours d'automne. A la fin de l'été, et au commencement de l'automne, le nombre des malades diminue prodigieusement. A cette époque de l'année, écrivait Gui Patin : *Ægri ambulant et medici jacent*. Ce qu'il y a de certain, c'est qu'une foule de maladies, notamment les affections catarrhales, fléau de notre climat, disparaissent presque entièrement (1).

Posons donc comme un important précepte d'hygiène, que les hommes à sensations vives, dont le corps est délicat, la santé douteuse, doivent redoubler de précautions quand l'hiver a cessé ses rigueurs. Mais comme il laisse longtemps sa rude empreinte sur la saison qui lui succède, qu'il jette comme par dérision de la neige et de la glace sur les premières fleurs qui s'ouvrent aux rayons du soleil, il faut se tenir en garde contre les perfides douceurs du printemps. On sait que le soleil vif et âpre de mars dardant ses rayons, n'est pas sans danger, parce qu'il irrite plus qu'il n'échauffe : même « en avril, n'ôtez pas un fil ; » vieux et excellent proverbe des villageois. Cette rénovation d'existence qu'on éprouve au printemps, séduit et trompe ; l'accélération du mouve-

(1) Gui Patin, *Lettres*, édition Réveillé-Parise, Paris 1846.

ment vital qui se manifeste en ce temps, rompt parfois et brusquement l'équilibre des forces. Attendez, quand le soleil aura tout à fait attiédi l'atmosphère, que la végétation sera en pleine vigueur, lorsque le sol sera non seulement libre de givre et de glace, mais que les gelées tardives ne seront plus à craindre, que le serein n'offrira plus de danger, que le vent du nord sera calmé, l'air dégagé de toute humidité froide, vous pourrez alors exposer votre santé au printemps, vous fier à ses attraits. Toutefois, pour dernier précepte, consultez la température et vos sensations, plutôt que la poésie et le calendrier (1).

CHAPITRE IX

ORDRE A ÉTABLIR DANS LE TRAVAIL MENTAL, SOUS LE RAPPORT HYGIÉNIQUE

La loi d'intermittence; — La période de repos dans l'intermittence; — Le repos et le travail réglés suivant la disposition de chacun; — *Précautions à prendre contre toute gêne et toute* fatigue dans le travail mental.

La loi d'intermittence. — De l'ordre dans les travaux de l'esprit!... Ceci a besoin d'explication. On peut établir, dira-t-on, certaines divisions dans une série d'expérience physiques, dans un travail purement scientifique ou d'érudition; mais quand

(1) Voyez Donne, *Hygiène des gens du monde. — Hygiène des saisons*, 2e édition, Paris, 1878.

il s'agit des produits de l'imagination, la chose est impossible. Un critique anglais, se moquant d'un poète son compatriote, dit : « Une montre placée devant lui, l'avertit du moment où il doit quitter l'histoire et faire des vers, cesser d'écrire et commencer une lecture... » Il faut l'avouer, cent fois plus ridicule encore serait le médecin qui viendrait dire à un artiste méditant sur son œuvre : Faites ceci, plutôt que cela ; montez les ressorts de votre esprit, mais seulement à tel degré : voici les limites, gardez-vous de les franchir ; ayez de l'imagination, mais n'en ayez ni peu ni trop. Conseils qui ne sont pas sérieux parce qu'ils sont impraticables. Concevez-vous un emportement dithyrambique soumis au calcul, un délire pythien calme et rangé? L'esprit est libre de sa nature, c'est folie de vouloir compasser la verve, mesurer l'enthousiasme, doser l'inspiration. Que rien n'arrête donc l'imagination dans son élan et son plein vol ; car, dans ce moment, l'homme est l'esclave et non le maître de son génie. Ceci accordé, il faut convenir que les facultés humaines, coexistantes avec l'organisme, ayant des bornes, on ne les franchit pas impunément. Il y a donc en ceci un ordre à observer ; les petites qualités des grands esprits, l'ordre et la tenue, sont indispensables dans un travail quelconque. L'ordre est nécessaire à la conservation de toutes choses, mais surtout de la vie ; cette règle est universelle, la raison l'enseigne, et la nature l'indique. Or, comment l'indique-t-elle? Précisément par l'abattement, par l'épuisement des forces physiques et morales qui se fait sentir après un travail mental prolongé. Plus grand a été l'essor de l'imagination, plus marqué, plus profond sera aussi l'affaiblissement subséquent, eût-on des facultés extraordinaires. *Magna accepimus, majora non capimus*, remarque Sénèque. En effet, l'esprit reste enchaîné par la substance matérielle. Ce changement presque subit, qui d'un état de vie extrême, vous rapproche soudainement d'un état voisin de l'anéantissement, tient à ce que la suractivité organique doit être restreinte et contenue. Quelques heures de véritable ivresse poétique, donnent un terrible ébranlement à la frêle économie du corps humain. La centralité *unitaire* du cerveau, principal organe nerveux, rend parfaitement raison de ces phénomènes. On a dit que l'esprit, comme la corde de l'arc, ne souffrait pas une tension permanente; que signifie cette figure? Elle ne traduit pas autre chose qu'une loi de physiologie qui enseigne que l'excitation cérébrale a des bornes, que les forces du cerveau ayant été dépensées, l'influx nerveux dissipé, les congestions encéphaliques répétées, le danger est imminent, si vous allez au delà. Dans la sphère des actes vitaux, il faut ou se modérer, ou s'arrêter, ou périr; ainsi le veut la nature de notre organisation dans son activité, *dura lex, sed lex.*

D'après ces conditions, nous pouvons établir cette première *règle* fondamentale, que l'esprit ayant des phases de hauteur et d'abaissement, de vigueur et de lassitude, il faut se conformer à cette disposition. Le cerveau, comme tous les organes et les fonctions de la vie extérieure, est particulièrement soumis à la loi d'intermittence d'action. Ainsi, quand le démon de l'inspiration fait en quelque sorte violence, qu'on est *en verve*, ce qui veut dire, qu'on possède un *excédent* de forces cérébrales, laissez jaillir le sentiment et les pensées ; que la lave coule à pleins bords, car le travail est plutôt ici une effusion qu'une composition. Apollon et son fils Esculape applaudiront à de tels efforts ; et comme le génie ne vient pas à heure fixe, il faut profiter du moment où l'inspiration vient nous visiter ; « car, dit Hoffmann, la conjonction divine où l'esprit passe de la conception à la production, est singulièrement rapide. » Vous êtes sur le trépied, n'en descendez qu'après avoir obtenu tout ce que peuvent donner l'effervescence de l'âme, la chaleur et la fécondité de l'imagination. C'est alors que l'artiste s'exalte par l'enfantement même de son œuvre, que dans l'élan spontané de sa pensée, il s'identifie avec l'objet de cette pensée, que *Michel-Ange attaque le marbre avec fureur*, etc.

Mais aussitôt que le dieu s'est retiré, qu'on ressent de l'épuisement ou de la fatigue, qu'on n'obtient plus rien de l'imagination, au point, comme l'observe Vida, de croire que les muses vous ont abandonné, *credas penitùs migrasse Camœnas*, il faut quitter le travail. Le mouvement vital doit redevenir égal et mesuré, la circulation se tempérer, et les forces cesser de converger sur le cerveau. S'il faut une incessante énergie de l'âme pour se précipiter au fond d'un certain nombre de conceptions, pour les explorer en tout sens, on doit aussi s'arrêter à propos, se tenir dans une certaine mesure. Buffon, qui donne le précepte de considérer son sujet *jusqu'à ce qx'il rayonne*, s'enivrait de travail; il y passait quelquefois douze heures de suite, ce qui est énorme. Mais il y renonçait toutes les fois qu'il se sentait trop fortement le feu à la tête en écrivant, que la chaleur et la rougeur de son visage l'avertissaient de l'excès de sa fatigue.

Il existe, dit M. le Dr Proust[1], une profonde différence entre les habitudes et la vie d'hommes à la fois intelligents et instruits qui exercent des professions en apparence identiques. Un ingénieur qui descend dans les mines, qui circule sur les voies ferrées, qui s'occupe des travaux d'art, mène une vie essentiellement différente de celle d'un savant professeur dont la carrière sera couronnée par un siège à l'Institut. Un praticien de campagne, qui emploie sa journée à

(1) Proust, *Nouveau dictionnaire de médecine et de chirurgie pratiques*, art. PROFESSION, Paris 1881, p. 576.

se fatiguer les jambes, n'est point placé dans les mêmes conditions, ne jouit point des mêmes immunités, n'est point exposé aux mêmes maladies que le médecin scientifique, dont le temps est surtout consacré à l'étude, et chez qui l'esprit supporte une charge bien plus lourde que le corps.

Ces principes une fois établis, il faut reconnaître que l'exercice habituel prépondérant, excessif, de l'intelligence, abrège la vie chez la plupart de ceux qui s'y livrent avec persévérance. Quelques chiffres peuvent être invoqués à l'appui de ces propositions. L'École polytechnique est formée de jeunes gens nommés au concours, et qui présentent une ressemblance des plus remarquables au point de vue de l'esprit. Sur ce nombre, il en est qui embrassent les carrières civiles, d'autres qui entrent dans l'armée. Les civils sont moins nombreux que les militaires. La proportion est d'environ 1 à 4. Et cependant la mort frappe un nombre à peu près égal de têtes dans ces deux divisions, ainsi que le prouve la statistique suivante : Promotion de 1837 : 130 élèves. Morts en 1877 : 49, dont 26 civils, 23 militaires. — Promotion de 1838 : 130 élèves. Morts en 1877 : 40, dont 19 civils, 21 militaires. — Promotion de 1854 : 169 élèves. Morts en 1877 : 47, dont 16 civils, et 31 militaires. Il faut remarquer que, dans cette année 1854, il n'y avait que 30 civils sur 169 élèves, ce qui établit une proportion de 2 sur 11.

Ainsi, malgré les chances défavorables de la guerre, la mortalité qui règne sur les civils paraît être quatre fois plus forte que celle des militaires. On ne peut guère invoquer la différence de constitution, le point de départ étant le même pour tous. Il semble donc naturel d'attribuer la différence aux conditions spéciales qui caractérisent les carrières qu'ils avaient embrassées.

Nous pourrions en dire autant pour les médecins chez qui la moyenne de la vie est sensiblement inférieure, et cette infériorité s'accuse surtout chez les médecins scientifiques, les professeurs et les agrégés des facultés, les médecins des hôpitaux civils et tous ceux en général qui, victimes de concours prolongés, se sont laissés surmener par suite d'un entraînement fatal.

La période de repos dans l'intermittence. — Une chose importante, et qui donne une seconde *règle* hygiénique générale, est que le repos de la tête soit *complet, profond, absolu.* La santé du cerveau et la santé de l'esprit sont identiques. Il faut faire effort sur soi-même, cela est indispensable ; car, bien que le degré d'irritation cérébrale ne soit pas le même, si cette irritation continue sourdement, il proviendra des désordres organiques plus ou moins subits, plus ou moins étendus, mais infaillibles. Cette application tenace de certains hommes à un travail commencé, ou d'urgence, est l'écueil le plus fatal pour la santé. De tous les sophismes, le plus dangereux est de dire que le génie perd de sa nature divine, quand il quitte la sphère de la contemplation pour s'abaisser jusqu'à l'action.

Ce repos du cerveau sur lequel j'insiste tant, doit être surtout proportionné aux effets produits par l'activité de cet organe. Si après un travail quelconque, l'agitation cérébrale cesse facilement, sans pesanteur de tête, sans battements dans les oreilles, on peut reprendre assez vite le travail : mais il n'en est pas de même lorsque la tête reste lourde, le visage animé, etc. ; bien plus encore si l'individu est sujet à cet état de stimulations congestionnelles, décrit précédemment. Dans ce cas, il est urgent pour prévenir de graves accidents : 1° de s'abstenir de tout travail absorbant ; 2° d'observer une grande sobriété ; 3° de se mettre à un régime végétal, à l'usage du lait, pourvu que l'estomac ne s'y refuse point ; 4° d'appliquer quelques sangsues à l'anus et de se faire saigner, s'il y a pléthore générale ; 5° de recourir fréquemment à l'usage des bains de pied plus ou moins stimulants ; 6° enfin, d'éviter l'ardeur du soleil, les endroits trop échauffés, les mouvements violents, en un mot tout ce qui peut accélérer la circulation, et porter le sang à la tête. Qu'on n'hésite pas, qu'on n'attende pas surtout ; pendant ces délais, le mal peut s'aggraver, déterminer de graves accidents, ou même une foudroyante attaque d'apoplexie.

Ces règles conviennent à tout homme qui se livre à des travaux prolongés de l'intelligence; car ce que nous avons dit des artistes, des poètes, est également applicable à ceux qui cultivent les sciences, aux hommes politiques, administrateurs, etc. Il y a toujours une ébullition ardente et première de la pensée, à laquelle on peut s'abandonner; mais il ne convient jamais de se plonger dans un abîme de réflexions, qui ramène et concentre toute l'énergie vitale sur un seul point et sur un seul objet. Une telle intensité d'action intellectuelle a des résultats si fâcheux, qu'on voit beaucoup de savants et de philosophes, malgré leur goût pour l'étude, hésiter avant de se livrer à cette profonde faculté d'attention qui absorbe toutes les autres; ils savent qu'une fois lancés, le mouvement de la pensée les entraîne et les précipite.

Ainsi, la loi d'intermittence étant liée à l'action cérébrale, il faut s'y conformer dans les travaux de l'esprit. Ajoutons que plus l'intermittence sera prolongée, le repos complet, les forces réparées, et plus on reviendra au travail avec une nouvelle vigueur. Pourtant, il faut une sorte d'effort, de violence sur soi-même, pour obtenir ce repos. Ne nous y trompons pas, une idée forte, dominante, exclusive, ne s'efface pas aisément de l'imagination, c'est là la grande difficulté. Un homme d'État roule sans cesse dans sa tête le projet qui l'occupe, l'artiste vit continuellement avec le chef-d'œuvre à peine ébauché dans son atelier, et le poète, tourmenté par son sujet, porte en tous lieux.

Ses vers encor fumants des bouillons de sa veine (1).

L'agitation cérébrale existe donc toujours, quoique moins vive que dans l'ardeur de la production. Il est indispensable de l'arrêter, je le répète; il faut que l'élu des muses, détachant de son front sa lumineuse auréole, vienne se mêler au vulgaire; il doit, selon le précepte de Boileau, savoir et converser et vivre. Une juste célébrité en sera le prix glorieux; car remarquez que pour l'obtenir, il faut de toute nécessité, le courage et la volonté d'entreprendre un grand travail, de la constance pour le pouruivre, et surtout de la *force* pour l'exécuter.

Le repos et le travail réglés suivant les dispositions de chacun. — Une autre *règle* générale, et qui tient à l'ordre même qu'on veut établir, est précisément de ne pas s'assujettir à une marche trop uniforme. Faire une minutieuse anatomie du temps, établir pour chacune des mille quatre cent quarante minutes de la journée, une sorte de comptabilité de faits, de pensées, d'émotions, de sensations, c'est

(1) Montfleury.

faire de son existence une mécanique. Le génie ne produit que par vives et impétueuses saillies, par une furie de première inspiration. Vous le comprimez, vous l'étouffez sous le niveau de plomb d'une coutume journalière, comme sous les lois stupéfiantes d'une théorie conventionnelle. Que chacun se livre donc au travail selon son goût particulier, la disposition de son esprit, l'état de sa tête, de son estomac, l'inspiration du moment, qui dirige si bien la plume ou le pinceau.

Il est à cet égard, parmi les penseurs, d'étonnantes variétés. Les uns poursuivent leurs idées à outrance, d'autres les prennent quand elles viennent; il en est qui travaillent d'une façon bizarre et excentrique.

Paul Manuce, savant du XVIe siècle, composait partout, mais il laissait une distance de quatre doigts d'une ligne à l'autre, pour remplir cet espace d'autres mots, s'il en trouvait qu'il croyait devoir préférer aux premiers.

Montaigne s'enfermait dans une vieille tour, « pour y digérer librement à loisir ses pensées. »

Milton composait la nuit, ou bien dans un grand fauteuil, la tête renversée en arrière.

Bossuet se mettait dans une chambre froide et la tête chaudement enveloppée.

Rousseau herborisait; c'est en se *meublant la tête de foin*, comme il le dit, qu'il méditait le plus profondément.

Montesquieu, au contraire, jetait les bases de l'*Esprit des lois*, au fond d'une chaise de poste.

Lorsque Fox avait fait quelques excès de table, et qu'il se retirait dans son cabinet, il s'enveloppait la tête d'une serviette trempée d'eau et de vinaigre, et c'est dans cet état qu'il travaillait quelquefois dix heures de suite.

On assure que Schiller composait en se mettant les pieds dans la glace.

Maturin, l'auteur de *Bertram*, de *Melmoth*, se retirait du monde pour composer : quand l'inspiration le saisissait, il plaçait, dit-on, un pain à cacheter entre ses deux sourcils, et ses domestiques, avertis par ce signe, n'approchaient plus de lui.

Jérémie Bentham jetait ses idées sur de petits carrés de papier qu'il enfilait les uns à la suite des autres, et ces longues broches de notes étaient la forme première de ses manuscrits. Linné, à peu de choses près, avait adopté le même genre de composition.

Napoléon, lui-même, avait son mode particulier de méditation et de travail. « Quand il n'y avait pas de conseil, il restait dans son cabinet, causait avec moi, écrit Bourrienne, chantait toujours, coupait, selon son habitude, le bras de son fauteuil, avait quelquefois l'air d'un grand enfant; puis, se réveillant tout à coup, il indiquait le plan d'un monument à ériger, ou dictait de ces choses immenses qui ont étonné ou épouvanté le monde (1) ».

Newton expliquait ainsi son mode de travail : « Je tiens, disait-il, le sujet de ma recherche constamment devant moi; j'attends que les premières lueurs commencent à s'ouvrir lentement, et peu à peu, jusqu'à se changer en une clarté pleine et entière; » c'était là ce qu'il appelait sa *pensée patiente*.

Selon Walter Scott, cinq ou six heures de travail d'esprit sont une tâche raisonnable, quand il s'agit d'une composition originale; tout ce que l'intelligence produit au delà ne vaut pas grand'chose. Ce grand écrivain attribuait la maladie dont il mourut, au travail forcé auquel il se condamna après sa catastrophe financière.

Parmi les peintres, on trouve que Léonard de Vinci, travaillait quelquefois à son beau tableau de *la Cène* avec tant d'assiduité, qu'il oubliait jusqu'au soin de se nourrir; puis il restait plusieurs jours sans le regarder : d'autres fois il donnait en hâte un ou deux coups de pinceau aux têtes, et il s'en allait sur-le-champ.

Guido Reni peignait avec une sorte de pompe : il était alors vêtu magnifiquement, et ses élèves, rangés autour de lui, le servaient dans un respectueux silence.

Teniers, fils de David Teniers, ne faisait que le

(1) *Mémoires de Bourrienne*, t. III, p. 131.

soir une sorte de petits tableaux qu'on appelle des *après-soupers*.

Les musiciens ont à cet égard une originalité bien connue. Les uns ne composent que dans le silence et l'obscurité, comme Sarti. Cimarosa recherchait le bruit et l'éclat; Paësiello ne s'inspirait qu'enseveli dans ses couvertures; c'est là qu'ennemi déclaré des théories, il s'écriait : « sainte Vierge, obtenez-moi la grâce d'oublier que je suis musicien! » Il fallait à Sacchini, les jeux et les gambades de jeunes chats autour de lui, etc. On pourrait multiplier les exemples. En tout cas, on peut garder ses habitudes particulières, manies innocentes quand elles ne nuisent pas à la santé.

Voici la grande et l'éternelle objection : En travaillant de cette manière, surtout en s'attachant trop à la loi d'*intermittence cérébrale*, quel travail peut avancer? Qu'importe qu'il avance rapidement ou avec lenteur! l'essentiel est qu'il soit bon, qu'il soit marqué du sceau de l'avenir et de l'immortalité. Or il est certain qu'on ne parvient jamais à ce but qu'avec une volonté ferme, un génie sans entrave et une *santé* inébranlable. La douleur est un terrible révulsif pour quiconque médite un chef-d'œuvre, et cette considération devrait bien engager les penseurs à veiller sur eux-mêmes. C'est une vérité presque vulgaire, que les bons ouvrages se font lentement; selon le proverbe chinois, avec le temps et la patience, la feuille du mûrier devient *satin*.

Virgile, qui passait un jour entier à polir deux ou trois vers, savait bien que le travail, l'étude, la réflexion étaient les véritables muses. Une œuvre de durée doit être longtemps méditée; un long succès exige de longs travaux, il y faut quelquefois le sacrifice de la vie entière. « Travaillez votre œuvre avec soin, disait Antoine de Lasalle, car celui qui commence un ouvrage n'est que l'écolier de celui qui le finit. » En effet, entre les deux termes, il y a souvent une grande distance, un champ immense de réflexions. On demandait à l'illustre Poussin comment il était arrivé à ce haut degré de vérité où il avait porté la peinture, il répondit : *Je n'ai rien négligé.* « La perfection ne s'improvise pas, » disait Girodet; et ce grand peintre avait raison, car le beau est comme le vrai, on n'y arrive que par approximation.

Ce ne fut qu'après quinze années de recherches et douze de composition, que de Thou fit paraître les quatre-vingts premiers livres de son *Histoire*. La Fontaine publia le premier volume de ses fables à quarante-sept ans, et le second dix ans après. Molière avait quarante-deux ans, lorsqu'il donna *l'École des femmes*, la première de ses pièces dignes de lui.

De pareilles maximes sont surannées. On veut une célébrité prompte, et en tirer sur-le-champ tout le parti possible. Le tyrannique besoin d'actualité et de jouissances présentes, a réduit une partie de la littérature et des arts à de petites proportions. Mais outre que de grandes compositions littéraires se font encore, les sciences tiennent aussi dans la société une large place, et il ne faut pas les oublier. Il est encore plus d'un esprit généreux qui, à l'exemple de Champollion, espère bien déposer sa *carte de visite* chez la postérité. Ayez donc soin de couver à loisir vos idées, vos conceptions, pour qu'elles aient de la chaleur et de la vie; de soutenir l'économie animale, pour obtenir la force de la pensée, base des œuvres de l'intelligence, ce qui leur donne du corps, de la solidité pour traverser le gouffre de l'oubli. Des idées qui n'ont ni veille ni lendemain, une poésie qui rampe terre à terre, des vues scientifiques sans profondeur et sans portée, sont toujours le fruit de la précipitation. « Souvenez-vous, dit Franklin, que le temps est de l'*argent.* » On peut dire hardiment qu'il est aussi de la gloire, car sans lui, tout labeur de la pensée devient stérile; estimez-le donc son prix, sachez ce que vaut une minute, cet âtome imperceptible de l'éternité.

A ces motifs de travailler lentement, nous joindrons encore le suivant; c'est que tout poète, tout artiste, qui l'est de par la nature, doit profondément se convaincre que les seules jouissances sur lesquelles il puisse véritablement compter lui sont données dans l'enfantement même de son œuvre, tout le reste est incertain. Ces ineffables douceurs de la composition, sont réelles, positives, on les savoure chaque jour et à chaque instant; elles dépendent de vous, c'est une continuelle jouissance. Mais la publicité désenchante souvent comme une sorte de prostitution. Cet ouvrage, enfant issu de votre âme, que vous avez embelli des trésors de votre intelligence, ce symbole de votre être spirituel qui vous a tant consolé, charmé, ne vous apporte plus maintenant que peines et soucis. Lancé dans le monde, la critique le dévore, l'envie le souille, l'indifférence le délaisse dans l'oubli. Pourquoi dès lors hâter le jugement du public? Êtes-vous donc si impatient de la torture de son insouciance ou de sa partialité? Le succès même compensera-t-il jamais les pures et profondes joies de la contemplation? Non, sans doute, on vous le fera expier, on vous en fera douter vous-même. Le grand, le beau, le vrai, ont un bien petit nombre d'adorateurs; et comme le fait observer un philosophe, présenter la vérité à certaines gens, c'est introduire un rayon de lumière dans un nid de hiboux, il ne sert qu'à blesser leurs yeux, à exciter leurs cris.

Encore une fois, travaillez avec lenteur, savourez en silence vos béatitudes intellectuelles, comptez sur vos illusions, prolongez le charme autant que possible, et par-dessus tout, assurez votre *santé*, votre bien-être. Quant à la gloire, c'est-à-dire, au triste privilège d'être heureux par le témoignage d'autrui, on en a si peu et pour si peu de temps, que si elle est le but de vos ouvrages, il faut tout au moins ne pas en faire dépendre le bonheur. Le bonheur le plus certain n'est-il pas celui qu'on espère. Un homme perdit un procès qui avait duré vingt ans; quelqu'un lui fit remarquer les peines qu'avait dû lui causer ce procès qu'il avait pourtant fini par perdre. Mais, s'exclama cet homme, comptez-vous pour rien de l'avoir gagné tous les soirs pendant vingt ans! Il en est de même du procès d'un auteur avec ses contemporains et la postérité. Le bénéfice le plus net et le plus clair, est certainement l'espérance de le gagner; mais nous insistons, peu de personnes comprennent la science ou l'art de cette manière. Le travail patient, la solitude, la consécration de la vie à une seule pensée, l'absorption de l'âme dans cette pensée unique et dominante, ne sont plus de mode aujourd'hui. On veut du bruit autour de soi pour satisfaire sa vanité et pour le bien-être qui peut en sortir. Pourquoi attendre? Ainsi, on se presse, on improvise une célébrité passagère.

Si pourtant la loi de l'intermittence cérébrale paraît dure en certains cas, il faut remplacer le travail de composition par celui d'une longue et patiente correction. Après le jet producteur et primitif de la pensée, il y a une seconde vue de l'esprit, quelquefois plus perçante et plus juste que la première, toute d'inspiration. L'intuition spontanée est la souveraine raison de l'art, mais il faut qu'une sagesse ordonnatrice plane sur l'ensemble. C'est là que se trouve l'art qui dispose, le goût qui épure, le talent qui varie les formes, qui cherche l'accord le plus parfait possible entre ces formes et la pensée. Il y a bien encore dans ce travail, une assez forte contention d'esprit, mais on ne peut la comparer à celle que produit le génie dans sa force, dans son élan, dans sa pénétrante activité, car il s'agit en ceci de créer, de donner l'être. Au reste, on ne corrige bien, dit-on, un ouvrage qu'après l'avoir oublié. C'est tout à la fois un principe de goût et une excellente précaution hygiénique.

Précautions à prendre contre toute gêne et toute fatigue dans le travail mental. -- Dans un travail cérébro-mental prolongé, mais bien réglé, il est encore quelques préceptes à ajouter aux précédents.

Lorsque la verve inspiratrice est en pleine vigueur, la circulation s'accélère souvent d'une manière extraordinaire, notamment dans la tête ; il faut donc avoir soin d'ôter toute ligature capable de comprimer les vaisseaux, particulièrement ceux du cou. Que le sang aille librement entretenir la vie extrême du cerveau, mais comme les congestions répétées dans cet organe, peuvent déterminer des accidents immédiats, ou à venir, il faut modérer, contrebalancer l'impétuosité du sang, en maintenant avec soin la chaleur aux extrémités inférieures. Le froid aux pieds est non seulement un supplice pour ceux dont la tête est fortement occupée, mais c'est encore un danger qu'il faut éloigner avec soin. Ce danger augmente encore, si on se livre au travail, l'estomac rempli d'aliments. D'ailleurs, cette diversion des forces vitales sur deux organes importants, leur nuit infailliblement à tous les deux.

Si on a l'habitude de travailler chez soi, que la lumière y soit modérée, qu'on s'isole de tout bruit, afin que les sens ne puissent en rien gêner les opérations de l'esprit. En général, il faut du repos, du calme, si l'on veut que les idées aient la force, la liaison, la maturité, la clarté qui les fait valoir. Fixer, éterniser la pensée, ce qu'il y a de plus fugitif, de plus léger, de plus insaisissable au monde, est une opération qui ne se poursuit pas sans les plus grandes précautions. Or, rien ne doit troubler, s'il est possible, la solitude du sanctuaire où l'on médite. Phidias demandait pour enfanter des chefs-d'œuvre du *temps* et de la *tranquillité ;* il avait grandement raison, car la force procréatrice de l'esprit exige un très haut degré d'activité ou d'exaltation de l'appareil nerveux.

Des vêtements commodes et larges ont aussi leur degré d'utilité. On connaît les *Regrets à ma vieille robe de chambre,* un des meilleurs morceaux de Diderot.

Je recommande encore de ne pas trop se courber en écrivant, ce que Tronchin avait déjà remarqué :

de là cette espèce de table à crans, qui porte son nom.

Il convient aussi de se lever, de marcher, de lire à haute voix, et surtout de varier le travail, lorsqu'on ne veut pas le suspendre tout à fait.

N'oubliez rien, ne négligez rien ; calculez, prévoyez tout, les plus petites précautions ont ici une extrême importance. « Un atome fait ombre, » dit Pythagore, de même, en physiologie, une direction organique vicieuse, légère dans les commencements, emmène ensuite, en se prolongeant, de graves désordres. Mais il faut toujours se rappeler qu'il y a une mesure de travail que la plus forte organisation ne dépassera jamais impunément.

Enfin, il est encore une *règle* importante d'hygiène à observer pour soutenir l'activité de l'intelligence ; c'est l'entière liberté de cette même intelligence. L'application soutenue de l'esprit veut le calme parfait de l'imagination. Faites en sorte que les facultés se conservent en équilibre ; que des idées étrangères à la méditation ne viennent point la troubler ; que l'esprit, dégagé de toute influence hétérogène, se balance en quelque sorte sur son centre ; qu'il parcoure librement la sphère de ses pouvoirs, pour devenir capable de recherches obstinées et sévères. Il est certain que deux séries d'actions cérébrales, en sens contraire, ne peuvent se produire que difficilement en même temps chez le même individu ; c'est un axiome de physiologie. De violents efforts simultanés, mais opposés, épuisent radicalement les forces vitales. Suer patiemment au travail, mais n'éprouver que les inquiétudes du goût, les tortures d'un esprit en action, est un point très important. Ajoutez que tout effort incomplet, inefficace, lors même qu'on n'y emploie qu'une petite somme de forces, fatigue plus l'économie que de très grands efforts quand ils ont un plein succès.

Voulez-vous faire arriver l'énergie cérébrale à sa plus haute expression de force ou de puissance? concentrez-la sur un seul objet. D'ailleurs, quel est l'artiste, l'homme de lettres, l'orateur qui, saisi par une idée qui le préoccupe malgré lui, n'a pas remarqué cent fois que si, dans cette disposition, il veut se mettre au travail, la pensée est difficile, la tête pesante, l'intelligence obtuse? Il y a plus, c'est qu'une action fonctionnelle du corps, un peu au-dessus de son degré ordinaire d'excitation, est capable de nuire à l'opération de l'intelligence. C'est ainsi qu'une forte envie d'uriner, la faim bien prononcée, une légère colique, etc., suffisent pour distraire et diminuer l'énergie de la pensée, à moins que la méditation ne soit tellement profonde, que rien ne puisse détourner l'esprit de l'idée fixe qui le remplit. Pline parle d'un peintre qui, dans une ville assiégée, *pingebat sub gladio*. Saumaise travaillait tranquillement dans un coin de sa chambre, malgré le bruit de sa femme, de ses enfants et des domestiques. On a fait la même remarque sur Jean Paul. L'abstraction mentale portée à un haut degré est contraire à la santé; on ne sort jamais *tout entier* d'un pareil état. Il ne faut se livrer à cet extrême degré d'attention qu'avec prudence, et le plus rarement possible.

On peut, on doit donc établir un ordre dans le travail mental, sous le rapport de la santé; ordre qui contrebalancera l'influence délétère des longues et fortes contentions d'esprit. Le raisonnement et l'expérience, les faits et la théorie concourent à démontrer la nécessité et les avantages de cet ordre. Et puis, ce ne sont pas de lâches conseils que nous donnons, loin de là : ils aident à atteindre le but, celui d'illustrer son nom par de grands et beaux travaux. Une santé délabrée, des organes usés, sont incapables d'une application soutenue, sans laquelle on ne perfectionne, on n'achève jamais rien ; et le tourment d'une sublime intelligence est de se sentir captive et comprimée dans un corps impuissant.

On trouve pourtant, dans le menu peuple de la gent lettrée ou scientifique, des hommes qui, faisant des ouvrages à grand renfort de mémoire et de patience, donnent peu ou point de foi aux règles de l'hygiène. Ils nient même les redoutables effets sur l'économie, d'une pensée active, profonde et tenace ; à leurs yeux, ces élans passionnés, cette espèce d'horreur sacrée, ces étranges mouvements de spasme qu'éprouve le véritable enfant des muses, sont des chimères de l'imagination, de pures rêveries de monomanie médicale. En effet, comment les concevraient-ils ? Aussi jouissent-ils d'un santé florissante. Cela doit être ; l'ancienne maxime disait : *Beaucoup prennent le thyrse, mais peu sont inspirés par le dieu.*

CHAPITRE X

EXCITANTS ET SÉDATIFS PHYSIQUES ET MORAUX

Variété dans la capacité de travail ; — Stimulants physiques ; — Stimulants moraux ; — Les sédatifs.

Variété dans la capacité de travail. — Entendons-nous bien quand nous parlons d'excitants qui disposent l'intelligence au travail de production. Il ne s'agit pas ici précisément, du plus puissant de tous, le désir de s'illustrer, de se survivre dans la mémoire des hommes. Renfermé dans le cercle de l'objet de ce livre, nous ne parlerons que des excitants capables d'augmenter l'action cérébrale dans la composition, et de leur influence sur la santé.

L'expérience prouve qu'il y a, parmi les hommes de haute capacité, une grande variété sous le rapport de la facilité du travail. Chez les uns, à peine le cerveau est-il stimulé que les idées abondent claires, vives, fécondes, tandis que chez d'autres, ces idées sont cherchées avec tourment, enfantées avec peine, arrachées, pour ainsi dire, une à une. Quelquefois mobiles, brillantes, légères, il faut que l'artiste ou l'écrivain se hâte de les saisir; d'autres fois, elles ont un caractère de fixité que rien ne peut détruire; elles reparaissent sans cesse sous le même type. Montesquieu refusa de faire pour l'*Encyclopédie*, les articles *Despotisme* et *Démocratie*, par le motif suivant: « L'esprit que j'ai est un moule, on n'en tire jamais que les mêmes portraits. » Il est des hommes dont la plume ou le pinceau suit à grand'peine les rapides mouvemens de l'esprit; il en est d'autres dont le génie, lent d'abord, s'élève ensuite peu à peu à des hauteurs immenses, ce qu'on a comparé au vol de l'aigle, toujours pesant et lourd dans le commencement.

Rousseau méditait longtemps, et retouchait sans cesse ce qu'il avait écrit; ses manuscrits raturés, barbouillés de toutes manières, en font foi.

Malherbe gâta, dit-on, toute une demi-rame de papier, à faire et à refaire une seule stance.

Lopez de Vega, au contraire, faisait aisément mille vers par jour. Il y a des peintres qui conçoivent et exécutent rapidement un tableau. Léonard de Vinci, nous l'avons remarqué, peignait avec une extrême lenteur. On sait que Gérard Dow se vantait de mettre cinq jours à peindre une main, et trois à représenter un manche à balai : notez qu'il estimait vingt sous du pays chaque heure de son travail.

Il est des cas où la tête ne donne pas ce qu'on lui demande. Le cerveau, fatigué par les efforts antérieurs, ou nullement disposé à l'action, reste stérile; la fibre poétique est engourdie, on n'est pas en verve. Cependant ce travail est quelquefois forcé, comme on dit, on veut absolument le continuer. D'autres fois, il s'agit de tirer l'esprit de sa torpeur, car, dit Sénèque, *cogenda mens, ut incipiat :* on a recours alors à des stimulants plus ou moins directs sur le cerveau.

Stimulants physiques. — Ces stimulants de l'érection mentale, se partagent en deux classes bien distinctes, les *stimulants physiques* et les *stimulants moraux*. Leur but est le même, aviver la pensée; mais leurs résultats sur l'économie sont souvent bien différents.

Le café, le vin, les liqueurs alcooliques, le tabac, l'opium même, voilà les excitants physiques les plus employés. Turgot ne travaillait bien que quand il avait largement dîné. Pitt ne mangeait jamais que chez lui; sa table était frugale, seulement, lorsqu'il avait une affaire importante à discuter, il prenait, dit-on, un peu de vin de Porto avec une cuillerée de quinquina. Addison parle d'un avocat qui ne plaidait jamais sans avoir dans sa main un bout de ficelle, dont il serrait fortement un de ses pouces, pendant tout le temps que durait son plaidoyer. Les plaisants disaient que c'était là, en effet, le fil de son discours. Le docteur Chapman rapporte qu'un avocat célèbre de Londres, se faisait appliquer un vésicatoire au bras, chaque fois qu'il avait une affaire importante à plaider.

Il a déjà été question du café précédemment, de ses attraits et de ses dangers pour quiconque pense et médite.

On connaît aussi l'anathème lancé par les poètes sur les pâles buveurs d'eau, ces maudits d'Apollon. « Si la pensée, dit Sheridan, est lente à venir, un verre de bon vin la stimule ; et quand elle est venue, un verre de bon vin la récompense. » Fort bien ; mais à force de stimuler et de récompenser, il est à craindre qu'on ne contracte de funestes habitudes. Sheridan lui-même en était un assez triste exemple.

L'ivresse est considérée, par Hoffmann le conteur, sous un autre rapport. « Ce n'est pas, dit-il, que l'on conçoive alors des pensées plus sublimes ; mais je suis tenté de comparer cet état à une roue de moulin qu'une rivière gonflée fait tourner plus vite : ainsi les flots de vin poussent avec plus de violence les rouages intérieurs. » Sans contredit ; mais ces rouages poussés avec violence sont bientôt usés ou rompus. Penseurs, amis du travail, n'en croyez pas les poètes, écoutez les médecins.

Parmi les excitants physiques, nous rangerons aussi certains mouvements convulsifs du corps. Un auteur identifié avec son sujet, plongé dans l'abstraction intellectuelle, s'agite d'une manière instinctive qui semble l'aider à faire jaillir l'idée des profondeurs du cerveau.

Perse, voulant donner l'idée d'un discours froid et languissant, dit que l'auteur n'a point frappé le pupitre, ni mordu ses ongles :

Nec pluteum cædit, nec demorsos sapit ungues..

Santeuil, Crébillon, faisaient d'horribles contorsions en composant. Naudé nous apprend que Dubartas, avant de faire sa fameuse description du cheval, s'enfermait dans une chambre; et là, se mettant à quatre pattes, il soufflait, hennissait, gambadait, allait l'amble, le trot, le galop, tâchant d'imiter le mieux possible les mouvements du cheval.

Gluck, tout entier à sa musique, s'agitait prodigieusement quand il la composait ou qu'on l'exécutait.

Beethoven était tout aussi transporté. « Lorsque venait un passage vigoureux, dit un de ses biographes, il frappait son pupitre à coups redoublés. Au *minuendo*, il se faisait petit; au *pianissimo*, il disparaissait; mais quand tout l'orchestre éclatait *in tutti*, le nain devenait géant; selon que grandissait la tempête, il grandissait aussi. »

On dit que Montesquieu a fait avec son pied, en écrivant, une empreinte profonde à la pierre sur laquelle il l'appuyait. La même remarque avait été faite pour Sébastien Lenain, savant du XVIe siècle.

Au reste, le geste le plus commun pendant la méditation, est de se frapper le front pour exciter le cerveau, geste parfaitement inutile toutefois, si l'organe est improductif de sa nature, car, selon le mot de Swift : « Frappe à la porte tant que tu voudras, il n'y a personne à la maison. »

Quelquefois, l'excitant physique, tient à un mode particulier à celui qui l'emploie. Le célèbre Haydn, disait qu'il eût été incapable de composer un de ses *chœurs*, s'il n'avait eu à son doigt, la riche bague de diamants que lui avait donnée Frédéric II.

Stimulants moraux. — Les excitants moraux du cerveau, sont beaucoup moins dangereux pour l'économie que les stimulants physiques, à l'exception d'une passion impétueuse, irrésistible. Peinture, statues, musique, conversations, lectures, théâtre, aspect de l'Océan, sites pittoresques, tout contribue, selon le genre de travail, à entretenir, à ranimer cette flamme ardente, incertaine, cette exaltation variable, ces élans vifs et pressés qui constituent le génie.

Quand le Tasse contemplait la nature, il s'écriait avec ravissement : *Je compose mon poème !*

Mais de tous les stimulants moraux, le plus énergique est assurément la louange; c'est là ce qui excite au plus haut degré, ce qui presse, ce qui fait haleter, ce qui force, malgré les dégoûts, les ennuis, à reprendre la plume, le pinceau, le ciseau. Au surplus, quel que soit le stimulant de l'imagination, il faut toujours se rappeler que l'organe dépense toujours dans ce cas, la somme de force tenue en réserve d'après les lois physiologiques. Cet excès d'action n'est jamais provoqué sans un épuisement vital plus ou moins prononcé. Or, quand cet état se produit, qu'espérer de l'esprit? Revenez donc à la loi d'intermittence cérébrale; suspendez le travail ou renoncez à la santé et même au succès, car le champ étant moissonné, on doit craindre de montrer sa détresse sous ce luxe imposteur, sous cette parure artificielle, si chère à la médiocrité, si prodiguée par le mauvais goût.

Les sédatifs. — Il arrive pourtant quelquefois que l'organe étant trop violemment excité, le penseur sent lui-même le besoin impérieux du repos; mais l'impression organique est si active qu'il n'est pas toujours maître de l'arrêter, surtout s'il est doué d'une imagination éminemment inflammable. C'est alors qu'il faut recourir aux *sédatifs*. Malheureusement la médecine est peu riche sous ce rapport, au moins pour l'efficacité de ces moyens. Ainsi que les stimulants, on peut diviser les sédatifs du cerveau en *physiques* et en *moraux*.

Parmi les premiers, nous plaçons le bain frais plus ou moins répété, des compresses réfrigérantes appliquées sur le front brûlant, selon la méthode de Fox. Un littérateur que nous avons connu se soulageait par des frictions d'éther sur les tempes et le front. Il est certain que la prompte évaporation de cette substance, détermine sur la peau une sensation de froid très-rapide. Le bain de pied plus ou moins stimulant, la liberté du ventre, des frictions sèches sur la peau, l'équitation, contribuent aussi à la sédation cérébrale, en diminuant le *raptus* sanguin de la tête. La promenade à l'air libre et frais ne doit pas non plus être négligée.

Quant aux sédatifs moraux, il n'y en a guère qu'un seul, après le repos, sur l'efficacité duquel on puisse compter, c'est de changer le genre d'occupation. Toutefois remarquons que ce second travail mental, doit exiger le moins possible d'application. C'est ici que le goût du jardinage a une supériorité décidée sur toutes les autres occupations de distraction. Pour apaiser le tourment de son imagination, plutôt que pour gagner sa vie, J.-J. Rousseau prit le parti de copier la musique avec un soin tout particulier. Il avait aussi, dans la même intention, commencé à copier l'*Histoire de France* de Mézeray.

Si l'on préfère quelque jeu, il faut, à l'imitation de Malebranche, que ce jeu n'exige point une attention marquée.

L'abbé Casti, auteur du poëme des *Animaux parlants*, avait même dans sa vieillesse, un tel feu d'imagination, qu'il était obligé d'avoir recours à des moyens mécaniques pour le calmer. Dans cette intention, il plaçait sur son lit, où il travaillait toujours, un jeu de cartes; et quand il sentait sa tête trop exaltée et trop tendue, il jouait tout seul et tout haut une partie, riait comme un enfant des bons coups qu'il se faisait à lui-même, et se remettait au travail.

Au reste, il faut aussi, comme en tout ce qui concerne l'hygiène, se diriger d'après la connaissance qu'on a de soi-même, de son organisation et de ses habitudes.

Nous ferons remarquer toutefois qu'un des plus dangereux stimulants de l'économie est un caractère ardent et inquiet; l'envie, un penchant secret et actif vers le mal, voilà la source inconnue de bien des maladies. Aussi le docteur Molleson, cité par Sinclair et Odier, disait-il : « J'ai cherché à ajouter à ma liste d'octogénaires quelques personnes d'un caractère vicieux, mais je n'en ai trouvé aucune. Un de mes confrères qui s'est donné beaucoup de peine dans le même but, n'en a trouvé qu'un seul exemple. » Il n'y a point ici de paradoxe; dans le groupe d'octogénaires vicieux ou méchants, les exemples sont rares, ils ne se montrent que comme des exceptions, tant il est vrai que rien n'entretient mieux la santé que la paix du cœur et le calme de l'esprit.

CHAPITRE XI

LA SOLITUDE ET L'INDÉPENDANCE, ET LEUR INFLUENCE SUR LA SANTÉ.

La solitude favorable aux caractères paisibles et aux esprits actifs; — La solitude défavorable aux hommes d'imagination.

La solitude favorable aux caractères paisibles et aux esprits actifs. — Que n'a-t-on pas dit et écrit sur la solitude? Cependant il est un point de vue qui ne doit pas être négligé, ce sont les effets de la solitude sur la santé. Oh! sans doute celui qui chérit sa cellule, sa chaumière, le coin de terre où Dieu l'a fait naître, sera heureux, autant du moins qu'il nous est donné de l'être : mais la solitude est-elle donc salutaire à tous? Par quels moyens est-il possible d'empêcher ses funestes effets sur certains esprits? Voilà deux questions qui changent entièrement la face de ce sujet. Si l'on jette un coup d'œil rapide sur les divers caractères et tempéraments des hommes, sur les maladies qui en sont les résultats et en gardent l'empreinte, si on examine ensuite la position sociale des individus, on comprendra aussitôt que la solitude ne peut convenir à tous les penseurs. Plusieurs choses sont indispensables pour y trouver le repos, la santé, et par conséquent le bonheur; d'abord se soucier peu de la célébrité, posséder une imagination calme, jouir enfin d'une certaine aisance.

Heureux le penseur philosophe qui *consent* à rester dans l'obscurité, qui ne désire et ne veut dans le culte des muses, d'autres charmes que ceux de l'étude et d'un loisir consacré aux jouissances intellectuelles. Sans illusions, sans regrets, sans mécomptes, il compense les plaisirs douteux de la gloire par tous ceux de la vie intime. Certes, celui-là peut demander au dieu de la solitude un *droit d'asile*, un lieu secret où l'on demeure, où l'on vit, où l'on oublie, où l'on meurt. Dans cette libre et douce possession de soi-même, non seulement les plaisirs de l'esprit sont toujours sans mélange d'amertume, mais la santé obtient toutes les garanties possibles de stabilité. C'est qu'un homme dans cette disposition ne tente jamais que le possible, laisse aller sa vie, s'abandonne à sa destinée. Dès lors son imagination nullement exaspérée, pressée par l'aiguillon de la célébrité ne trouble point l'économie. Le lobe du cerveau où loge le germe de l'orgueil, ne réagit pas d'une manière violente et fâcheuse sur le reste du système nerveux; on ne quitte point à chaque instant la plume ou le pinceau pour prêter l'oreille aux bruits du dehors. Qu'en résulte-t-il? Un doux repos d'esprit et de corps éminemment favorable à l'harmonie des fonctions, au bien-être, physique et moral. Walter Scott n'avait pas lu, dit-on, un article *sur lui-même* pendant treize ans. Dans quels troubles n'eût-il pas été jeté, s'il se fût mêlé au monde au lieu de rester dans sa paisible solitude.

Qu'on ne croie pas pourtant que dans ces asiles préférés au monde par certains hommes, l'existence y soit stérile et pesante. Loin de là, une solitude de choix, nullement attristante, jointe à la permanence du repos et du bien-être, donne à l'intelligence une singulière énergie. Moins exposé aux chances aléatoires de la vie, on pense plus, on pense mieux, on laisse errer à loisir ses idées dans l'espace et le temps, ou bien on les concentre sur un objet particulier. N'est-ce pas dans le silence et la retraite que se fait la véritable apparition des muses ? Les esprits élevés, hardis, les hautes intelligences, se plaisent dans la solitude, précisément parce qu'ils y développent, sans trouble et sans anxiété, la pensée qui les obsède, et dont les résultats seront peut-être fructueux. Le système du monde a été trouvé de cette manière. Descendre au fond de son âme, s'y perdre dans la contemplation du beau, dans la recherche ardente de la vérité, plonger ses pensées dans la perspective illimitée des possibles, dans la vue de l'infini, s'abandonner au charme de produire, en s'inquiétant beaucoup de son sujet et très peu de ses lecteurs, c'est une sorte de volupté intellectuelle réservée aux hommes privilégiés par la nature. Il est certain que l'habitude de se réfugier en soi, développe une sensibilité dont la délicatesse révèle les moindres nuances de nos affections. Aussi en s'isolant du monde, les sentiments semblent s'épurer, les affections bienveillantes acquérir plus d'expansion et de vivacité ; la paix avec soi-même est souvent la paix avec le monde entier.

Toute cause d'agitation étant éloignée, les forces du corps conservent leur équilibre, les forces de l'âme leur harmonie, et cette âme tend d'elle-même à s'élever dans les régions de la pure intelligence. Si quelquefois on rentre dans le tourbillon du monde, c'est pour y consacrer quelque temps à l'observation des choses humaines, pour voir les acteurs de plus près, puis on se hâte de rentrer dans sa chère solitude, afin d'y élaborer en paix le miel de la science et de la sagesse. D'ailleurs, on se tromperait, en croyant qu'on ne peut s'occuper alors que d'objets d'une haute importance. Un esprit sagace et pénétrant tire souvent les plus belles inductions de ce qui paraît peu digne d'intérêt. J.-J. Rousseau disait : *Qu'on me mette à la Bastille quand on voudra, pourvu qu'on m'y laisse avec des mousses.* Il avait raison, car il y a de l'infini dans une mousse, dans un insecte, dans une goutte de rosée, dans un rayon de soleil(1). Cent

(1) Keller a passé sa vie à étudier la mouche des appartements; Lyonnet consacra une partie de la sienne à compter et à décrire

fois heureux celui qui peut contribuer à étendre et à varier ses connaissances, il n'envie ni au génie ses découvertes, ni aux rois leur couronne. Quiconque ne sent pas la force de la vérité des paroles de Rousseau n'a pas le sens moral pour comprendre ce que peut un esprit élevé dans la solitude.

Mais pour arriver à cette hauteur de vue, dont parle le citoyen de Genève, il faut avoir une certaine fierté qui vous place au-dessus de l'opinion du vulgaire. Tout homme qui aura la force de chercher le bonheur dans lui-même, au fond de lui-même et par lui-même, aimera la solitude, et y passera ses plus beaux jours.

Byron, malgré sa fougue et sa bizarrerie, n'apaisait son ressentiment contre les hommes que quand il avait joui le plus profondément de la solitude. Il devenait alors doux et bienveillant. Aussi, disait-il en

les quatre mille quarante et un muscles de la chenille du saule. Selon Cuvier, M. Straus Durckheim, dans ses études sur le *hanneton*, n'a pas moins fait pour confondre l'imagination. « Dans ce petit corps, à peine d'un pouce de longueur, on peut, dit-il, compter trois cent six pièces dures, servant d'enveloppe, quatre cent quatre-vingt-quatorze muscles propres à les mouvoir, vingt-quatre paires de nerfs pour les animer, toutes divisées en filets innombrables; quarante-huit paires de trachées non moins divisées, pour porter l'air et la vie dans cet inextricable tissu. C'est un spectacle ravissant par sa finesse, sa régularité. Jusqu'au bel assortiment de ses couleurs, tout y semble calculé pour plaire à l'œil de l'homme, qui, pour la première fois depuis que le monde existe, y a peut-être regardé. » (*Rapport sur l'état de l'histoire naturelle*, 1824.)

parlant d'un homme célèbre qui était venu le visiter : « Je soupçonne que je ne lui ai pas fait une désagréable impression, vu qu'il s'attendait à rencontrer, au lieu d'un homme du monde, un misanthropique sire, en culottes de peau de loup, répondant par féroces monosyllabes (1). »

Ainsi, la première condition pour maintenir la *santé* dans la solitude, est d'avoir tout à la fois un caractère calme et un esprit actif. Aimer l'étude, la méditation par elle-même, en les dégageant, s'il est possible, de tout calcul de vanité.

Cependant, il n'en est pas toujours ainsi. Il est des penseurs pour qui la solitude a d'irrésistibles attraits, sans y trouver et le repos et la santé qu'ils en espéraient. Veut-on savoir la cause de ce fatal désappointement ? C'est qu'ils ne sont isolés de la société des hommes qu'en apparence. Saint Jérôme entendait du fond de sa solitude, les rumeurs de la ville de Rome; de même aussi certains penseurs, loin de la ville, ne sont nullement hors de la tourmente des craintes, des espérances, des illusions, des passions qui agitent le monde. Les cris de l'envie, le bruit des applaudissements obtenus ou attendus retentissent sans cesse à leurs oreilles, font bondir leur cœur de joie ou d'indignation. Où est alors ce doux *nonchaloir*, ce calme occupé de l'esprit, que permet la solitude ?

(1) Lord Byron, *Mémoires*, t. V.

Sans doute, le silence, l'éloignement des hommes sont indispensables pour l'enfantement d'une belle œuvre, c'est dans les lieux retirés que l'on découvre les sources sacrées de la poésie ou de la vérité. Mais prenez garde, vous renoncez alors au véritable bienfait de la solitude, qui est de savourer lentement la vie.

Il est certain que quand un travail est fait dans un isolement plus ou moins complet, la pensée s'exalte, s'élève, sans se féconder des sympathies qu'elle excite. Ajoutons à cela que, dans le monde, on se défie de ses forces, les rivaux y sont toujours prêts à les mesurer, tandis que le solitaire exagère souvent la grandeur de ses moyens intellectuels. Il fait ordinairement une estimation démesurée de sa gloire future ; un *peut-être* flatteur est toujours là pour le rassurer. Il en résulte que si la critique, l'indifférence du public ou sa froide injustice, n'acquittent pas la dette, l'imagination se trouble, l'amour-propre étant blessé, l'irritabilité naturelle augmente et acquiert une extrême prépondérance, signe caractéristique du tempérament des penseurs, qui se retrouve sans cesse. Voilà pourquoi la santé se flétrit et décline rapidement.

A entendre beaucoup de penseurs, la solitude est de leur choix, ils y sont heureux ; mais demandez à leurs proches, à leurs médecins, et vous saurez la vérité. Ces solitaires comptent trop souvent avec douleur chacun des grains qui remplissent le sablier de la vie humaine; bientôt la langueur et la monotonie d'une existence calme leur semblent insoutenables. Le *chez soi*, ce lieu de bonheur et de repos, ne leur paraît plus que le séjour de l'ennui. C'est alors que la solitude devient amère, cruelle et malfaisante. Le moindre de leurs maux suscite une tristesse, une humeur chagrine, que Franklin met au rang des vices, et qu'il appelle la *malpropreté de l'âme*.

On connaît l'épître de Pope au docteur Arbuthnot: « Jean, ferme la porte, ferme-la, mon ami; attache le marteau, dis que je suis malade, dis que je suis mort, etc. » On dirait en la lisant que le poète jouissait du calme le plus parfait dans sa retraite de Twickenham, qu'il veut fuir à jamais la foule des rimailleurs, notamment ce poète modeste à l'excès, qui ne lui demande que trois choses : « Son amitié, un prologue et dix livres sterling. » Eh bien! en lisant la vie de Pope, en pénétrant dans l'intimité de son caractère, on voit que la solitude n'a jamais pu le rendre heureux. Il y portait *cet insatiable désir* de la célébrité qui ne donne jamais de relâche, et sa faible constitution ne fit que s'altérer de plus en plus dans la retraite où il était enfermé.

Nous signalerons encore deux dangers que la solitude présente pour la santé, l'inaction de l'esprit et du corps, ou bien un travail excessif du cerveau.

Nous avons vu des penseurs solitaires s'endormir

si bien sur le souple et *mol édredon* de la paresse, qu'abandonnant le culte des muses, ils restaient *acoquinés à la vie*, dans leur impassible quiétisme. Tout effort mental leur devenant ensuite impossible, odieux, ils succombaient à cette sorte de torpeur rêveuse qui n'est pas sans charmes. Plus d'un aurait pu dire comme David Hume : « Je n'écris plus par quatre raisons, je suis *trop vieux, trop gras, trop paresseux, trop riche.* » La santé gagne d'abord à ce changement, on ne saurait en disconvenir ; mais comme l'activité cérébrale est indispensable aux individus de cette sorte, il en résulte que l'économie, étant privée d'un pareil excitant, cette santé finit par s'altérer. Ne voit-on pas tous les jours des commerçants, des marins, des militaires, qui, lassés de leur vie laborieuse, soupirent après le repos. A peine l'ont-ils obtenu, que l'ennui et la maladie les atteignent.

Mais le plus ordinairement, l'esprit devient très actif dans la solitude; toujours tendu vers le même objet, lancé dans une même direction, pénétré, saturé d'une même pensée, il la retourne, il la creuse, il en suit le filon avec ardeur et opiniâtreté. Or, dans cette fougue d'une âme qui aspire trop à étreindre, il est bien rare que la mesure des forces pour le travail ne soit pas dépassée. Quelque bien partagé qu'on soit de ce côté par la nature, on penche vers l'excès, on use son activité, et l'on adopte à son insu ce principe dangereux, *que là où il y a tant, il doit encore y avoir davantage*. Dans le monde, on est distrait malgré soi; il y a des devoirs à remplir, on en murmure, mais on s'y prête, et l'imagination se détend. Au contraire, dans la solitude, la fatigante tension des spéculations métaphysiques est portée au plus haut degré, la sensation y a toujours plus de profondeur; ce qu'on nomme le *vis generans* des idées, d'où découle la série des phénomènes intellectuels et affectifs, acquiert alors une incroyable activité; mais le cerveau, instrument de pareilles opérations, n'y résiste que bien rarement. Deux causes d'altération de cet important organe, un afflux de sang, une surcharge vasculaire réitérée, joints à une excitation continuelle, déterminent tantôt des troubles légers qui, répétés, amènent de graves accidents, tantôt des maladies violentes et subites. On tombe dans ce que les anciens nommaient *intempérie chaude du cerveau*, état toujours pénible, toujours dangereux. Beaucoup d'hommes d'État, beaucoup de philosophes, de savants, d'artistes, fourniraient des preuves cliniques de ces assertions.

La solitude défavorable aux hommes d'imagination. — Mais de toutes les intelligences, les moins propres à la solitude, ce sont les imaginations fortes, vivement préoccupées, qui s'exaltent avec facilité, se créent un monde de chimères, tantôt brillantes, tantôt horribles; et chose remarquable, ce sont de pareils penseurs qui la désirent avec le plus d'ardeur : espèce d'ascètes qui se plongent dans l'isolement pour méditer, pour rêver, pour approfondir; rien ne peut les en arracher. C'est une vie de somnambulisme intellectuel qui absorbe bientôt la vie d'action. On a cité l'exemple d'un écrivain célèbre de notre époque qui chérissait la rêverie et la fuite du monde, au point de sauter par dessus un mur, à la campagne, pour ne pas rencontrer un domestique de la maison qui venait par le même sentier. Rien de plus évident qu'il s'agit ici de cette espèce d'enthousiasme sombre et secret, qui se replie et se concentre dans les abîmes de l'âme, qui gagne en force ce qu'il perd en vivacité, en éclat extérieur.

Cependant, qu'arrive-t-il alors? presque toujours l'imagination prend un empire absolu sur la raison. La sensibilité s'exaspère; bientôt elle acquiert une sorte d'âpreté douloureuse, ravivant sans cesse la puissance de sentir et de souffrir. Telle est la cause de l'inquiète et soupçonneuse irritabilité des penseurs solitaires d'un caractère opiniâtre sans être ferme. Leur orgueil sauvage et triste ne comprend plus la société telle qu'elle est; leur vie est une vie d'exception; c'est un mystère inexplicable, même pour le médecin qui en est le témoin et le confident. Souvent le dédain et l'oubli qu'ils ont des contemporains s'étend jusqu'à la postérité, à la conscience même de leur génie; il semble qu'il ne leur ait pas été donné de conduire à bout un seul de leurs projets, de cueillir un fruit qui ne soit déjà piqué du ver. Quelquefois las de la solitude, las du monde, las d'eux-mêmes, un ennui profond s'empare d'eux; fascinés par je ne sais quel type idéal de perfection, ils ont par instants des élancements vers le ciel, des visions d'ineffable béatitude, des extases d'une âme ardente, que rien n'est capable de satisfaire que ce qu'elle ne peut posséder; ils s'efforcent d'entrevoir dès ici-bas les choses de l'âme et de Dieu; puis de ce spasme physique et moral, de cette fièvre qu'ils ressentent jusqu'à la pointe des cheveux, ils retombent dans un anéantissement plus ou moins complet de toutes leurs facultés. Leur repos toutefois ne ressemble point à ce calme plein de douceur, à ce suave laisser-aller de la pensée dont il a été question : c'est une paresse ardente, rêveuse, inquiète; c'est une espèce de langueur extatique qui les use et les consume.

Un tel état est bien près de la mélancolie. Or, le mélancolique *se nourrit*, comme dit un ancien, *de son cerveau et dévore son cœur*, image terrible et vraie qui atteste ce qu'on éprouve alors de souffrances physiques et morales.

On voit même des hommes supérieurs perdre en certains cas d'exaltation ou de ravissement intellectuel, le sentiment de leur personnalité. Tel fut quelquefois le Tasse; il écrivait, dans un instant lucide, au médecin Jérôme Mercuriali : « *Io ho certa opinione di esser stato ammalato.* » Médicalement et humainement parlant, la solitude est un poison pour de pareils individus; il faut les en arracher à tout prix, combattre par toutes sortes de moyens leur funeste penchant à y revenir pour s'enivrer de nouveau de pensées et d'illusions.

Tels sont, en effet, les fruits de cette prodigieuse activité de l'intelligence solitaire qui se détruit elle-même, quand les éléments lui manquent dans le domaine du réel, et que l'impuissance l'arrête dans les champs du possible.

Cet état d'irritabilité chagrine produit par la solitude s'augmente bien davantage encore, si l'indigence est la compagne de l'homme qui vit loin du monde. Depuis Horace, on a vanté la *médiocrité*, et la médecine en a constaté les bienfaits. La science du bien-être, qui a tant de rapports avec la vertu, le pouvoir conservateur de l'aisance, sont aujourd'hui démontrés; mais le premier et le plus important peut-être de leurs avantages est de donner l'indépendance quand on la veut. De tout temps on a célébré cette indépendance du philosophe et de l'homme de lettres; mais les penseurs de tous les ordres n'ont jamais été ardents à la rechercher.

Un très savant physiologiste du siècle dernier Zimmermann (1) a écrit un petit traité sur la *solitude*

(1) Zimmermann; *de la Solitude*, des causes qui en font naître le goût, de ses inconvénients, de ses avantages et de son influence, trad. Jourdan. Paris 1840.

qui est devenu populaire et qu'on ne peut négliger de citer. C'est un livre qui donne beaucoup à penser et que l'homme le plus expérimenté en pareille matière lira toujours avec fruit.

Ce livre présente la classification la plus simple et la plus naturelle dans les questions qu'il traite. Il expose d'abord les inconvénients généraux de la solitude, pour passer ensuite aux inconvénients de la même influence sur l'imagination, et aux inconvénients qu'elle cause sur les passions. Telle est la première partie de cette étude : dans la seconde sont compris les avantages de la solitude pour l'esprit et ceux qu'elle offre pour le cœur. Après cela, il reste peu de chose à dire. Il se trouve dans le livre, assez de faits et des considérations, d'où des applications nombreuses peuvent être tirées.

Platon disait d'après Zimmermann qui le cite : « Que l'orgueil, l'obstination, la raideur de caractère étaient un effet constant de la solitude, parce qu'un homme qui vit seul ne songe à plaire à personne autre qu'à lui-même. » Cela est rigoureusement vrai. Le travers qui s'observait du temps de Platon, s'observe toujours et ne cessera de s'observer. Chaque organe du corps humain se fatigue en effet dans un travail sans relâche. Il arrive bientôt qu'on ne peut plus y résister, que cette fatigue devient maladie, et qu'on ne peut en guérir qu'en se mêlant au monde pour y trouver une diversion qui procure un salutaire repos, « L'homme dans l'oisiveté de la solitude est comme une eau stagnante qui n'a point d'écoulement et qui se corrompt, dit encore Zimmermann ; l'inaction complète ou la tension trop grande des forces de l'esprit nuisent également au corps et à l'âme. »

La solitude est à craindre pour l'imagination. Elle n'en dissipe pas les créations et les fantômes, au contraire, elle les évoque et compose leurs images. Elle est dangereuse pour l'homme d'esprit comme pour l'ignorant, si celui-là exerce son imagination et finit par s'y complaire, sans s'en laisser détourner par aucune distraction. On ne peut imaginer combien ce travail mystérieux en dehors de toute règle, peut produire de désordres. L'intelligence ne sert qu'à des exercices qui éteignent de plus en plus la raison. On est dans le rêve, on vit dans la folie.

Le savant Motanus, hanovrien, à force de laisser errer sa pensée au gré des images qu'elle se formait dans sa vie cachée de la solitude, se figura, dans les dernières années de sa vie, qu'il était un grain d'orge et il ne sortait plus, de peur d'être croqué par le premier volatile qu'il rencontrerait sur son chemin. Il parlait fort sensément sur chaque chose, mais pour rien au monde, comme le dit Zimmermann qui cite ce fait, il n'eût voulu sortir de la maison, de peur d'être dévoré par les poules.

La solitude nous donne un goût plus pur et des

pensées plus larges; elle rend l'esprit plus actif et lui procure des satisfactions d'une nature supérieure et que personne ne peut lui ravir. Mais pour éprouver cela, il faut franchir les années de la jeunesse et toucher tout au moins à un âge de maturité. Quand la tête s'est meublée par l'instruction et par l'expérience, l'homme porte en lui-même une substance qui peut largement alimenter ses pensées dans la solitude. Dans le cas contraire il tombe dans le rêve et il devient le jouet de l'imagination. Cet état qui développe puissamment l'excitabilité nerveuse doit être redouté par les hommes livrés aux travaux de l'esprit. C'est dans cette situation que ceux-ci doivent invoquer le secours de la raison et la prendre pour guide. Si la raison ne vient pas en effet remettre le bon ordre dans l'exercice de la pensée, le résultat final se manifeste par la maladie.

Pétrarque est cité par Zimmermann comme comprenant bien l'art de se dominer et de maîtriser son imagination dans sa solitude de Vaucluse. Voici comment le poète exprime lui-même la qualité de ses ressources et le parti qu'il savait en tirer. « Je me lève à minuit, écrit Pétrarque, et je sors dès le matin; j'étudie dans les champs comme dans ma chambre; je lis, j'écris, je rêve, je lutte contre la paresse, le sommeil et la sensualité. Parfois je parcours des montagnes arides, des vallées profondes, des grottes ténébreuses; parfois, je me promène seul avec mes pensées, le long d'une rivière. Pas une âme ne peut me distraire, les hommes me deviennent de jour en jour moins à charge et je les tiens à distance. Je me rappelle le passé; je réfléchis à l'avenir. J'ai découvert un excellent moyen de me séparer du monde, c'est de m'habituer aux lieux où je m'établis, et je suis convaincu que je pourrais m'habituer à tous les lieux... Ici, à Vaucluse, je me figure que je suis tantôt à Athènes, tantôt à Rome, ou à Florence suivant les fantaisies de mon esprit; ici je jouis de tous mes amis, de ceux avec qui j'ai vécu, de ceux qui sont morts longtemps avant moi, et de ceux que je ne connais que par leurs ouvrages. »

Néanmoins Pétrarque qui cherchait la paix et paraissait l'avoir trouvée, ne la possédait pas assez pour continuer paisiblement ses travaux et ajouter à sa gloire, il aimait Laure de Sade qui pendant si longtemps domina sa pensée. Il ne possédait plus la paix du cœur qui est un des moyens les plus sûrs, selon Lavater, d'être bon et de produire le bien.

L'indépendance. — *Molestum et onerosum verbum* *novo*. Ah! que le philosophe de l'antiquité qui le premier énonça cette vérité, connaissait bien le cœur humain! Le tempérament anti-courtisan est naturel à l'homme; il faut pour l'altérer une longue servitude de pensées, de sentiments et d'actions, car la nature ne l'a point assigné à l'espèce humaine. Aussi le fatal mot dont il s'agit est-il le plus difficile à prononcer, dans quelque langue que ce soit. La poitrine oppressée, comme étreinte et contractée, ne le laisse, pour ainsi dire, échapper qu'à regret, et la voix, en le prononçant, n'a pas son timbre ordinaire. Il y a contrainte au moral, spasme au physique, tout l'homme est en souffrance. Bien plus, la circulation du sang se ressent de cette compression; la régularité de son rhytme n'est plus la même, l'influx nerveux étant gêné dans son expansion, la vitalité extérieure diminue. Le système musculaire participe lui-même à cet état de resserrement général, les traits se tendent et se concentrent, la figure se décolore et s'attriste; en un mot, l'être humain éprouve alors un intolérable sentiment d'anxiété, le cercle de sa vie semble se rétrécir: il veut se faire petit, et il le devient en effet. Mais celui qui se fait ainsi ver, a-t-il le droit de se plaindre ensuite qu'on l'écrase? C'est bien pis encore quand pèse sur nous le poids d'une volonté qui courbe et écrase la nôtre pendant longtemps. « Il n'est pas beau, dit le docteur Hufeland, de porter un habit qui n'a point été fait pour nous, qui nous gêne et entrave tous nos mouvements; mais qu'est-ce que cela comparé à cette contrainte qui nous fait revêtir un caractère qui n'est pas le nôtre, et nous habitue à parler, à agir, à nous comporter d'une manière constamment contraire à celle que nous inspire notre nature; on est alors obligé de réprimer ses instincts et ses volontés les plus naturelles, pour en simuler d'autres qui vous sont étrangères, il faut tenir constamment en jeu ses nerfs et ses fibres pour soutenir le mensonge continuel d'une pareille existence. Un état aussi contre nature n'est rien autre chose qu'une convulsion continue qui doit nécessairement avoir de tristes résultats (1). »

Ces effets sont tellement positifs, qu'à force de se répéter, ils impriment à l'économie, à l'habitude du corps, certains mouvements uniformes, certaine conformation extérieure qui désormais restent ineffaçables. L'esprit et le corps, à force de se courber, en gardent éternellement le pli. D'ailleurs l'homme libre agit et parle bien différemment que celui qui a brisé ce légitime sentiment d'indépendance et de dignité, sans lequel il n'y a peut-être ni santé ni vertu. Faites entrer dans les cœurs qui battent en liberté des sentiments d'esclave, et vous en verrez bientôt le type dégradant à l'extérieur du corps. La timidité servile se peint dans un regard oblique, peu

(1) Hufeland, *L'art de prolonger la vie*, nouvelle édition augmentée de notes, par le Dr J. Pellagot. Paris 1874, p. 559.

Bautru étant attaqué de la maladie dont il mourut, les médecins opinèrent pour la saignée, mais le malade s'y refusa. Le roi, qui l'aimait, ayant su sa résistance, lui envoya ordre de se soumettre à la décision doctorale. Mais Bautru répondit à celui qui lui apporta l'ordre : *je n'aime pas les saignées de la part du roi* et il succomba. Ce trait fut alors regardé comme une marque inouïe d'indépendance.

(*Note de R.-P.*)

assuré, dans la flexion habituelle du tronc et de la tête. Quand les idées sont étroites, que l'âme rampe, le front s'abaisse et le dos se courbe. La nature a pour ainsi dire imprimé *la liberté et la servitude* jusques dans les habitudes corporelles. Aristote déclare que l'esclave était d'une *autre nature* que l'homme.

Ainsi, la gêne des mouvements organiques, les stases de sang dans les viscères, la diminution de l'énergie vitale, produits du servilisme obligé, sont de puissantes causes de maladies. Toutefois les effets sont relatifs aux individus. Il en est qui s'accommodent facilement de la compression morale, tant forte et longue qu'elle soit ; on en voit même qui, par une disposition exceptionnelle, nés souples et rampants comme on naît serpent ou caméléon, n'ont que peu ou point d'efforts à faire pour « encenser à genoux la bassesse puissante. » Esclaves de la plus vile espèce, parce qu'ils le sont de cœur et de choix. Il est certain qu'alors les causes dont nons avons parlé ont bien peu d'activité. Mais il n'en est pas de même chez celui que la nature a doué d'une âme naturellement fière et élevée. S'il sent sa dignité d'homme compromise, si sa conscience se soulève, si on a blessé la sublime pudeur de son âme, s'il ne peut soulager cette réplétion de bon sens et d'énergie qui est en lui, qui l'oppresse, c'est alors que ces mêmes causes s'élèvent à un prodigieux degré d'intensité. Une telle situation est un véritable *crève-cœur*, dans toute la rigueur de l'expression, au physique comme au moral. Faut-il maintement s'étonner de voir les hommes de génie, souvent pauvres, fiers, imprudents, cédant à des impulsions rapides et irréfléchies, chercher leur indépendance, déclarer hautement, comme l'a fait l'un d'eux, qu'ils sont esclaves de leur liberté? C'est qu'en effet, par un sentiment instinctif, ils éprouvent le besoin d'être libres pour respirer à leur aise; ils mettent en pratique le plus beau précepte de philosophie-physiologique, la liberté de l'âme unie au plein exercice des fonctions de l'économie. Toutefois cet heureux état ne peut s'obtenir que dans une indépendance presque absolue; il n'appartient qu'à l'homme capable de braver les intérêts de l'ambition, la vanité des coteries, le choc et la haine des partis.

Si le *poison* de la contrainte morale et physique est par lui-même une cause de graves maladies, on peut aussi le considérer comme un grand obstacle, dans certains cas, au rétablissement de la santé altérée. Un bon pronostic se base sur la position du malade, comparée à son caractère, à ses opinions; la connaissance de ces rapports fournit une source précieuse d'indications qu'un médecin ne doit jamais négliger. Comment veut-on que la nature trouve des ressources dans un corps où depuis longtemps, rien ne se fait que sous l'empire d'un effort de répression? La longue et persévérante direction des mouvements de contraction, nuit aux crises qui ne sont en réalité que l'activité vitale portée à la périphérie, l'expression rayonnante de la vie. Et puis le médecin osera-t-il compter sur l'énergie morale du patient? Une âme faible, pusillanime, ne répond pas à certains accents, comme le corps, elle s'affaisse, elle succombe sous le poids du mal; à la lettre, *on meurt de bassesse.* Viennent ensuite les circonstances extérieures, comme les emplois qu'on tient, les engagements pris, les honneurs en perspective, les devoirs à remplir, les adversaires qui gagnent du terrain, la faveur du public ou du pouvoir à conserver : que d'embarras! que de difficultés! que d'agitations dans l'esprit, agitations qui toutes réagissent sur l'économie, en produisent ou en augmentent les mouvements désordonnés! Dites à un homme pris dans une de ces terribles situations, et qui ne va, comme on dit, que de la longueur de sa chaîne : Si votre santé vous est chère, abandonnez vos places, vos dignités, votre esclavage et votre joug doré; vous serez frappé de sa réponse et surtout de son hésitation. A peine si la mort planant sur sa tête, pourra le forcer à s'éloigner de la ville, des antichambres, à renoncer aux vulgaires vanités du luxe.

On est loin encore de connaître toute l'influence morbifique de l'or et du pouvoir sur l'organisation. Tout médecin expérimenté, qui a vu de près les hommes d'une certaine classe, peut confirmer la vérité de ces assertions. Et quand on a dit que l'haleine d'un homme de bien doit être habituellement plus douce, plus fraîche que celle d'un homme d'État rédigeant des lois fiscales, oppressives, on n'a point avancé un insoutenable paradoxe.

Toutefois, il faut le dire, il est plusieurs sortes de dépendances dans l'état social. Le magistrat, l'administrateur, le médecin, le militaire, ont des devoirs dont ils ne sauraient s'affranchir, au risque même de leur vie; nous devons les plaindre et les honorer. Quelquefois encore l'adversité, les besoins d'une famille nombreuse, forcent un artiste, un homme de lettres à aliéner une grande partie de sa liberté; il ne s'appartient plus, la fortune lui met le pied sur la gorge. Combien en voit-on qui, doués des plus beaux talents, les enfouissent dans d'obscurs travaux, dans la routine vivace et stupéfiante des bureaux, gagnent à peine leur pain, ce pain amer du servage, prêtent leur plume et leur génie à qui les paye, travaillent, écrivent, impriment, sans fin et sans mesure! Ce travail forcé de la tête, contraire à leurs goûts, épuise aussi rapidement la vigueur du corps que celle de l'esprit. Quand l'heure de la maladie est sonnée, la nature est sans ressource et l'art sans appui. Les besoins continuent, la maladie s'aggrave, le malheureux fait de nouveaux efforts, et l'on prévoit comment finit la lutte.

Maintenant les gens de lettres ont pris une importance sociale, car presque tous tiennent à la main le puissant levier de la presse. S'il est encore des littérateurs, des artistes, des savants *protégés* et *secourus*, ils le sont par l'État, et non par le caprice d'un grand seigneur qui les tenait toujours à distance. N'allez pas croire cependant que le présent soit l'âge d'or de la littérature et des arts. Dans les terribles chances de la fortune et de la célébrité, il est des hommes que la fatalité tient toujours dans l'abaissement, la misère et l'obscurité. La nature les a doués d'une intelligence supérieure, mais le sort les comprime, il en fait un instrument, dont la volonté n'est mue que par la volonté d'un autre. La nécessité les a cloués de ses clous d'airain au rocher où ils doivent languir et mourir. Notre science et la philosophie n'ont alors qu'à se taire et gémir; leurs voix se perdent dans le chaos de nos institutions. Mais que penser de celui qui, doué d'une belle organisation, d'un esprit élevé, placé par la fortune dans une heureuse aisance, n'en sacrifie pas moins volontairement sa liberté, son bien-être et son indépendance?

Leurré par je ne sais quel chimérique bonheur de dignités et de distinctions, il se condamne lui-même à une humiliante et passive aliénation de sa personne; à cette imposture morale et physique, à cette *convulsion continue* dont parle Hufeland. Voilà, certes, le plus étrange phénomène qui ait jamais frappé un médecin de bon sens; et pourtant rien n'est plus commun. Selon d'Aguesseau, « le chemin qui conduit aux honneurs, est soumis au pouvoir de ces divinités que les hommes ont élevées sur les ruines de leur liberté. » Ce grand homme aurait pu ajouter, et sur celles de leur *santé*, car ces deux trésors sont inséparables. La liberté n'est pas seulement la santé de l'âme, comme l'a dit un poète; elle est aussi le plus puissant moteur de l'énergie de l'économie. Dans les sociétés les plus civilisées, il s'en trouve de nombreux exemples. Il en est un connu de nous qui mérite d'être cité. Condisciple et ami d'un magistrat célèbre, l'un de nous l'a vu tomber victime de cette soif de célébrité, de renommée et de pouvoir dont nous traitons. Une imagination riche, un esprit fin et sagace, une de ces organisations qui ne laissent sommeiller aucune des facultés de l'intelligence, aucune des puissances de l'âme, voilà les dons que la nature lui avait départis. Mais elle lui avait donné en compensation un corps délicat et frêle, un caractère ombrageux sous l'apparence de la gaieté, une grande susceptibilité physique et morale. Aussi jamais le calme ne régna dans cette âme irritable. L'excessif désir de parvenir à tout, soit dans les lettres, soit dans la carrière politique, le fit esclave des hommes et des choses. D'immenses travaux bien au-dessus de ses forces, des veilles répétées, puis les ennuis, les dégoûts, l'envie, la turbulence et la haine des partis, toute la lie de ce calice d'amertume réservé aux âmes ardentes, l'eurent bientôt fatigué, usé, énervé. La maladie fit explosion. Dès les premiers symptômes, comparant la violence de l'attaque et la détérioration organique du malade, le médecin jugea que l'arrêt était porté : en effet, l'infortuné succomba, et la terre engloutit de bonne heure de grands talents, un bel avenir et une gloire naissante.

N'est-il pas maintenant démontré que l'indépendance porte son influence d'une manière aussi avantageuse que réelle sur les hommes consacrés aux travaux de l'esprit?

Le mariage est encore un point sous lequel on peut considérer la question qui nous occupe. On sait que Montaigne, qui n'avait pas à s'en louer, assimilait le mariage « à un marché qui n'a que l'entrée libre, sa durée estant contraincte et forcée (1). » Peu de questions sont aussi rebattues que celle de savoir si le célibat convient ou non aux gens de lettres, aux savants, aux artistes, etc. Cocchi, comme tant d'autres, l'a laissée indécise : cela devait être, car des exemples pour ou contre se présentent en foule. Michel-Ange a pu répondre, quand on lui proposait de se marier : « La peinture est une jalouse qui ne souffre point de rivale. » De grands artistes ont cependant été mariés. Toutefois, en nous renfermant dans le

(1) Montaigne, Liv. I, chap. XXVII.

cercle de notre objet, on peut dire qu'un mariage malheureux est le plus cruel destin qu'il y ait pour un penseur, un artiste naturellement enclin aux jouissances de la famille. N'est-ce pas toucher le fond de la douleur possible à l'homme? Une observation médicale suivie a prouvé que si ce genre de bonheur est refusé aux hommes dont il est question, les tracasseries du dehors, les manœuvres de l'envie, ont alors un redoublement d'amertume, dont la prompte altération de la santé est le *contre-coup inévitable*. La Béjart a certainement tué Molière; elle a fait le malheur de sa vie, consumé son repos, hâté le moment où une apoplexie pulmonaire foudroya ce grand homme. Catherine Romanet, la femme de Racine, *était* au contraire le modèle des épouses : à peine connaissait-elle les titres des immortels ouvrages de son mari ; mais elle savait l'aimer, le consoler, le respecter, et élever leur sept enfants dans la vertu (1).

Avouons donc que le mariage, véritable enfer ou éden domestique, est une rude chance pour quiconque veut penser librement, placer sa vie dans la su-

(1) L'historien bavarois Œffels, mort en 1780, a laissé, dit-on, plusieurs manuscrits fort intéressants... Il en est deux surtout qu'il serait curieux de consulter. L'un est intitulé, *Furiæ jugales* (les furies conjugales). Il contient l'histoire des savants qui ont eu de méchantes femmes. L'autre, le *contraire de celui-ci*, a *pour* titre : *Charites pronubæ virorum doctorum* (les Grâces, épouses des hommes savants). Quel est le plus volumineux?

(*Note de R.-P.*).

prême région de l'intelligence. Y a-t-il réellement dans cette intelligence supérieure, quelque chose qui fasse obstacle au bonheur, comme l'ont pensé quelques philosophes? Faut-il dire, avec madame de Staël, « que le génie est comme une fièvre ardente qui ne peut être adoucie que par les jouissances de la gloire; qu'il faudrait s'en faire traiter comme d'une maladie, si les hommes ne l'admiraient pas? » Je ne sais; toujours est-il que la Fontaine, *qui vécut sans nul pansement*, et Byron, d'un caractère tout opposé, se sont repentis d'avoir consenti au mariage.

Pour éviter de tels malheurs, beaucoup d'hommes de lettres ont vécu librement avec des femmes de leur choix : Pope et Martha Blount, Swift et sa Stella, Diderot, quoique marié, et mademoiselle Volland; d'Alembert et mademoiselle de Lespinasse en sont de mémorables exemples. Mais, outre que la morale réprouve de pareils liens, le bonheur ne les accompagne pas toujours. Ces liens ont laissé parfois de rudes empreintes sur ceux qui les ont portés. Comment faire? Faut-il, comme d'autres, descendre beaucoup plus bas, imiter Colletet, qui épousa Claudine Lenain, sa servante, puis renfermer son cœur à triple tour? La chance est périlleuse. Bien souvent même, le remède est pire que le mal, car les *amours ancillaires*, ont leurs épines et leur amertume. Pensez au destin de J.-J. Rousseau, et frémissez de l'avoir pour partage!

CHAPITRE XII

MOYENS PROPRES A RÉTABLIR UNE CONSTITUTION ÉPUISÉE

Le travail avant tout; — La détérioration commence par l'estomac; — Épuisement général, résultat fréquent de l'altération latente d'un organe; — Ressources à employer; — Moyens hygiéniques et moyens médicaux.

Le travail avant tout. — Rien de plus rare que de voir un penseur ayant consacré la plus grande partie de sa vie à méditer, à composer, interrompre ses travaux, quand sa santé se détériore. Malgré les avertissements que lui donnent et son âge et ses infirmités, et le médecin et la sagesse, il continue à fatiguer l'organisme par l'excitation cérébrale, *il ne s'arrête point qu'il ne soit enfermé dans son linceul*, suivant l'expression de Gœthe. Très souvent il cherche, il se fait des illusions qui le tranquillisent et l'affermissent dans sa manière de vivre. Tantôt il croit que ces maux sont imaginaires, parce qu'ils sont d'abord légers et disparaissent facilement; tantôt il espère qu'on peut les guérir en peu de temps, avec un petit régime, ou quelques remèdes donnés et pris à l'aventure. Quelquefois, il prend exemple sur les savants ou les gens de lettres qui ont vécu longtemps, il les cite souvent, et il espère la même longévité; ou bien encore, si la maladie s'enracine et devient chronique, il en prend son parti, le corps n'est point *lui*, c'est la partie basse et matérielle de son être; dès lors à quoi bon s'en occuper longtemps : le travail et les affaires avant tout. Il ne s'en embarrasse pas plus que cet insouciant Irlandais, qui dans une horrible tempête, répondit à ceux qui lui disaient que la maison allait tomber sur lui : « Eh ! que m'importe la maison ! *je n'en suis que le locataire.* » Cela peut être bon à dire dans la bouche de l'homme qui se porte bien; mais, comme le fait observer Plutarque, il y a de bons propos hors de propos, c'est ce qui arrive quand la maladie se présente avec ses terribles accompagnements. Dans cette extrémité, il y a une chance de bonheur, si cette maladie est violente et courte, si elle tue ou lâche prise. Une favorable terminaison se produit quelquefois, mais souvent aussi le mal laisse des traces profondes, ou bien il survient lentement, avance pas à pas, ne recule jamais, s'insinue de proche en proche dans l'économie, dont il altère sourdement les organes, dont il brise peu à peu les ressorts.

La détérioration commence par l'estomac. — En général, c'est par l'*estomac* que la détérioration vitale commence. Les digestions sont d'abord plus ou moins pénibles, cette fonction reprend ensuite un peu d'activité, puis elle s'altère de nouveau ; enfin l'estomac perd, à peu de chose près, la faculté digérante, au moins pour beaucoup d'aliments. Dès lors un sang appauvri, mal élaboré, ne répare qu'imparfaitement les forces, la maigreur augmente, et parvient dans quelques sujets au marasme squélétique. Un certain *habitus* fébrile, léger, énervant le corps, se caractérise par des bouffées de chaleur, par quelques frissons vagues, par le froid des extrémités, la rougeur et la pâleur alternatives de la figure, et tout cela à des degrés infinis. Dans cette disposition, on n'est pas précisément malade, mais on ne se porte pas bien; les symptômes n'ont aucune gravité, et il n'y a point de jour sans malaise; le malade dit qu'il n'est pas *comme il devrait être*, car lui-même sent qu'il n'a pas assez de forces pour la plénitude de la vie, mais qu'il en reste encore assez pour souffrir et languir. En effet, la vitalité est tout à la fois exaltée et affaiblie; un instant l'énergie semble renaître, pour retomber l'instant d'après au plus bas degré. L'imagination fermente, les projets avortent, le cerveau conçoit encore, mais la main se refuse à l'œuvre. Et comme la susceptibilité accompagne toujours cet état, on conserve la faculté de sentir, d'aimer, d'être affecté, mais pour la force d'exécution physique et morale, on tombe par degrés dans une sorte de langueur passionnée qui brûle et consume, dans cette pénible situation où l'existence dégoûte et fatigue, dans l'ensemble et les détails, où l'on se laisse aller à la souffrance, à l'ennui, à une destruction progressive et certaine. Bientôt apparaissent les douleurs vagues, le vide de l'âme, les tristesses sans nom et sans remède, qui proviennent on ne sait d'où, et font souhaiter la mort on ne sait pourquoi.

Tels sont les résultats de la surexcitation continue du cerveau et du système nerveux, quand de graves et brusques maladies ne se déclarent pas. Les êtres éminemment sensibles, ces familiers de la douleur, n'éprouvent que trop souvent l'état d'épuisement qui vient d'être décrit. C'est que ceux-là ne comprennent jamais assez que ce qui fait le charme de la vie, les impressions profondes et vives, en sape aussi les bases. Cette remarque doit s'appliquer aux hommes d'une intelligence active, eux qui se persuadent trop que les faibles seuls sont les esclaves de la médecine. Leur but n'est-il pas de vivre, autant que possible, par cette même intelligence, qui agit contrairement à ce qu'exige la santé? Mais s'il ne faut pas que l'homme s'engourdisse dans son limon, comment s'imaginer qu'une tension perpétuelle, que de surhumaines stimulations du cerveau, ne frapperont pas d'inertie le reste de l'organisme? c'est étrangement s'abuser; la nature est aussi inexorable que le destin.

Epuisement général, résultat fréquent de l'altération latente d'un organe.— L'épuisement total de la constitution, provient souvent de l'altération profonde plus ou moins cachée d'un organe, altération dont les conséquences sont générales, en vertu de l'action consensuelle de toutes les parties du corps humain. Beaucoup de médecins pensent même, que cette cause seule peut déterminer un état général de délabrement dans la santé. Cette opinion est peut-être trop exclusive. Les mouvemens d'une horloge ne sont exacts que quand les ressorts en sont bien trempés, agencés avec soin; un seul d'entre eux brisé, la machine s'arrête ou ne marche qu'irrégulièrement. Le même effet doit certainement se produire, quand ces mêmes ressorts se trouvent usés, affaiblis dans leur ensemble. Ce principe est applicable à notre économie. Il est des cas où l'on peut, où il faut même considérer le corps humain, comme *un seul et grand organe*, dont la faiblesse ou la vigueur se comprennent dans une vaste unité. L'homme sain qui meurt de décrépitude, l'animal asphyxié, en présentent des exemples. On peut y ajouter l'état d'épuisement total de certains hommes. Scrutez avec soin chaque organe en particulier, aucune lésion essentielle ne s'y fait remarquer; examinez l'ensemble, les conditions de la santé n'existent plus. Pourquoi cela? C'est que la somme partielle d'affaiblissement de chaque organe, forme un total de diminution d'activité vitale incompatible avec l'existence. Et s'il était possible de soumettre au calcul les phénomènes vitaux, on pourrait établir un chiffre de proportion d'affaiblissement pour chacun des organes de l'économie. La mort de Benjamin Constant, arrivée en 1830, fut attribuée à une sorte d'affaissement général; en effet, l'autopsie cadavérique la plus exacte, la plus minutieuse, ne fit découvrir aucune altération notable d'organe.

Cet état d'épuisement se remarque surtout parmi les individus où prédomine le système nerveux. En raison de leur faiblesse constitutionnelle, la vie chez eux est toujours pénible, excessive ou languissante, la santé jamais stable. D'agitations en agitations, ils tombent dans l'épuisement, pour ainsi dire dans la *cachexie nerveuse.* Les maux qu'ils éprouvent sont d autant plus cruels, que souvent rien ne les annonce extérieurement. Le caractère de ces affections est parfois tellement bizarre, que le vulgaire les croit chimériques. « Il faut absolument que je meure, disait un illustre malade, afin qu'on me croie malade. » Est-il maintenant besoin d'assurer que beaucoup d'hommes célèbres dans tous les genres sont atteints de cette déplorable disposition maladive? Ils y sont conduits par la loi fondamentale de leur constitution et la nature de leurs travaux. Aussi Xénophon assure-t-il que la plupart des arts et des sciences corrompent le corps de ceux qui les exercent, car *ils obligent de s'asseoir à l'ombre et auprès du feu.* Il est vrai, plus on s'y adonne, plus la force musculaire, la force de réaction diminue, cette force dont les anciens faisaient un si grand cas, et avec raison. En vain ces infatigables ouvriers de la pensée espèrent-ils une compensation, dans ce monde poétique d'affections qu'ils ont tant recherchées, dans leurs travaux, dans une célébrité enivrante. La gloire manque à ses promesses, elle ne rend pas heureux, dès que la constitution épuisée ne donne qu'une vie de souffrances, loin d'être un enchaînement de béatitudes et d'apothéoses. L'idole est renversée, le prisme décoloré, on ne voit que la mort comme le terme de tant de maux. Le suicide présente alors une sorte de volupté tentatrice à laquelle certains malades ne résistent pas; toutefois l'homme qui veut à ce prix jeter le cilice que la douleur attache à ses os doit encore posséder une certaine force de résolution, mais cette force manque à beaucoup de patients énervés. Il faut donc boire la coupe jusqu'à la lie, traîner des jours dont chaque instant est marqué par l'ennui, par le chagrin, par la douleur.

Ressources à employer.— Maintenant que doit-o faire pour se relever d'un tel état d'épuisement? Est-il au pouvoir de l'art de rendre de la force à des corps exténués? Lui est-il donné de renouer les fils à demi-rompus d'une vie usée, de ranimer des cadavres? Certes, la question présente de notables difficultés, et pourtant sa solution n'est pas impossible. La médecine présente d'incalculables ressources à qui les connaît et sait les employer. Galien assure qu'il y a des tempéraments si misérables qu'Esculape lui-même ne les ferait pas vivre au delà de soixante ans. Nous pouvons assurer qu'un plan hygiénique bien conçu, a plus de puissance qu'Esculape lui-même. Les miracles de la tempérance et d'un bon régime ne sont pas aussi rares qu'on le croit : bien souvent, *le sort de nos jours est entre nos mains.*

Essayons donc d'indiquer la route. Quand on n'obtiendrait que de rendre le mal stationnaire, de borner ses progrès, ce serait déjà un succès. En effet dans beaucoup de cas d'affections chroniques, le problème est de vivre et non de guérir. Tâchons, en un mot, de faire que ce qui est grand devienne petit, que ce qui est petit se réduise à rien.

La première chose à établir quand une constitution semble épuisée est de rechercher avec soin la cause de cet épuisement. Constater l'état de chacun des organes principaux de l'économie est le moyen le plus certain de découvrir cette cause. Si l'un d'eux, comme le cœur, le foie, les reins, l'estomac, les poumons, a éprouvé une longue et profonde altération, une grave lésion de structure, il est évident que c'est là le principe du délabrement de la constitution. Il s'agit dès lors d'une maladie qu'il n'appartient qu'à l'homme de l'art de traiter. Toutefois, celui-ci doit se conduire dans le traitement, d'après la connaissance approfondie de la constitution propre à certains hommes, à certaines professions, à certaines circonstances. Si après une investigation sévère, attentive, minutieuse, il est démontré qu'il n'existe aucune lésion organique grave, atteignant directement les sources de la vie que la détérioration de la santé a été graduellement amenée par des causes qui ont agi sur l'ensemble de la constitution, bien que certains organes, et notamment l'estomac, soient plus fortement atteints que d'autres, on peut travailler avec espoir à relever les forces, à rendre à l'organisme une partie de sa primitive énergie. Mais pour y parvenir, les trois conditions suivantes sont indispensables : *la volonté*, *le temps*, *la gradation*.

La volonté. — Une vérité bien connue des médecins, c'est que la plupart des malades ressemblent à des esclaves qui demandent la liberté sans avoir le courage de rien entreprendre pour l'obtenir. Les hommes les plus instruits donnent parfois l'exemple d'une aussi coupable incurie. Je veux guérir, dit le savant, l'artiste, l'homme de lettres, atteint d'une maladie, ou dont la constitution s'affaiblit par l'âge. Cela est-il vrai? peut répondre hardiment le médecin consulté. En effet aussitôt qu'on vient à l'application de la méthode et des moyens curatifs, l'impatience et le découragement se manifestent et cette prétendue volonté ne tarde pas à défaillir. Rien de plus rare au monde qu'une volonté soutenue; malheureusement cette précieuse qualité ne se trouve que par exception parmi les hommes qui ont le plus de savoir et d'esprit; on en sait la raison. Faut-il maintenant ajouter que personne plus qu'eux ne sait que le vouloir dans l'homme est la puissance morale par excellence? Convaincu du pouvoir d'une volonté forte, l'infortuné Chatterton disait: « Dieu a donné à l'homme des bras assez longs pour atteindre à tout, il ne s'agit que de prendre la peine de les étendre, » Il y a ici de l'exagération poétique, mais pas autant qu'on pourrait le croire au premier instant.

Ainsi, pour refaire un tempérament délabré par de longs excès, la première condition est de vouloir guérir et de vouloir constamment, fortement, opiniâtrément. La volonté est le point d'appui par excellence de quiconque veut se rétablir, et se maintenir sain de corps et d'esprit. Il ne faut pas dès lors regarder la santé comme un trésor de peu de valeur, et confondre le soin qu'exige sa conservation, avec cette foule de petits détails qui semblent dévorer obscurément la vie.

Il ne faut pas dire comme Luther, *ma santé est faible..... mais je méprise cet ange de Satan qui vient souffler sur ma chair.* Le désir et le vouloir continu de guérir sont déjà le commencement de la santé. Si l'on peut arriver ensuite par la force prolongée de cette volonté, à la force de l'habitude, le problème est à peu près résolu, car la voie devient alors aussi large que facile. On ne saurait croire combien d'individus ont recouvré l'énergie organique par la haute puissance du vouloir.

En voici un exemple rapporté par le pseudonyme

Vigneul-Marville, d'après Girard, auteur de la *Vie du duc d'Epernon* (1). Il s'agit du célèbre abbé Ruccelaï. « Sa délicatesse en toute chose, dit l'auteur, alloit à l'excès; il ne buvoit que de l'eau, mais d'une eau qu'il falloit aller chercher bien loin, et pour ainsi dire choisir goutte à goutte. Un rien le blessoit; le soleil, le serein, le moindre chaud ou la moindre intempérie de l'air, altéroit sa constitution. La seule apréhension de tomber malade l'obligeoit à garder la chambre et à se mettre au lit. C'est à lui que nos médecins sont obligés de l'imagination des vapeurs, cette maladie sans maladie, qui fait l'exercice des gens oisifs et la fortune de ceux qui les traitent. Ce bon abbé gémissoit doucement sous le poids de ces bagatelles, n'osant rien entreprendre où il y eût tant soit peu de fatigue et de peine. A la fin, piqué d'ambition, ou plutôt du désir de se venger de ses ennemis, il entreprit de servir la reine de Médicis, dans des intrigues fort mêlées, et qui demandoient beaucoup d'activité. La vue du travail, qui lui paroissoit un monstre, pensa lui faire quitter prise; mais se surmontant, il devint si *robuste* et si actif, que ses amis, qui le voyoient travailler tout le jour, ne point reposer la nuit, courir la poste sur de méchans chevaux, boire et manger chaud ou froid comme il le trouvoit, lui de-

(1) Guillaume Girard, archidiacre d'Angoulême, mort en 1663 Sa *Vie du duc d'Espernon* fut imprimée in-f°, en 1655; elle a eu plusieurs éditions.

mandoient des nouvelles de l'abbé Ruccellaï, ne sachant point ce qu'il étoit devenu, ni quel autre homme avoit pris sa place, ou dans quel autre corps son âme étoit passée. »

Cet exemple montre que l'empire de soi est le privilège des âmes fortes; c'est-à-dire, que le véritable empire de soi-même ne s'obtient que par une inébranlable volonté. En toutes choses, parvenir c'est persévérer. Cependant cette volonté ne suffirait pas, sans le temps, pour rétablir l'économie affaiblie par des excès.

Le secours du *temps*, seconde condition, est un élément indispensable pour atteindre un but quelconque. On demandait à Anaxagore si les montagnes de Lampsaque seraient un jour une partie de la mer. « Assurément, répondit-il, pourvu que le temps ne leur manque pas. » Il en est de même pour le corps humain, il ne faut pas que le temps manque à l'art et à la nature, vérité dont cependant peu de gens sont persuadés. Les yeux fixés sur l'impassible sablier, quelquefois le philosophe, livré à ses méditations, se dit à lui-même que la vérité a besoin du temps, que les idées fécondées par le génie ne portent souvent d'heureux fruits que dans les futures générations. Eh bien! ce même philosophe qui a ruiné sa santé, exigera qu'on la rétablisse promptement, quelquefois même sans interrompre ses travaux ni rien changer à ses habitudes. Étrange effet de l'injustice des hommes envers l'art de guérir ! on veut recueillir, et on néglige de semer; on voudrait obtenir le fruit sans l'arbre qui le produit. L'instauration des forces et des fonctions dans un ordre normal, ne se fait qu'à la longue ; une expérience constante l'a décidé ; il n'est donné qu'au souffle divin de ranimer aussitôt des organes depuis longtemps usés, flétris et détériorés. Or, quiconque prononce ce mot, si fréquemment répété et si fatal à l'humanité : Je ne puis donner que *bien peu de temps* à ma santé, est irrévocablement voué à la douleur et aux maladies.

Ce n'est qu'en vertu de la loi consensuelle des organes qu'un plan d'hygiène bien conçu peut rétablir l'harmonie dans les fonctions, mais cet effet n'a lieu que lentement. Qu'est-ce qu'un pas ? une bien faible mesure; et pourtant on a calculé que celui qui marcherait trois heures par jour, parcourrait en sept ans, un espace égal à la circonférence du globe. Voyez-vous cette planche mobile qu'on appelle un *gouvernail;* ses mouvements paraissent peu importants, et néanmoins, avec du temps et un léger dégré d'inclinaison, le pilote change peu à peu la route du vaisseau ; de l'Orient, il cingle vers l'Occident, et court ainsi d'un pôle à l'autre : telle est la puissance d'une action douce, insensible, persévérante et avant tout bien dirigée.

La *gradation* n'est pas moins importante. Sans elle, les obstacles sont insurmontables ; aidé de son pouvoir, on peut opérer sur l'économie d'étonnants phénomènes. L'habitude même, cette grande puissance de modification organique, ne s'acquiert que par la répétition des actes et leur intensité graduée. Si donc on se fait des habitudes fatales à la santé, pourquoi n'en pas contracter qui puissent la rétablir et la fortifier? Fr. Borgia, général des jésuites, et non Cardan, comme on l'a dit, accoutumé à boire beaucoup de vin pur, prit la résolution d'y remédier; son moyen fut des plus simples : il jeta chaque matin dans sa large coupe une goutte de cire, et en assez peu de temps il acquit une sobriété remarquable. C'est donc en agissant avec lenteur, et surtout progressivement, qu'on peut atteindre ce but. Il faut, comme dans les exercices gymnastiques, graduer ses efforts, s'essayer peu à peu, ne tenter que le possible, et ne passer d'un degré à l'autre que quand on est accoutumé au premier. Cette marche est longue, sans doute, mais elle est sûre. Voulez-vous la précipiter? vous n'avancerez que difficilement. Quand on demande à un paysan de la vallée de Campan, combien de temps il faut pour arriver au *pic du Midi* : « Quatre heures, répond-il, si vous allez doucement..., et six si vous allez vite. »

Voilà donc les trois moyens préparateurs seuls capables de modifier puissamment l'économie, *la volonté, le temps, la gradation*. Armé de ce triple levier, on peut opérer les transformations organiques les plus remarquables ; il est ainsi possible d'amollir, de détruire, de fortifier, d'endurcir, de changer un tempérament quelconque.

Voyez-vous ce paysan le plus grossier, le plus rustre, le plus habitué aux intempéries des saisons, il deviendra un homme délicat, nerveux, susceptible, dont l'embonpoint, le visage fleuri, empâté, le ventre obèse, annonceront combien la fibre est relâchée et détendue, le tissu cellulaire largement abreuvé de liquides. Vienne, au contraire, un citadin grêle, au teint blafard, dont l'organisme est débile, de contexture molle, le corps sans énergie, le caractère timide, il se transformera en un soldat, un chasseur, un marin vigoureux dont la fibre musculaire raide et tenace, les os compacts, la chair dense, les nerfs d'airain, le bras de fer, constitueront l'homme intrépide dans le danger, le *vieux loup de mer*, au teint bronzé par le vent de la tempête et l'écume de la mer (1).

Plutarque nous apprend que César, adonné à toutes les délicatesses de Rome, était d'une constitution faible et souffrante ; mais la guerre le fortifia si bien, qu'aucune fatigue n'altérait sa santé : dans

(1) Quand la révolution éclata, les émigrés éprouvèrent la vérité de ces principes. Les hommes furent guéris de la goutte, et les femmes de leurs vapeurs. Les âmes furent également retrempées On a dit avec raison que c'était l'expérience la plus en *grand* qui ait été faite sur les avantages de l'exercice et de la frugalité pour guérir les maux de nerfs.

quelque saison que ce fût, il accourait du fond des Gaules pour assister aux comices, prendre place au Sénat pendant quelque temps, puis il retournait visiter ses campements.

Que de fois, pendant les grandes guerres de Napoléon, l'un de nous n'a-t-il pas vu avec admiration de jeunes soldats, arrachés du sein des villes, supporter à la longue d'incroyables fatigues!

Toutefois, si la transition était trop brusque, la plupart succombaient. Le grand principe de *l'acclimatement* repose également sur ces bases, qui ne sont autres que le développement gradué des lois physiologiques de notre économie.

Moyens hygiéniques, moyens médicaux. — La première chose à observer est de faire sur les tempéraments très excitables, épuisés par une activité nerveuse trop soutenue, la remarque que l'expérience donne quand on veut relever un estomac faible et irritable. Si, voulant se hâter de rétablir les forces, vous administrez des stimulants, des toniques énergiques, l'irritation des organes, caractérisée par une chaleur insolite, un malaise général, vous force bientôt à les abandonner. Si, au contraire, effrayé de ces symptômes, vous vous en tenez opiniâtrément aux adoucissants, les forces ne se relèvent pas, et la santé est à jamais perdue. Cet état dure plus ou moins longtemps, quelquefois même une partie de l'existence ; en sorte qu'on peut, comme l'abbé de Voisenon passer trente ans de sa vie *à mourir* d'un asthme, c'est-à-dire n'avoir pas un instant à vivre sans douleur. Ceci prouve que le système exclusif des excitants et celui des débilitants sont également nuisibles, et qu'il ne faut pas s'enfermer dans ce cercle trop étroit pour influer sur l'économie d'une manière avantageuse. Le mot de mademoiselle de This, que tout ce qui rafraîchit rajeunit, et tout ce qui échauffe vieillit, est une généralité dangereuse dans son application. Ce qu'il faut faire, c'est se servir avec discernement, avec adresse, de ces deux grands moyens de modification organique. Or, c'est ici qu'on reconnaît l'homme de l'art expérimenté, qui doué du *tact médical instinctif*, médite, choisit, poursuit et modifie le plan thérapeutique et d'hygiène le plus convenable aux conditions du tempérament, de l'état des forces et autres circonstances, qui sait employer à propos les moyens les plus opposés, les combiner, les varier de manière à rétablir la santé le plus et le mieux possible.

N'allez pas croire que ces moyens consistent particulièrement dans les ressources pharmaceutiques. Tout individu faible et épuisé qui, mettant exclusivement sa confiance dans l'action des substances médicamenteuses, croit boire la santé en avalant des drogues, est complètement trompé dans son attente. Malheureusement, cette conduite n'est que trop ordinaire, même chez les gens instruits. En général, la méthode hygiénique est la méthode par excellence; on ne peut rien sans elle, et très souvent elle suffit seule à produire les effets les plus surprenants. A la vérité, ses moyens agissent avec lenteur, mais qu'importe, si leur action est réelle et positive? Qui peut voir le mouvement insensible de l'aiguille d'un cadran? Cependant, cette aiguille marche et mesure le temps; il en est de même d'une organisation soumise à l'action d'une bonne méthode hygiénique.

Existe-t-il une indication générale qui serve en quelque sorte de *criterium* au praticien? Elle existe assurément; on la trouvera dans ce qui fait le fondement des principes de cet ouvrage, c'est que chez les personnes irritables, épuisées, on doit s'attacher à rétablir, à soutenir les forces motrices, tandis qu'il faut avoir pour but constant, d'émousser, d'engourdir les forces sensitives prédominantes. Le juste équilibre de ces deux forces fait la santé, autrement dit, la *moyenne proportionnelle* de l'action vitale. Telle est l'indication pathologique principale, indication formelle et saillante. Quant aux moyens précis de la remplir, il faut en faire l'aveu, le choix est difficile parce qu'il est toujours relatif. Quels sont ces moyens? L'ensemble de ceux qui ont une influence plus ou moins directe sur l'économie.

Toute *modification organique*, est une *médication* quand elle est bien dirigée. Il en résulte que le cercle de ces moyens est immense, car les plus petits en apparence, y contribuent pour leur part. Il a été question des principaux, et revenir sur cet objet, ce serait se répéter. Cependant, comme il est des agents modificateurs qui agissent plus directement que d'autres, lorsqu'il s'agit de rétablir une santé délabrée, il est bon d'en parler, sans rien préjuger d'avance des cas *individuels* qui se présentent. Voici donc la marche qui offre le plus de chances de succès.

Autant que possible, la restauration des forces par le régime alimentaire doit être préférée à toute espèce de médicament (1). Mais tenez grand compte de l'état de l'estomac. Rappelez-vous qu'il faut le fortifier et non le stimuler. En général, ce viscère, dans le cas dont il s'agit, digère péniblement les substances soumises à son action. Il y a donc deux règles principales à observer : la première, de ne jamais laisser languir l'estomac par une diète sévère, la seconde de ne point le fatiguer par un excès de nourriture. Ce dernier écueil est d'autant plus difficile à éviter que la faim, qui dépend de la sensibilité de l'estomac, est quelquefois assez vive, tandis que l'acte digestif dû, en partie à la *force contractile* de l'organe. est faible, précisément parce que cette force est en défaut. Aussi remarque-t-on que les

(1) Voyez Fonssagrives, *Hygiène alimentaire des convalescents, des malades et des valétudinaires*, 3e édition, Paris 1881.

pesanteurs d'estomac; les gonflements de l'épigastre, les éructations qui constituent une mauvaise digestion, ne se font guère sentir que deux ou trois heures après le repas. Meckel (1) remarque que l'estomac des grands mangeurs, présente une épaisseur notable des parois et de la tunique musculeuse en particulier; de là la vigueur de cet estomac.

Un autre point, non moins essentiel, est de soumettre longtemps les aliments à la mastication. La première digestion se fait dans la bouche. En effet, les aliments y étant brisés, broyés, imprégnés de salive, d'oxygène et de calorique, acquièrent ainsi un certain degré d'animalisation.

Quant au choix des aliments, le précepte est simple, et nous l'avons déjà exposé : prenez ceux que vous digérez le mieux. Comme il n'y a point de viscère plus étrange, plus bizarre, plus irrégulier dans ses goûts que l'estomac, c'est à l'expérience du malade à guider le médecin (1). Tel qui répugne contre toute apparence à des aliments légers, délicats, en digère d'autres plus grossiers. La *tolérance gastrique* est donc ici la règle fondamentale. Nous recommandons le lait; donné en abondance, il aide beaucoup à rétablir la santé, pourvu qu'on le digère bien. Cela est si vrai, que le lait d'ânesse, qui con-

(1) Meckel, *Manuel d'anatomie générale descriptive et pathologique*, trad. par Jourdan, Paris, 1825.

vient à certaines personnes, ne peut être supporté par d'autres, sans qu'on puisse en trouver la raison.

Le doux et faible Indien vit de riz, de plantes; mais le dur Auvergnat, le robuste paysan bas breton, l'infatigable montagnard écossais, se nourrissent également de végétaux. Le lait uni au quinquina est souvent un précieux moyen de relever les forces de l'estomac sans les surexciter.

Ne négligez pas non plus de varier les aliments aussitôt que l'estomac ne les digère plus qu'avec difficulté. Ce changement est quelquefois nécessaire dans l'état de santé, à plus forte raison quand l'économie est languissante. Toutefois, qu'on ne s'écarte pas du précepte de la facilité de digestion attribuée à l'aliment qu'on emploie. Surtout, point de gourmandise, point de sensualité, point de caprice, point de goût dépravé; une imprudence commise recule quelquefois pour des années l'entier rétablissement de la santé.

Pour le premier des repas, le besoin, l'habitude, serviront de règle. On a dit que le temps le plus convenable pour dîner, était, pour le riche, quand il avait faim, et, pour le pauvre, celui où il trouve de quoi dîner; nous ajouterons que pour le malade, c'est celui où son estomac est le mieux disposé (1).

Respirer *l'air pur*, c'est respirer la santé, voilà

(1) Voyez Gros, *Mémoires d'un estomac*, Paris, 1875.

un précepte qui n'a pas d'exception. Ajoutons que pour l'individu épuisé, languissant, le changement d'air, s'il est possible, produit les plus heureux effets. L'air, ce *pabulum vitæ*, comme disaient les anciens, a besoin d'être changé, ainsi que les aliments.

Sortir tous les jours, s'exercer soit à pied, soit à cheval, et même en voiture, dans la proportion de ses forces est un moyen dont les bons effets sont à peu près certains (1).

Il en est de même de l'équitation, lorsque le malade peut la supporter. L'efficacité de l'équitation est démontrée depuis longtemps. Un médecin célèbre l'avait tellement recommandée, qu'il est mort à cheval, mais sa carrière était presque séculaire.

Que le lieu qu'on habite, si l'on est libre dans son choix, soit sec, un peu élevé, exposé aux rayons solaires. Dans nos climats, le nord est la pire exposition pour les valétudinaires. Il ne faut pas trop craindre de s'exercer au dehors par le mauvais temps, notamment quand le corps a déjà repris un certain degré de vigueur et d'alacrité. Si pourtant l'intempérie de la saison est par trop contraire, il convient de rester chez soi, mais le danger est alors extrême pour certains esprits. Car que faire en un gîte...? D'une part, la bibliothèque et le cabinet sont proches; de l'autre, on éprouve le besoin d'agiter,

(1) Voyez Donné, *Hygiène des gens du monde*, 2e édition, Paris, 1878.

d'occuper l'imagination. Sans se condamner à *une diète intellectuelle* trop austère, il est bon de s'assujettir à un travail mécanique, et d'exciter ainsi l'action musculaire. « Quand je suis à la ville, dit Addison, comme je ne puis monter à cheval, je m'exerce une heure tous les matins à tirer une cloche sans battant, pendue dans l'un des coins de ma chambre, et qui me plaît d'autant plus qu'elle m'obéit dans le plus profond silence. » M.***, célèbre diplomate, fatigué des travaux du cabinet, béchait son jardin dans l'été ; mais l'hiver, les mains garnies de gants épais, il fendait du bois gaillardement. L'appétit, le sommeil, les forces et la joie ne tardèrent pas à reparaître. Le problème était résolu. L'exercice et la sobriété sont des moyens sûrs de parvenir à balancer la recette et la dépense de la vie.

Il est absolument nécessaire, dit encore le docteur J. Proust (1), à ceux que la nature n'a point doués d'une vigueur à toute épreuve, de maintenir un certain équilibre entre les fonctions de l'organisme. Il faut donc, autant que possible, corriger les abus intellectuels par des exercices corporels sagement distribués. On ne saurait assez louer l'usage adopté dans toutes les universités anglaises de mêler les exercices physiques aux travaux de l'esprit. La natation, la gym-

(1) Proust, *Nouveau Dictionnaire de médecine et de chirurgie pratiques*, art. PROFESSIONS, Paris, 1881, t. XXIX.

nastique, les jeux athlétiques, sont d'excellentes et utiles diversions qui empêchent le cerveau fatigué, d'attirer à lui toutes les forces de la vie. Des excursions champêtres, des voyages à pied, peuvent, dans une certaine mesure, les remplacer, et cette salutaire habitude, depuis si longtemps adoptée en Suisse, tend aujourd'hui à se naturaliser parmi nous. Mais il ne suffit pas de fournir à l'enfant, à l'écolier qui grandit, un exercice utile au développement de ses forces, il faut aussi que l'adulte fatigué par un travail incessant, trouve également le moyen de se dégourdir les muscles et de stimuler la vie physique trop souvent languissante chez lui. Les voyages, la chasse, l'équitation sont pour tous ceux qui peuvent en faire usage, d'excellents moyens hygiéniques. L'escrime peut rendre de grands services à ceux qui se trouvent dans l'impossibilité de quitter le centre de leurs affaires. Enfin, la gymnastique sous toutes ses formes et même la marche à pied, sont des dérivatifs utiles pour ceux qui ne peuvent s'en procurer d'autres.

Notons à ce sujet que, si l'écolier a besoin de vacances, elles ne sont pas moins nécessaires à l'adulte qui travaille et surtout à l'homme qui vit d'un travail intellectuel. Sous ce rapport, les vacances des tribunaux sont admirablement comprises pour permettre aux magistrats, aux avocats et à tous ceux dont la vie se déroule au pied des tribunaux, de prendre un repos nécessaire. La plupart de nos savants, de nos professeurs jouissent du même privilége et lui doivent en grande partie, la conservation de leur santé et la prolongation de leur vie. Seul, le médecin entouré d'exigences impitoyables et pouvant d'autant moins se reposer qu'il est plus fatigué, se voit refuser le privilège que s'attribuent avec raison, les autres professions libérales; aussi combien de nos maîtres n'ont-ils pas succombé aux fatigues vraiment excessives qu'ils avaient cru devoir accepter! On paraît aujourd'hui comprendre mieux les choses en Angleterre et les vacances des médecins sont généralement acceptées par le public. Il serait à désirer qu'une certaine analogie vînt à prévaloir en France et que les hommes chargés de veiller à la santé publique ne fussent point placés par la nature même de leur fonction, dans l'impossibilité de veiller à leur santé personnelle.

Le *travail physique* est un moyen certain de recouvrer la santé, les forces qu'on a perdues, si l'économie n'est pas trop épuisée. Mais pour que ce moyen produise tous ses effets, il exige plusieurs conditions importantes : la première est d'agir en plein air autant que possible; il faut porter sur le visage, le hâle de la santé, de la vigueur; la seconde est d'y recourir journellement, aussitôt que d'autres occupations le permettent; enfin de s'y livrer que selon la mesure de ses forces, se défier même du plaisir qu'il donne surtout quand se fait sentir sa favorable influence. Quant au genre de travail à adopter, il faut consulter son goût, sa position, et sa fortune. Nous dirons pourtant que le travail de la terre, ce noble et viril travail, est celui qui semble convenir le mieux pour maintenir les forces et pour les ranimer; l'homme énervé s'y retrempe toujours, et peut-être que la fable d'Antée, fils de la Terre, dont le corps épuisé retrouvait toute sa vigueur en touchant sa mère, n'est qu'une forme symbolique de cette vieille vérité. Quoi qu'il en soit, il y a un art de calmer l'esprit, ou de tromper les ennuis de l'âme par la rude agitation du corps.

Les *voyages* ont été recommandés avec raison; mais en énumérant leurs avantages, on a oublié le principal d'entre eux, l'impossibilité physique de se livrer à une étude assidue, de suivre une même série d'idées. L'action continuelle, forcée, obligatoire du système musculaire, la distraction de la pensée, tendent alors à ramener le précieux équilibre des forces motrices et sensitives. Il y a dans le changement de lieu et des objets extérieurs, une irrésistible puissance qui appelle l'œil, détourne la pensée, calme la douleur et l'ennui sans secousse et sans effort. Toutefois, ce moyen ne convient pas dans les deux circonstances suivantes : quand il y a *nostalgie*, c'est-à-dire maladie du pays, ou lorsque les forces, loin de s'accroître graduellement, diminuent progressivement.

Comme il ne faut pas ajouter un mal à un autre, le malade doit alors se hâter de revenir dans sa patrie et y rester.

C'est là qu'il faut aimer, c'est là qu'il faut mourir.

Mais en général, les voyages sont d'une grande utilité; comme le corps, l'esprit a besoin de changer de place quand il est malade ou fatigué. Un changement de climat peut aussi être avantageux aux êtres faibles, valétudinaires, notamment aux vieillards, en les faisant passer d'une température humide et froide dans un climat sec et chaud. La possibilité de jouir tous les jours de l'air pur et du soleil a infiniment de douceur et d'utilité. Pourquoi n'y pas suppléer dans nos pays par des jardins d'hiver bien entendus? établissements qu'on pourrait si bien nommer, avec le pocteur Beddoës, *conservatoires de la vieillesse.*

Les *eaux minérales*, sauf les cas précis de maladie, n'offrent de véritables avantages que sous le rapport du voyage et de la distraction. Encore ce voyage est-il nuisible, si dans les sites pittoresques que l'on parcourt, on se livre trop aux rêveries, aux écarts de l'imagination. Les gens froids ne conçoivent pas de pareilles craintes, elles ne sont pourtant que trop fondées comme l'a montré l'expérience de tous les temps.

Gil Christ, médecin anglais, a beaucoup vanté les *voyages de mer*, et il en a démontré les avantages. Mais comme l'expérience apprend qu'il n'y a rien d'exclusif en médecine, les bons effets de ces voyages, sont souvent compensés par la monotonie de l'existence, par l'obligation de respirer l'air renfermé du bâtiment, quand le mauvais temps se prolonge, par l'inaction du corps, et quelquefois par les excès de table. Le seul moyen peut-être de remédier à ces inconvénients, est d'engager le malade à exercer le corps le plus possible. Un hypocondriaque s'est guéri de cette manière. Dans la proportion de ses forces, il travaillait aux manœuvres, comme un matelot, bien entendu à celles qui n'exigent ni savoir, ni habitudes nautiques. Ce malade revint plein de force et de santé. Un voyageur qui naviguait avec lui avait emporté un Sénèque, mais quel pauvre médecin de l'âme et du corps que ce philosophe, en comparaison du travail des pompes et du cabestan! Nous supposons également qu'il est possible de vaincre le mal de mer, ce mal insupportable à quelques personnes (1). Rappelons-nous que Cicéron aima mieux retourner à Gaëte, présenter sa tête à Popilius, que de supporter plus longtemps l'état dans lequel l'avait mis la tourmente du vaisseau.

(1) Voyez Rey, *Nouveau Dictionnaire de médecine et de chirurgie pratiques*, art. MAL DE MER, Paris, 1875, tome XXI, p. 442.

Il n'y a pas de plus puissant moyen d'excitation vitale que *les bains de mer*, lorsqu'ils sont employés à propos. Les anciens médecins les recommandent particulièrement : *Cachecticos natatio maritima juvat*, dit Celse. Ils produisent toujours de bons effets quand le malade est d'un tempérament lymphatique, point trop affaibli. Il faut encore que l'eau soit d'une température douce, et que ces bains ne soient pris qu'en la saison favorable. Mais si le sujet est d'un tempérament sec, bilieux, ordinairement constipé ; s'il éprouve une chaleur intérieure, nerveuse, inégale, un sentiment d'ardeur dans les entrailles, les bains domestiques tièdes sont infiniment préférables, et surtout les bains gélatineux.

Il est encore un point important pour obtenir le rétablissement d'une santé délabrée, c'est de garder une certaine uniformité dans le régime. Cette régularité qui assujettit à certaines heures, à certains aliments, finit par influer d'une manière avantageuse sur les fonctions de l'estomac, et par conséquent sur le reste de l'économie. Les bienfaits de la règle positive, et même la puissance du rythme constituent une action très remarquable sur le moral et le physique de l'homme, elles ramènent insensiblement à la puissante force des habitudes. Chez les Egyptiens, les fonctions corporelles ou naturelles, même celle de la génération, étaient réglées, toutes avaient un temps fixe pour leur accomplissement. Darwin fait observer que l'estomac est stimulé non seulement par les aliments, mais aussi par l'habitude. Quelles que soient les objections qu'on puisse opposer, l'expérience est là pour leur répondre. Il ne s'agit pas d'ailleurs du *monochordon* pythagorique, réglant tout, applicable à tout, mais d'une simple régularité dans la manière de vivre. Et cet ordre pourtant doit s'étendre à toutes les actions, en un mot, à la vie entière. En général, des occupations fixes, régulières, sont indispensables à l'homme; elles lui ôtent le poids de l'ennui, elles excitent les forces et les dirigent, elles entretiennent l'activité en la réglant, en la garantissant des écarts. Le travail entoure d'une digue protectrice les vagues désirs, l'impétuosité des passions. Il vient aussi au secours de la sagesse et de la médecine, pour conserver la modération, et avec elle, le calme des fonctions vitales, l'équilibre des facultés, la santé du corps et de l'âme. Un ancien a dit : « Choisissez le genre de vie le plus raisonnable, peu à peu vous vous y ferez ; » rien n'est mieux démontré par les faits et leurs résultats. Il en est de même lorsque le tempérament est affaibli par des excès. S'il n'y a point de *lésion organique* profonde, les forces peuvent se ranimer, la vie reprendre de l'énergie, pourvu qu'on oppose le mode hygiénique le plus convenable à la constitution qu'il s'agit de relever; il ne faut qu'attendre. Cherchez, choisissez, insistez, persévérez, et vous arriverez à un état de santé ferme, état si doux, si désirable, qui donne tant de prix à notre fugitive existence.

Toutefois, il faut le redire, tous les moyens dont nous avons parlé, seront sans efficacité, s'ils ne sont secondés par le plein calme du système nerveux. Mais que faire pour y parvenir, lorsque dans un corps affaibli, ruiné, la pensée est sans repos, toujours inquiète, toujours haletante, toujours cherchant à entretenir le feu qui l'anime, lorsque le malade est sans cesse agité, qu'il a cet ennui du présent, ces regrets du passé, cette crainte des maux à venir, cette activité funeste et désorganisatrice de l'imagination qu'on remarque chez certains hommes? Convenons que bien du temps, bien des efforts sont nécessaires, pour ramener de pareils esprits à la froide raison, à la tranquillité de la vie commune, c'est-à-dire se borner aux soins peu soucieux de l'existence actuelle, ne vivre que pour l'instant présent et senti, sans porter sur les incertitudes de l'avenir et les malheurs passés, un œil curieux et mécontent. L'étude même, si vantée pour adoucir les troubles de l'âme, pour donner le change à d'importunes et fatigantes agitations de l'esprit, est souvent un remède dangereux, car légère et superficielle, elle est inefficace; mais suivie, profonde, attachante, elle exerce trop le cerveau, principe, source et dispensateur de toute sensibilité. Or, l'influence causale des nerfs sur le plus grand nombre des maladies, n'est que trop connue; il faut nous *abestir* pour nous *assagir*. Eh bien! le même moyen a aussi des succès quand il s'agit de nous rendre sains et vigoureux. La médecine de l'esprit, n'est souvent que l'application bien entendue de ce triste apophtegme de Montaigne. Ainsi, sans se jeter dans les écarts d'une philosophie outrée, il est d'une importance majeure, dans les cas d'épuisement nerveux, de donner à l'esprit un repos complet, absolu, prolongé. Il faut tâcher d'émousser la sensibilité exquise et douloureuse, d'engourdir la puissance de sentir, de tempérer le feu de l'imagination, l'effervescence cérébrale qui bouleverse à chaque instant l'économie. S'il est même possible d'obtenir que le malade ne s'occupe pas trop de sa position, de ses maux, de l'issue qu'ils peuvent avoir, on augmentera beaucoup les chances de guérison.

Ceci nous conduit à interdire sévèrement la lecture des livres de médecine. On le sait, certains malades très instruits d'ailleurs, sont fort enclins à cette lecture, et à disserter ensuite sur leurs maladies. Mais ces *iatrologues*, ou parleurs de médecine, manquant d'expérience et de données premières, jugent assez mal leur maladie; presque toujours, ils en exagèrent le danger.

Ce qui augmente la difficulté, dans ce plan de thérapeutique mentale, est de bien saisir les nuances de caractère du malade; or, l'étude qu'on en fait présente plus d'un obstacle. L'esprit humain est si mêlé de bien et de mal; les motifs sont si cachés, la volonté est si mobile; un seul individu est si compliqué, qu'il y a toujours quelque chose d'insaisissable qui brave la sagacité la plus exercée. Un cœur qui se rompt d'angoisses n'est pas toujours aussi facile à pénétrer et surtout à consoler qu'on le croit généralement; on n'a pas de l'espérance et de la gaieté par ordonnance du médecin. Cependant, l'anatomie de l'homme moral bien étudiée, peut servir de guide dans cette précieuse recherche. D'ailleurs, le but est saillant et positif : bien disposer et régler l'économie, et par l'économie ainsi réglée, influer sur le moral, aider à la sagesse; car, après tout, le bonheur c'est le bien-être. Oui, le *bonheur c'est le bien-être;* le voilà dans toute sa simplicité ce haut problème de philosophie médicale, et cet ouvrage n'est que le faible développement des vérités qu'il contient.

Surtout, qu'on se garde de croire que la solution de ce problème soit chose aisée. A parler en général, ces conseils d'hygiène, de réserve, de prudence et de modération dans la conduite de la vie, présentent parfois de grandes difficultés d'exécution. Presque tous les hommes dévorent leur vie; et cette soif inextinguible de bonheur qui les tourmente et les agite est tout à la fois la cause la plus fréquente de leurs maladies et l'obstacle le plus difficile à vaincre pour rétablir leur santé. On a beau répéter ce mot d'un ancien, *vivamus dùm vivimus*, vivez, jouissez, laissez filer les parques; les hommes sensibles, ardents, exaltés conçoivent peu ce laisser-aller de l'existence, cette insouciance du lendemain préconisée par de prétendus sages qui n'ont jamais vu de près ou l'homme passionné, ou l'être souffrant, malade, impatient, épuisé. Pense-t-on que des habitudes à changer, des souvenirs à éteindre, de nouveaux goûts à inspirer, enfin un nouvel ordre de mouvements à imprimer au physique et au moral, soient le résultat d'une combinaison vulgaire de thérapeutique? Loin de là; c'est une grande tâche pour le médecin, pour le malade, pour sa famille, pour ses amis, pour tout ce qui l'entoure et l'approche.

Rappelons encore que si, dans l'homme éminemment nerveux et jouissant de la santé, on trouve une disposition irritable, cette même disposition acquiert un haut degré d'intensité lorsqu'un état de souffrance habituelle, de langueur, de fébricule constant, fatigue et consume. Le moyen de préserver l'âme du trouble et de l'*agacement* des petites passions journalières, quand le corps est en proie à une maladie presque incurable! C'est ici que l'égoïsme de la mauvaise santé, la concentration de la personnalité, se caractérise dans toute son âpreté. « Peut-on avoir une humeur dartreuse, et avoir l'humeur si douce? Donnez-moi votre secret, car je suis insupportable quand je souffre; » écrit Voltaire à d'Argental.

Dans certains cas, l'irritabilité est telle qu'une seule idée produit les plus grands ravages dans l'économie.

Qui peut se flatter d'arracher cette épine morale profondément enfoncée dans le cerveau? Louis Carrache mourut, dit-on, de chagrin pour avoir fait une faute de dessin dans la figure de l'ange de l'*Annonciation*, fresque qu'il peignit dans l'église de Saint-Pierre. Avouons que dans ce cas, la raison, le jugement, la médecine, la philosophie échouent complètement. Les effets de cette cause ne sont pas toujours aussi funestes; il arrive souvent que le malade tombe dans une sorte d'affaissement mental qui le conduit à la mélancolie dont nous avons tracé ailleurs le tableau et les conséquences (1). Qu'on se méfie surtout des signes avant-coureurs de cette fatale mélancolie qui, laissant un vide affreux dans l'âme, empoisonne tout et n'embellit rien; qui gâte à la fois la solitude et le monde, rend les plaisirs insipides, le repos fatigant, l'activité douloureuse, la vie odieuse, intolérable. Une fois cet horrible mal en progrès, il est bien difficile de l'arrêter; c'est au médecin à le prévoir de loin pour le combattre à propos. A la vérité, les difficultés sont nombreuses, nos moyens souvent insuffisants; mais aussi l'art n'est pas sans ressources. Avec *la volonté*, *le temps* et *la gradation*, ce triple levier de la puissance médicale, on obtient des succès inespérés; et

(1) Réveillé-Parise, *Considérations médico-philosophiques sur ce mot d'Aristote* : « Que la plupart des hommes célèbres sont atteints de mélancolie. » *Mémoires de l'Académie de médecine*, Paris, 1833, t. III, p. 271.

puis ne parviendrait-on qu'à diminuer le mal, il faudrait encore s'applaudir d'en avoir entrepris la guérison. L'oracle de Cos l'a dit, il y a trente siècles, il est divin de travailler à vaincre la douleur, *divinum opus sedare dolorem.*

FIN

TABLE DES MATIÈRES

PREMIÈRE PARTIE

Physiologie

OU LES PHÉNOMÈNES DE LA VIE A L'ÉTAT DE SANTÉ

DEUXIÈME PARTIE

Pathologie

OU LES PHÉNOMÈNES DE LA VIE PENDANT L'ÉTAT DE MALADIE

TROISIÈME PARTIE

Hygiène

FIN DE LA TABLE DES MATIÈRES.

PARIS. — IMPRIMERIE EMILE MARTINET, RUE MIGNON, 2.

www.ingramcontent.com/pod-product-compliance
Ingram Content Group UK Ltd.
Pitfield, Milton Keynes, MK11 3LW, UK
UKHW020257230726
13925UKWH00001B/95

9 782013 704397